常见疼痛性疾病的中西医结合诊疗

刘　庆　杨思进　张　英　主编

科学出版社

北　京

内 容 简 介

本书系从事疼痛诊疗临床医护人员的实用性参考书，主要阐述常见疼痛性疾病的中西医结合诊疗方法。本书主要介绍常见的七大类疼痛性疾病，包括颈椎病、腰椎间盘突出症、带状疱疹神经痛和带状疱疹后遗神经痛、三叉神经痛、头痛、骨关节和肌肉痛、癌性疼痛。本书内容从基础研究到临床诊疗都有涉及，融合传统医学和现代医学对常见疼痛性疾病进行全面阐述，尤其偏重临床。考虑中医在疼痛诊疗中独特的优势，中西医结合在疼痛性疾病诊疗中的作用是本书编写的特色部分。

本书可供临床医学专业、麻醉学专业医学生和从事临床疼痛诊疗的医师和护理人员参考使用。

图书在版编目(CIP)数据

常见疼痛性疾病的中西医结合诊疗 / 刘庆，杨思进，张英主编. —北京：科学出版社，2020.9
ISBN 978-7-03-065954-5

Ⅰ. ①常… Ⅱ. ①刘… ②杨… ③张… Ⅲ. ①疼痛—中西医结合疗法 Ⅳ. ①R441.1

中国版本图书馆 CIP 数据核字(2020)第 162627 号

责任编辑：陆纯燕 / 责任校对：谭宏宇
责任印制：黄晓鸣 / 封面设计：殷 靓

科学出版社 出版
北京东黄城根北街 16 号
邮政编码：100717
http://www.sciencep.com
南京展望文化发展有限公司排版
广东虎彩云印刷有限公司印刷
科学出版社发行 各地新华书店经销

*

2020 年 9 月第 一 版 开本：787×1092 1/16
2025 年 1 月第三次印刷 印张：17 3/4
字数：389 000

定价：108.00 元

（如有印装质量问题，我社负责调换）

《常见疼痛性疾病的中西医结合诊疗》

编辑委员会

主　编：刘　庆　杨思进　张　英

副主编：汪建英　文传兵　欧册华　漆　涛

编　委：（按姓氏汉语拼音排序）

陈秋红：西南医科大学附属中医医院
高　源：西南医科大学附属中医医院
韩　聪：西南医科大学附属中医医院
胡　滨：泸州市人民医院
胡　昕：西南医科大学附属中医医院
兰　桦：成都中医药大学附属医院
李　群：西南医科大学附属中医医院
李光珍：西南医科大学附属中医医院
廖　瑶：西南医科大学附属中医医院
林培敏：西南医科大学附属中医医院
刘　庆：西南医科大学附属中医医院
刘　英：江安县中医医院
罗江勤：西南医科大学附属中医医院
欧册华：西南医科大学附属医院
漆　涛：成都中医药大学附属医院
任长和：西南医科大学附属医院
汪建英：西南医科大学附属中医医院
文传兵：四川省人民医院
熊柳林：西南医科大学附属中医医院

徐　力：西南医科大学附属中医医院
杨　雪：西南医科大学附属中医医院
杨思进：西南医科大学附属中医医院
袁瑶芪：西南医科大学附属中医医院
曾文玉：西南医科大学附属中医医院
张　萍：西南医科大学附属中医医院
张　曦：西南医科大学附属中医医院
张　英：西南医科大学附属中医医院
张岱全：西南医科大学附属医院
张志和：宜宾市工人医院
朱　芳：成都中医药大学附属医院

秘　书：林培敏　李　群

前　言

医学的起源和本质就是缓解患者痛苦，提高患者生活质量和延长患者生命。疼痛是临床最常见症状，且慢性疼痛本身就是一类疾病。疼痛的原因是多种多样的，疼痛的性质各有不同，疼痛的程度各有轻重，疼痛的部位可以遍及身体的各个部位。慢性疼痛的发病机制并不完全清楚，尤其是神经病理性疼痛，其临床症状重，疼痛十分剧烈，发病机制不清楚，临床治疗较为困难。我国疼痛学科建立时间短，有许多医院尚未设立疼痛科，部分只有疼痛门诊，疼痛治疗缺乏系统性。2007 年，卫生部发文正式要求二级甲等以上的医院设立疼痛科，各地医院积极响应，目前已有一半以上的医院设立了疼痛科，但疼痛医学专业人才缺乏，疼痛医学参考书籍也较少。临床实践表明，中西医结合治疗疼痛性疾病疗效显著，患者满意度高，广大从事疼痛专业的医护人员急需一本较为系统的疼痛性疾病的中西医结合诊疗方面的书籍。

本书主要阐述常见疼痛性疾病的七大类疾病，即颈椎病、腰椎间盘突出症、带状疱疹神经痛和带状疱疹后遗神经痛、三叉神经痛、头痛、骨关节和肌肉痛、癌性疼痛的中西医结合诊疗。层次分明，各有侧重，又各有特点。因为本书主要针对麻醉专业医学生和从事临床疼痛诊疗的医师，所以内容从基础研究到临床诊疗都有涉及，尤其偏重临床。考虑中医在疼痛诊疗中独特的优势，中西医结合在疼痛性疾病诊疗中的作用是本书编写的特点。

由于时间仓促，书中如有不足之处，敬请广大读者批评指正。

刘　庆　杨思进

西南医科大学附属中医医院

2019 年 5 月

目　录

前言

第一章　颈椎病 …… 1
　第一节　中西医对颈椎病的认识 …… 1
　第二节　颈椎病的诊断和中医辨证 …… 31
　第三节　颈椎病的中西医结合治疗 …… 45
　第四节　颈椎病治疗相关并发症的防治 …… 61
　第五节　颈椎病的康复治疗和预防 …… 63
　第六节　颈椎病的预后和护理 …… 70

第二章　腰椎间盘突出症 …… 84
　第一节　中西医对腰椎间盘突出症的认识 …… 84
　第二节　腰椎间盘突出症的诊断和中医辨证 …… 86
　第三节　腰椎间盘突出症的中西医结合治疗 …… 101
　第四节　腰椎间盘突出症常见并发症的防治 …… 127
　第五节　腰椎间盘突出症的基础研究 …… 129
　第六节　腰椎间盘突出症的护理 …… 136

第三章　带状疱疹神经痛和带状疱疹后遗神经痛 …… 148
　第一节　带状疱疹神经痛的中西医结合诊疗 …… 148
　第二节　带状疱疹后遗神经痛的中西医结合诊疗 …… 158

第四章　三叉神经痛 …… 166
　第一节　中西医对三叉神经痛的认识 …… 166
　第二节　三叉神经痛的诊断和中医辨证 …… 167
　第三节　三叉神经痛的中西医结合治疗 …… 170
　第四节　三叉神经痛中医治疗常见并发症的防治 …… 181

第五节　三叉神经痛的护理 …… 182

第五章　头痛 …… 185
第一节　头痛概述 …… 185
第二节　头痛的基础研究及进展 …… 193
第三节　偏头痛 …… 197
第四节　紧张性头痛 …… 204
第五节　丛集性头痛 …… 212
第六节　颈源性头痛 …… 218
第七节　舌咽神经痛 …… 228
第八节　其他头痛 …… 232

第六章　骨关节和肌肉痛 …… 240
第一节　中西医对骨关节和肌肉痛的认识 …… 240
第二节　骨关节和肌肉痛的研究基础 …… 240
第三节　骨关节和肌肉痛的诊断及中医辨证 …… 241
第四节　骨关节和肌肉痛的中西医结合治疗 …… 243
第五节　骨关节和肌肉痛常见并发症的防治 …… 246
第六节　骨关节和肌肉痛恢复期的中西医结合干预 …… 247
第七节　骨关节和肌肉痛的预后及护理 …… 248

第七章　癌性疼痛 …… 250
第一节　中西医对癌性疼痛的认识 …… 250
第二节　癌性疼痛的诊断和中医辨证 …… 254
第三节　癌性疼痛的中西医结合治疗 …… 256
第四节　癌性疼痛常见并发症的中西医结合治疗 …… 265
第五节　癌性疼痛的研究基础 …… 270
第六节　癌性疼痛的预后及护理 …… 273

第一章 颈椎病

第一节 中西医对颈椎病的认识

一、概述

（一）西医认识

颈椎病(cervical spondylosis)是指因颈椎间盘退行性变及其继发性病理改变,刺激或压迫相邻的脊髓、神经、血管及食管等组织而出现一系列与影像学改变相符合的临床症状和体征的综合征。临床症状比较轻的颈椎病患者仅出现颈、项、背部发僵、发硬、疼痛,颈椎屈伸、转动活动时可出现症状加重,还可出现颈项部及上肢疼痛、放射痛或麻木,也可出现皮肤感觉迟钝、上肢肌力减弱,甚至出现头晕、头痛、恶心、呕吐、心悸、耳鸣、视物模糊等。

（二）中医认识

中医将颈椎病归属于“痹证”“眩晕”“痿证”等范畴,通常认为是由于外伤、风寒湿邪侵袭、气血不和、经络不通等所致,头晕、目眩、耳鸣则与痰浊、肝风、虚损有关。中医将颈椎病有机地与脏腑、经络、气血等联系,进行整体辨证施治,并将肝、脾、肾等脏腑的功能与筋骨、肌肉、关节功能有机结合,注重两者之间的互相影响、互相促进的作用,故将颈椎病分为风寒湿痹、经络受阻、肝肾不足、气血虚弱、痰湿困阻及外伤等型。

二、流行病学

颈椎病的发病率因性别、年龄段、职业和地区的不同而存在差异,全国颈椎病患者占7%~10%,且发病率呈逐年升高和年轻化趋势。

（一）颈椎病发病率的人群差异

一般而言,颈椎病是中老年人的一种多发病,40~60岁为高发年龄,而70岁以后发病率达90%。近年来,颈椎病发病率呈年轻化趋势,不同人群发病率存在差异。大学师生、员工颈椎病的发病率为16.08%,其中男性为12.12%,女性为24.39%,30~50岁为高发年龄。针对门诊体检人群的颈椎病检出率达64.52%,女性高于男性,尤以长期伏案者多见。

（二）颈椎病的低龄化趋势

信息社会的发展和生活方式的改变导致青少年的颈椎健康状况不容乐观。高强度的学业，长时间伏案读书、写字、绘画、使用电脑等，导致颈肩肌肉劳损、颈椎变形，使青少年颈椎病发病率呈上升趋势，14 岁以下儿童患颈椎病的报道屡见不鲜。中青年伏案工作者颈椎病的发病率为 19.22%。29.1%的中小学生存在颈椎异常，15.1%~58.7%的中小学生存在颈椎病相关症状。

（三）不同类型颈椎病的发病率差异

国外研究调查中发现，神经根型颈椎病发病率为 0.35%，在 50~59 岁时发病率达到高峰，此后逐渐下降，各年龄段女性人群发病率更高。也有研究发现，在各年龄段中，以 50~54 岁年龄组的年均发病率最高。由外伤诱发的病例只占 14.8%。单侧第 7 颈神经根受累最常见，其次是第 6 颈神经根（神经根型颈椎病最常累及第 6、7 颈神经根）。

神经根型颈椎病患者中，68.4%与退行性变相关，是最常见的原因，21.9%与椎间盘突出相关。在平均近 5 年随访的患者中，31.7%发生复发，26%接受手术。

脊髓型颈椎病的流行病学资料尚缺乏，颈椎退行性变发展到后期可以引起脊髓压迫，是老年人脊髓型颈椎病的最常见原因，一种特殊类型的脊髓型颈椎病是由后纵韧带骨化引起的，这是一种多因素导致的疾病，与复杂的遗传和环境因素相互作用有关，以亚洲人多见。日本报道颈椎后纵韧带骨化的发病率为 1.8%~4.1%。在中国大陆和台湾地区，颈椎后纵韧带骨化的发病率明显较低，分别为 0.2%和 0.4%。国外有研究提示，颈椎 X 线片提示后纵韧带骨化的发病率为 1.83%，45~64 岁人群发病率最高，为 2.83%。

三、解剖与生理

（一）概述

颈椎共由 7 块颈椎骨组成，除 C_1 和 C_2 外，其他颈椎之间都有一个椎间盘。每个椎间盘由纤维环、髓核和椎体的透明软骨板组成，纤维环前部厚，后部较薄，其上下纤维环均由软骨细胞与软骨板相连。颈椎是脊柱中灵活性最大、活动频率最高、负重较大的节段（图 1-1）。

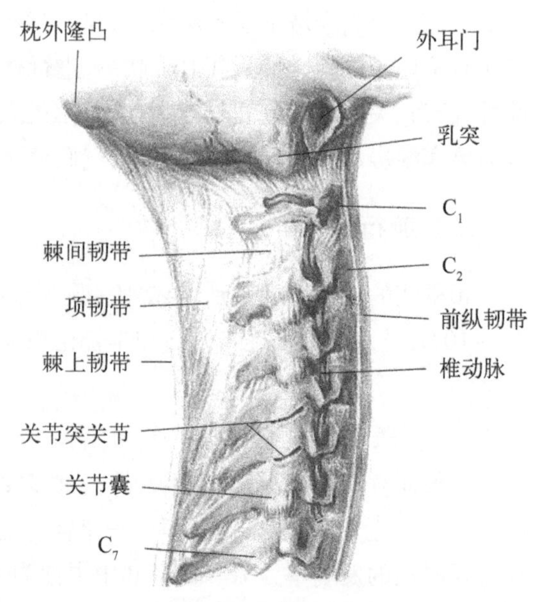

图 1-1　颈椎侧面观

颈椎需要较大而敏锐的可动性以适应日常复杂的活动，如对视觉、听觉和嗅觉的刺激反应。因此，相比胸椎和腰椎而言，颈椎的活动范围大得多，如前屈后伸、左右侧屈、左右旋转及环转运动。

颈椎的屈伸活动主要由 $C_2 \sim C_7$ 完成。左右侧屈各为 45°，主要依靠对侧的关节囊及韧带限制过度侧屈，侧屈主要由中段颈椎完成。左右旋转各为 75°，主要由寰枢关节来完成。点头动作由寰枕关节完成，摇头动作由寰枢关节参与完成。随年龄增长，颈部活动亦渐受限制。

正常脊柱各段因人体生理需要，均有一定的弯曲弧度，称生理曲度。在颈椎的正常侧位 X 线片上颈椎呈轻度前凸。颈椎在胚胎时期后凸，在幼儿能够坐起后逐渐变为前凸，这种变化称继发曲度。继发曲度的形成一般是由于负重后椎体及椎间盘前厚后薄所致。颈椎的生理曲度主要是 C_4、C_5 椎间盘前厚后薄造成颈椎中段有一向前凸出的弧度。颈椎生理曲度的存在，能增加颈椎的弹性，减轻和缓冲重力的震荡，防止对脊髓和大脑的损伤。由于长期坐姿、睡姿不良导致椎间盘髓核脱水退行性变时，颈椎的前凸可逐渐消失，甚至可变直或呈反张弯曲，即向后凸，成为颈椎病 X 线片上较为重要的诊断依据之一。

1. 颈椎间盘的主要功能

（1）保持脊柱的高度，维持身高，随椎体的发育、椎间盘的增长，而增加脊柱的长度。

（2）连结相邻两椎体，并保持椎体间有一定的活动度。

（3）维持脊柱的曲度，不同部位的椎间盘厚度不一。

（4）椎间盘是脊柱吸收震荡的主要结构，起着弹性垫的作用，所以当高处坠落或肩、背、腰部突然负荷时，椎间盘起着力传导的缓冲作用，具有保护脊髓及脑部重要神经的作用。

（5）使椎体承受应力均匀分布，即使椎体间仍然有一定的倾斜度，但通过髓核半液状的成分可使整个椎间盘承受相同的应力。

（6）维持侧方关节突一定的距离和高度。

（7）保持椎间孔的大小。

2. 髓核的功能

髓核大部分是水分，含水量随年龄的增长而变化。纤维环和软骨板将髓核固定，使整个椎间盘似一个水袋，髓核在其中滚动将所受压力均匀地传递给纤维环和软骨板。椎间盘的弹性和张力与其含水量的改变密切相关，当含水量减少时，其弹性和张力均减小。含水量减少时压力解除，水重新进入，体积增大，弹性和张力亦增大。髓核由于体重、肌肉和韧带张力影响会产生强大的反抗弹性力，以吸收脊柱的震荡，髓核反抗弹性力的过程，会冲破纤维环而突出，压迫神经根或马尾，形成临床上的椎间盘突出症。

髓核在承受外力时，将力均匀地传递到周围的纤维环，避免椎间盘的某一部位因过度承载而发生损伤，具有平衡应力的作用。髓核在突然受到外力时，通过改变形态将应力传送到纤维环的各部分，再经过纤维环的张应力将其分散，具有吸收和传递外力震荡的作用。髓核的体积虽不能因受外来压力的作用而明显压缩，但由于具有可塑性特点，其形态随脊柱做各种运动时可因重心不同而改变，起着类似轴承一样滚动支撑椎体的作用。例如，脊柱前屈时，髓核的大部分移向椎间盘的后部；脊柱背伸时，髓核的大部分移向椎间盘的前部;脊柱做旋转动作时,髓核的大部分位于中央。

椎间盘从 20 岁就开始退行性变,其结果是椎间隙变窄,本不负重的关节突关节也靠近相接,承受压力,易劳损、退化、增生、发炎,使神经受压、受刺激。

3. 纤维环的功能

(1) 纤维环的强度及纤维环在软骨盘附着点的坚实性,使上下两椎体互相连结,保持脊柱的稳定性。

(2) 纤维环具有少许弹性和纤维环纤维的特殊分层排列方向,使每个脊柱间有一定活动度。

(3) 纤维环本身如一厚的韧带组织,在脊柱的前纵韧带和后纵韧带加强下,限制了脊柱的前屈、后伸、侧倾和旋转运动。

(4) 纤维环环箍于髓核周围,保存髓核组织的液体成分,维持髓核组织的位置和形状。

(5) 吸收震荡是纤维环的最重要功能,髓核在受压的情况下,形态可轻度变扁,并将所受的压力均匀地分布于纤维环各部分,使纤维环纤维延长,当整个脊柱的纤维环均发生此改变时,脊柱所受的压力即被纤维环吸收。

4. 软骨板的功能

每个椎体上下面都由软骨覆盖,即软骨板,其生理解剖与髓核及纤维环密切相关,所以把它作为椎间盘的组成部分。在椎间隙与上下面紧密相连,与其周围纤维环相连,防止髓核突入椎体内。5 岁以前,椎体上下的骨骺和骨体相融合,椎体上下的软骨板有承受压力、保护椎体的作用,同时软骨板可视为半渗透膜,在渗透压的作用下,水可以扩散至椎间盘。另外,椎间盘突出物虽然绝大部分指的是髓核及纤维环的突出,但临床上也可见到为数不多的软骨板撕脱,随纤维环、髓核一起突出。软骨板有如下作用。

(1) 覆盖在椎体和椎体的边缘以保护椎骨,以免在承受压力时发生压迫性椎骨萎缩。

(2) 软骨板是椎体和椎间盘之间液体和营养交换的场所。成人软骨板具有渗透作用,椎间盘受压时水分经软骨板渗出,压力轻时再经软骨板进入,以此营养髓核。

(3) 幼儿时,软骨板为椎体骨质的生长区域。软骨板在幼儿时具有小血管穿过供应髓核血运,但到成人时闭塞,并遗留较窄的孔洞,当髓核压力增高时,可由此突出至椎体松质骨内。

(二) 颈椎间盘与周围结构

1. 颈椎间盘

颈椎间盘的生理功能如前所述,但随年龄的增长而逐渐发生退行性变,退行性变后,失去固有的韧性,颈椎正常曲度消失,灵活度降低,表现为椎间隙狭窄、椎体边缘不整齐和骨质密度增高、髓核后移等。椎间盘进一步退行性变,向周围膨出,在椎体边缘掀起前纵韧带,在其下方小三角形空隙内逐渐骨化,形成唇样变,椎间孔及侧隐窝变窄。椎间盘突出是由于椎间盘受外伤或本身变性，髓核与纤维环向椎管或椎间孔突出，伴有纤维环破裂，呈环形、纵形或辐射形破裂。颈椎间盘突出好发间隙依次为 C_5 与 C_6、C_6 与 C_7、C_4 与 C_5、C_7 与 T_1 之间的间隙。突出的部分挤压神经根，引起充血、水肿或变性，甚至纤维化或钙化等。例如，椎间盘退化、椎间隙变狭窄，加上相应椎骨的关节小面向前移位，椎间孔大为缩小，也能引起神经根受压症状。突出物一般仅累及一根神经，但可同时累及上、下神经根。突出物可位于神经根的内侧、外侧或神经根之前，可向不同方向移动（图 1－2）。

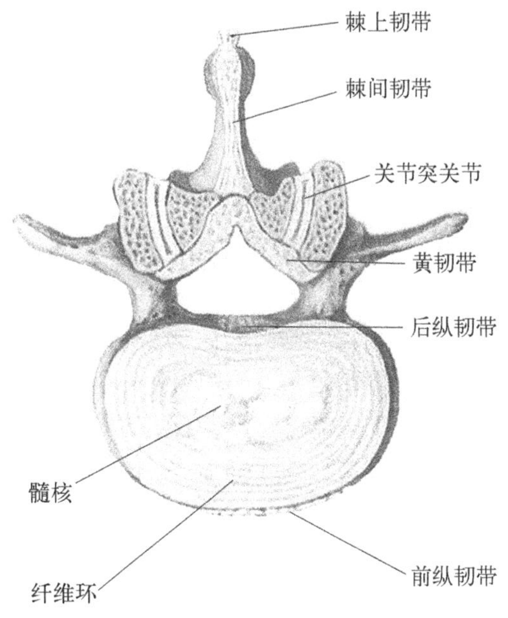

图 1－2　颈椎横断面

2. 颈椎的椎骨

（1）颈椎的形态：详细见图 1－3。

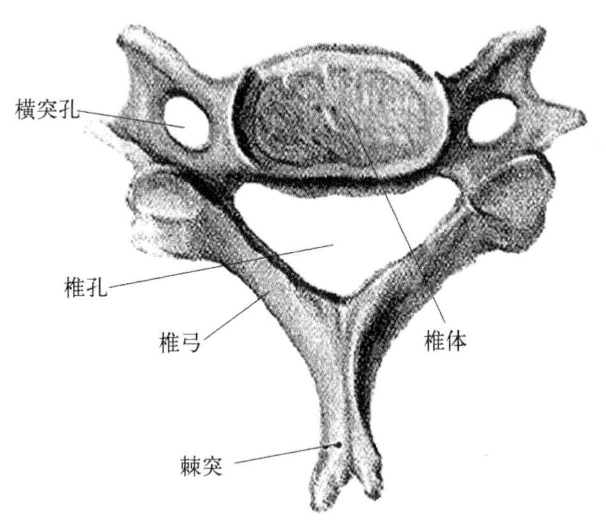

图 1－3　颈椎上面观

1）钩突：在 C_3～C_7 呈矢状位，而在 T_1 则近似额状位。钩突与椎体上面之间约呈 100°的夹角，有限制椎体向侧方移动，保持颈椎稳定的作用。椎间盘退化后，钩突与上位椎体的接触更为密切，成为应力集中区。中国人钩突高度的平均值以 C_5 最大，而颈椎病也好发于 C_5、C_6。在颈椎病中，钩突增生可达 98%。

钩突的前方为颈长肌，外侧为横突孔，其内通过椎动脉、椎静脉及包绕的交感神经丛，后外侧参与构成椎间孔前壁，有颈神经根及根动脉通过，内侧为椎间盘，上述各结构联合构成钩突-横突-关节突复合体。由于其附近通过的均为颈部重要的血管和神经，一旦发生病变，例如，钩突增生，斜度过大，横突孔过小，关节突肥大、向前突出等，均能引起血管、神经受压，若颈椎假性滑脱、后纵韧带骨化、椎间盘突出或黄韧带增厚等，就会发生皱褶等，加重症状。

2）椎弓：颈椎的椎弓短而细，椎上、下切迹深度大致相等且较浅，因此颈椎间孔前后径和上下径均较小，这是颈部脊神经根容易受挤压的原因之一。椎弓板为椎弓后部呈板状的部分，椎弓板增厚可使椎孔变窄。

3）横突：颈椎的横突短小而宽，发自椎体和椎弓根的侧方，向外并稍向前下。横突上面有深沟，称脊神经沟，有颈神经跨过。脊神经沟的形态改变，容易使颈神经受累。$C_3 \sim C_6$ 的横突前结节有前斜角肌、头长肌附着，$C_3 \sim C_6$ 有颈长肌的上外侧部附着，$C_5 \sim C_7$ 有颈长肌下内侧部附着。C_6 的横突前结节又称颈动脉结节，前面有颈总动脉越过，头颈的大血管破裂时，可以在此结节处按压颈总动脉止血。横突前、后根在外侧借一弯曲的肋横突板相连，在椎体前面，由椎弓根，横突前、后根及肋横突板围成一个卵圆形的横突孔。椎动脉向上经过各颈椎横突孔，再经寰椎后弓的椎动脉沟入颅；横突孔内尚通过椎静脉丛及交感神经丛。在动脉背侧，至少到 C_4 还有交感神经丛，C_7 的横突孔只有椎静脉通过。

横突对脊柱侧屈及旋转运动起杠杆作用。颈部活动时，特别是椎骨间不稳定时，横突孔内部结构容易受到牵拉和挤压。横突孔周围结构的改变，如钩突增生、孔内骨质增生、上关节突增生等均可影响横突孔的大小，尤其是钩突增生，更易压迫椎动脉。

4）关节突：每个颈椎都有上、下关节突各一对，均发自椎弓根与椎弓板的连结处，呈短柱状。从侧面看，各关节突相连成一骨柱，但寰、枢椎关节突的位置稍靠前，不在此线上。由于关节面近似水平位，当椎体受斜行或横向暴力时，易导致前后及左右脱位。当颈椎前屈时，上位颈椎的下关节突在下位颈椎的上关节突上向关节前滑动。颈椎关节突关节的排列虽有利于屈伸运动，但并不稳定。屈曲性损伤可导致关节突关节发生半脱位或脱位，此时就会引起脊髓损伤。

（2）寰椎、枢椎、隆椎

1）寰椎：即 C_1（图 1-4），位于脊柱的最上段，与枕骨相连。全骨为不规则的环形，无椎体和棘突，主要由两侧的侧块及连结于侧块之间的前、后弓形成，C_2 的齿突代表其椎体。

C_1 的前弓为连结两侧侧块前面的椎弓板，与其下位的椎体在一条线上，前面凸起，中央有小结节，称前结节，为颈长肌及前纵韧带的附着部；后面凹陷，中部有圆形或卵圆形的关节凹，称齿突关节面，与 C_2 的齿突构成寰齿关节；前弓的上、下两缘，分别为寰枕前膜及前纵韧带的附着部。C_1 的后弓连于两侧侧块的后面，比前弓长，曲度也较大。后面中部有粗糙的隆起，称后结节，是棘突的遗迹，有项韧带及头后小直肌附着。后弓下面有一浅切迹，与 C_2 椎弓根上缘的浅沟相合形成椎间孔，有第 2 颈神经通过。后弓与侧块连结处的上面有一深沟，称椎动脉沟，有同名动脉及第 1 颈神经的后支通过。当头颈处于某种体位时，可影响椎动脉，引起脑供血不足，产生眩晕等症状。

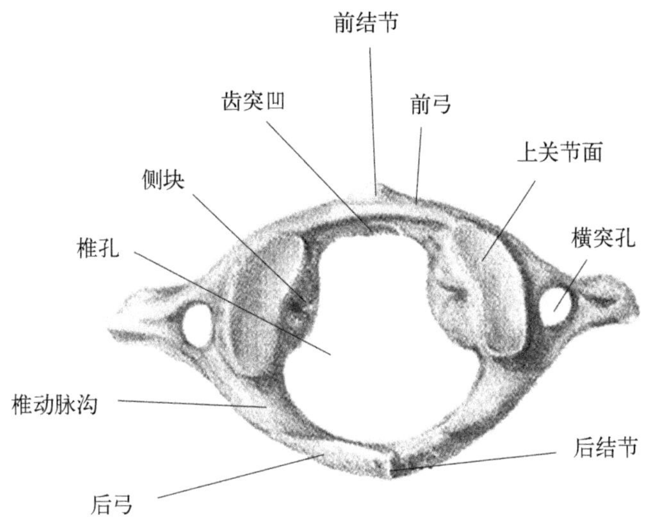

图 1-4　寰椎上面观

在 C_1 侧块的外侧面,可出现横突后沟或管,为连接寰枕静脉窦和寰枢静脉窦的吻合静脉通过处。C_1 的椎孔由前、后弓与左右侧块围成,从整个颈椎看,C_1 的椎孔相当大,其前 1/3 为齿突所占据,后 2/3 部分,脊髓只占一半空间。因此在脊椎脱位或齿突骨折后,脊髓尚有回旋余地,不一定发生截瘫。

2）枢椎：即 C_2(图 1-5),是颈椎中最肥厚的。与其他颈椎相似,但椎体向上发出一指状突起,称齿突,前后面均有卵圆形的关节面,称前关节面及后关节面,分别与寰椎前弓的齿突关节面及寰椎横韧带相接。齿突尖部称齿突尖,为齿突尖韧带的附着部。成人的 X 线片上,从齿突尖沿中心纵轴做一垂线,再从椎体中心沿纵轴做一直线,两线相交为齿体角,呈中立位者(0°)占 30%,后倾者占 70%。齿突一般在 6 岁时与 C_2 的椎体完全愈合。C_2 的齿突部较窄,可因暴力而发生骨折,压迫损伤脊髓。

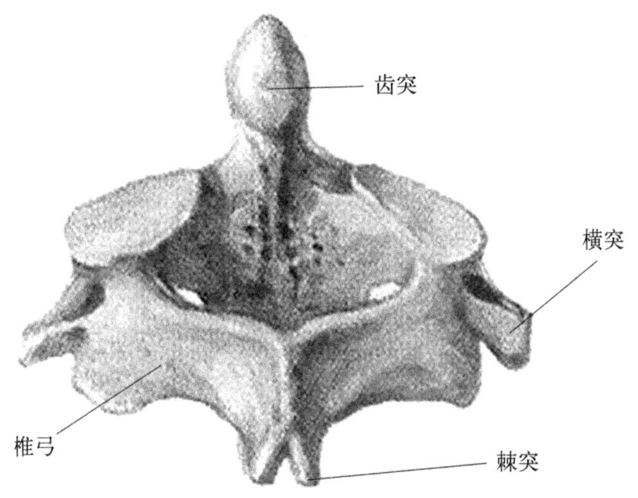

图 1-5　枢椎后面观

C_2 的椎体比其他颈椎小，前面中部两侧微凹，为颈长肌的附着部，上面于齿突两侧各有圆形或卵圆形的关节面，向外上方，称上关节面，与 C_1 的下关节面相关节。上关节面因负重较大，几乎伸至横突。上关节面的发育程度与横突孔上口有一定关系，加上关节面较大，其边缘向外伸出，将横突孔上口内侧一部分遮掩，可使其中通过的椎动脉发生扭曲。特别是在头部向一侧过度旋转或 C_2 发生移位时，必然会加重椎动脉的压迫。

C_2 的椎弓根在解剖上比较薄弱，杠杆作用较大，骨折多由于上段颈椎过度伸展及挤压引起。C_2 可向前半脱位，骨折断端可完全分开。C_2 的椎管比较大，不易引起神经症状，但严重者也会伴有脊髓损伤。

C_2 的棘突粗大，下面有深沟，末端分叉，有众多肌肉附着。在 X 线片上，看到一个最大的棘突即枢椎棘突。C_2 的横突短小，朝向下方，上面无沟，末端不分叉，C_2 的横突孔斜向外上方，其矢径平均为 6 mm，横径为 6.25 mm。C_1 环的矢径约为 3 cm，脊髓及齿突的直径各约 1 cm，各占环直径的 1/3。因此，空余的间隙还可以允许一些病理移位，但 C_1 向前移位超过 1 cm，即有脊髓损伤的危险，C_1 环越大，这种危险就越小。小的移位对脊髓虽无影响，但容易出现椎-基底动脉供血不足。C_2 移位是颈源性眩晕和晕厥的重要原因。

3) 隆椎：即 C_7（图 1-6），与上部胸椎相似，但它的特点是棘突特别长且粗大，近似水平位，末端不分叉而呈大结节状，在皮下形成一个隆起，故称为隆椎，常作为临床辨认椎骨序数和取穴定位的标志。C_7 的横突粗大，后结节大而明显，前结节则小而不显著。C_7 的横突孔较小，仅有椎动脉通过。

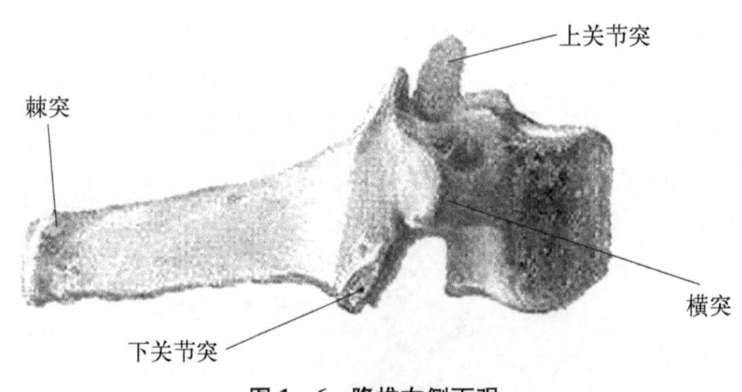

图 1-6　隆椎右侧面观

C_7 的横突如果过长，而且尖端向下，触及 T_1 横突，可像颈肋一样产生压迫症状。

3. 颈椎关节

颈椎关节详见图 1-7、图 1-8。

(1) 寰枕关节：是两个关节的联合关节，由 C_1 侧块上关节凹与枕髁构成。关节囊松弛，上方起自枕髁的周围，向下止于 C_1 上关节凹的边缘。关节囊的周围有连结枕骨大孔前缘与寰椎前弓上缘的寰枕前膜、连结枕骨大孔后缘与寰椎后弓上缘的寰枕后膜、连结寰椎横突的上面与枕骨的颈静脉突之间的寰枕外侧韧带等。

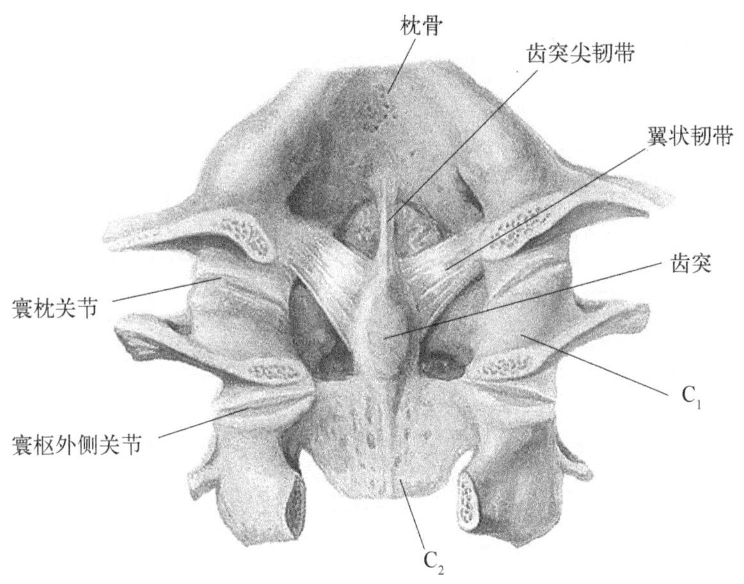

图1－7　颈椎关节

寰枕关节属椭圆形单纯滑膜关节，有两个相互垂直的运动轴：沿额状轴可做头的屈伸运动，沿矢状轴可做侧屈运动，但范围较小。头部前屈运动主要受关节囊后部和覆膜的限制，寰枕前膜和寰枕外侧韧带则限制头部的后伸运动，翼状带和关节囊的外侧壁可防止过度屈曲。

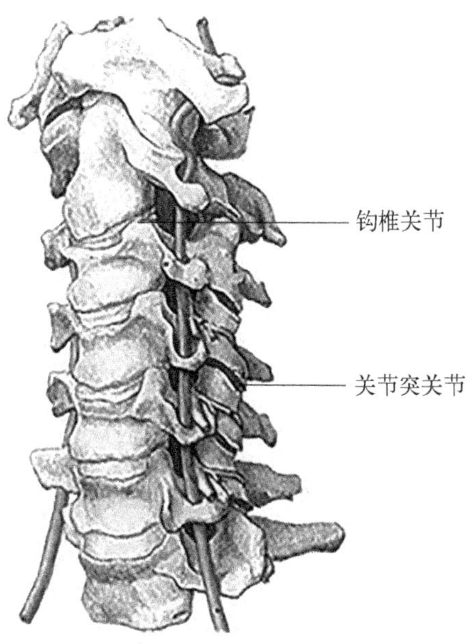

图1－8　钩椎关节

（2）寰枢关节：包括左、右寰枢外侧关节，以及寰齿前关节和寰齿后关节。

1）寰枢外侧关节：由 C_1 的下关节面与 C_2 的上关节面构成。关节囊附着于关节的周缘，薄而松弛，后部及内侧部因有韧带加强而变厚。

2）寰齿前关节：由 C_2 的齿突前关节面与 C_1 的齿突后关节面构成，关节囊薄而松弛。

3）寰齿后关节：由齿突后关节面与 C_1 横韧带构成。齿突后关节面呈圆形、横椭圆形或沟状；C_1 横韧带前中部有纤维软骨构成的关节面，与齿突后关节面形状相似。关节囊薄而松弛。

寰枢关节由韧带固定，包括寰枢前膜、寰枢后膜、寰椎十字韧带和寰枢副韧带，其中寰椎十字韧带分为寰椎横韧带和寰椎直韧带两部分。C_2 的齿突骨折后，如果 C_1 横韧带完整，齿突保持原位，不会引起严重症状。如果 C_1 横韧带松弛或断裂，C_1 能在 C_2 上向前脱位，结果齿突后移、椎孔变窄，就会使脊髓受压，甚至引起严重后果。明显的脱位容易被发现,微小的移位则极易被忽视,这是引起头痛的重要原因。

（3）颈椎关节突关节：又称颈椎椎间关节,由上位颈椎的下关节突与下位颈椎的上关节突构成。关节面较平,上关节突朝向后上,下关节突朝向前下,其角度接近水平位,因此稳定性差,这是颈椎关节突关节容易脱位的解剖因素之一。关节面覆盖一层透明软骨、关节囊附着于关节软骨的边缘,比较松弛,外伤时容易引起半脱位。关节囊内有滑膜,滑膜在关节面的周缘部,有薄层皱褶伸入关节面之间,当关节运动过度时可被嵌压(滑膜嵌顿)而引起剧烈疼痛。下部颈椎关节突关节所承受的压力较上部大,引起骨质增生的机会也较多。关节突关节增生,可使椎间孔变小而压迫颈神经。

（4）钩椎关节：存在于 $C_3 \sim C_7$ 的椎体之间,是由颈椎椎体侧后方的钩突与相邻上一椎体下面侧方的斜坡构成。钩椎关节与许多重要结构毗邻,其后邻近脊髓;后外侧部构成椎间孔的前壁,邻近颈神经根或后根神经节;外侧为椎动脉、椎静脉和椎动脉表面的交感神经丛;紧贴钩突后面则有窦椎神经和营养椎体的动脉。钩椎关节骨质增生是引起颈椎病的主要原因之一。

4. 颈椎韧带

颈椎韧带内容详见图 1－1,图 1－9～图 1－11。

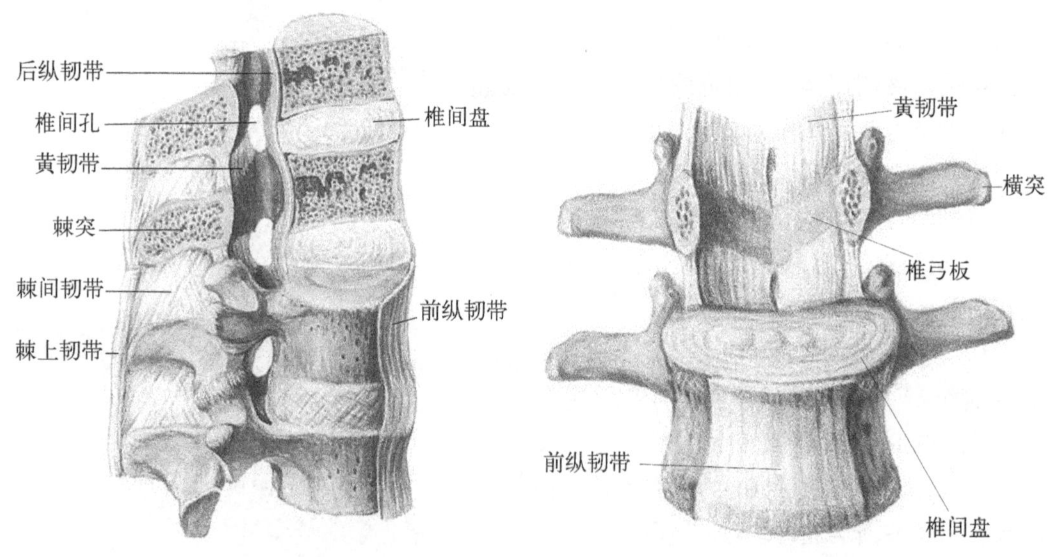

图 1－9　颈椎的韧带(侧面观)　　**图 1－10　颈椎的韧带(正面观)**

（1）前纵韧带：起自枕骨的咽结节,向下经 C_1 前弓及各椎体的前面。前纵韧带坚固地附着于椎体,疏松地附着于椎间盘,它仅为一层纤维带,较后纵韧带弱。前纵韧带骨化后会影响其运动,并可向前压迫食管。

（2）后纵韧带：位于椎管的前壁,起自 C_2,向上移行为覆膜。后纵韧带较强,分为两层,浅层为覆膜的延续,深层呈齿状,坚固地附着于椎体及椎间盘,可防止其内容物向后突出。

（3）黄韧带：由黄色弹性纤维构成,连结相邻的两个椎弓板,向上附着于上位椎弓板

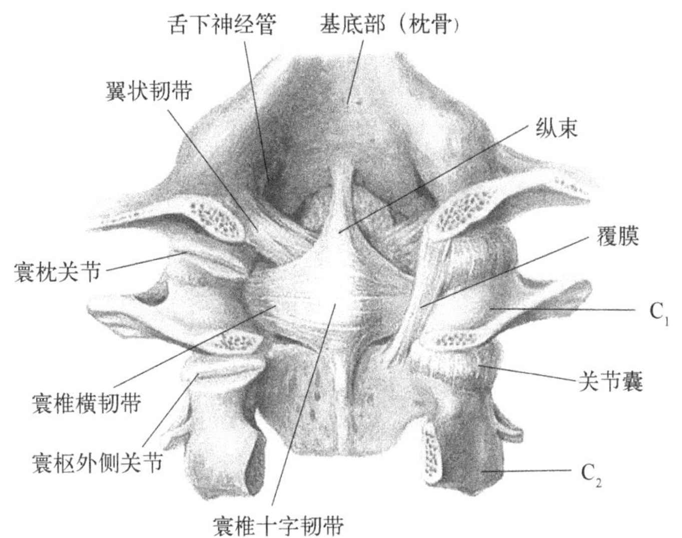

图 1－11　颈椎的韧带(后面观)

下缘的前面,向下附着于下位椎弓板上缘的后面,薄而较宽。在中线上两侧黄韧带之间留缝隙,有静脉通过,连接椎骨后静脉丛与椎管内静脉丛。黄韧带有一定的弹性,颈椎屈曲时,可使相邻椎弓板稍分开,过伸时可稍缩短,而不至于发生皱褶突入管内,这样其弹性张力可协助项部肌肉维持头颈挺直。如果黄韧带变性肥厚,失去正常弹性,当颈椎后伸时,黄韧带可发生皱褶且突入椎管,这是造成椎管狭窄的原因之一。

(4) 项韧带：为三角形弹力纤维膜,底部向上,附着于枕外隆凸和枕外嵴;尖向下,附着于寰椎后结节及 $C_2 \sim C_7$ 的棘突尖部;后缘游离而肥厚,斜方肌附着于其上,作为两侧颈肌的纤维隔。项韧带钙化可呈分节、棒状、条状或小斑点状,其粗细、长短不一,多发生于退行性变椎间盘后方 1～2 cm 处,且常在 $C_5 \sim C_6$ 的棘突后方,项韧带钙化是颈椎病的临床标志之一。

(5) 棘间韧带：沿棘突根部至尖部,连结相邻两个棘突之间,前方与黄韧带融合;颈椎棘间韧带往往发育不好。

(三) 颈部的神经结构和功能

颈部的神经包括脑神经和脊神经。其中脑神经包括舌咽神经、迷走神经、副神经和舌下神经,舌咽神经最深,舌下神经和副神经最浅。脊神经包括颈丛和臂丛(图 1－12)。

1. 舌咽神经

舌咽神经穿出颈静脉孔后,下降于颈内动脉和静脉之间,内侧有迷走神经,再向前内侧弯曲,经茎突及自它起始的肌肉内侧,绕过茎突咽肌的后缘,经颈内、外动脉之间,越过茎突咽肌的浅面与舌骨舌肌的内侧,向前上方横越咽中缩肌及茎突舌骨韧带到达舌根。舌咽神经的分支包括咽支、颈动脉窦支、茎突咽肌支、扁桃体支和舌支。

舌咽神经的运动纤维支配茎突咽肌;副交感纤维控制腮腺的分泌;感觉纤维分别管舌

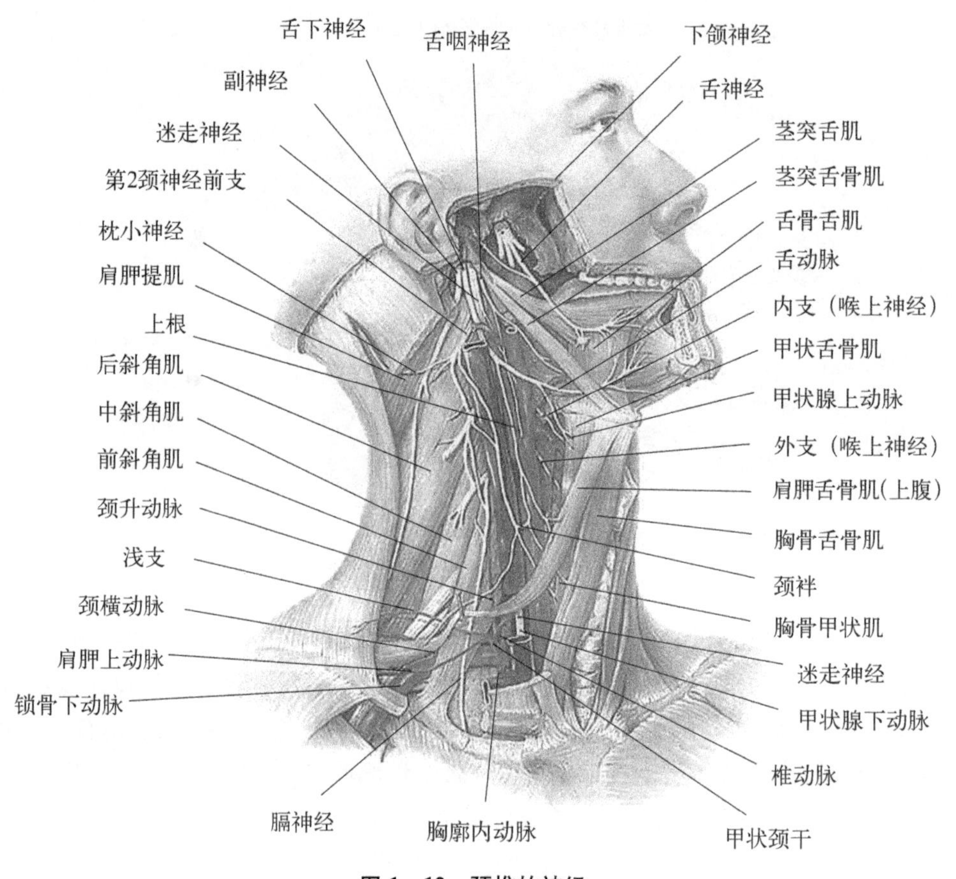

图 1－12　颈椎的神经

后 1/3 味觉和咽后部、舌后部、扁桃体、咽鼓管、鼓室等处的黏膜，以及颈动脉、颈动脉小球的感受器。

舌咽神经在其中枢和外周均可受到伤害，因为舌咽神经与迷走神经、副神经、舌下神经之间在延髓起始部及外围行程中相互邻接，关系非常密切，所以当舌咽神经受损时，可同时损伤迷走神经、舌下神经及副神经。在脊髓内部有病变而损及舌咽神经核时，一般仅有感觉丧失与茎突咽肌的麻痹，没有疼痛症状。当外周疾病如鼻咽肿瘤、扁桃体肿瘤、咽鼓管肿瘤或淋巴结肿大等，压迫损伤舌咽神经时，可产生继发的持续疼痛或剧烈的阵痛，尤其是吞咽时，因常伴有邻近脑神经的损害，故同时可发生食物反窜鼻腔或误入气管等现象，发音也变得嘶哑。

2. 迷走神经

迷走神经经颈静脉孔出颅后垂直下降，初居颈内动脉和静脉之间，继而在颈总动脉和颈内静脉之间。迷走神经虽居动、静脉之间，但位置较靠后。动、静脉和神经皆包绕在颈动脉鞘内，在鞘内迷走神经又单独被薄结缔组织包绕。

迷走神经出颈静脉孔后约 1. 2 cm 处膨大为下神经节，在颈部的分支包括交通支、咽支、颈动脉支、喉上神经、心上支、喉返神经等，其中喉上神经又分为内、外两支，心上神经分为上、下两支，喉返神经包括心下支、气管支、食管支、咽支、喉下神经和与颈下神经节的交通支等。

迷走神经通过其咽支和喉下支支配食管和呼吸道上端所有的横纹肌，即咽缩肌和所有的喉肌。迷走神经的纤维只要是副交感纤维，其传出纤维兴奋时，均能增加食管、胃、肠的紧张度和运动，如增加肠蠕动、促进肠排空等。在循环系统中主要是抑制心肌的活动，减慢心率并收缩冠状血管。迷走神经损伤时，主要造成软腭及咽喉的麻痹，可以产生吞咽困难、声音嘶哑、说话不清、有鼻音，以及心动过速等症状。

3. 副神经

副神经的脊髓根出颈静脉孔后，被胸锁乳突肌及二腹肌后腹遮蔽，向后下方斜降，绕颈内静脉前外侧，经枕动脉前侧穿入胸锁乳突肌上部，分布于此肌。在肌实质内与第 2 颈神经的分支结合。然后至甲状软骨上缘稍上方，约相当于胸锁乳突肌后缘中点处穿出，继续斜向后下方，经过颈后三角，于此跨过肩胛提肌的表面，副神经与此肌间仅隔椎前筋膜，在此三角内副神经的位置比较浅表，并接受第 3、4 颈神经的交通支，然后副神经于斜方肌前缘达此肌的深处，与第 3、4 颈神经的分支共同形成神经丛，自此丛发出分支，分布于斜方肌。

4. 舌下神经

舌下神经由枕骨舌下神经管出颅后，位于迷走神经、副神经及颈内静脉的内侧。当其下降至颈部时，逐渐绕过迷走神经的后侧和外侧，继续经颈内动脉和静脉之间下降。在下颌角处呈弓状弯曲向前，至枕动脉下侧横过颈外动脉及舌动脉的外侧，行于二腹肌腱、茎突舌骨肌及下颌舌骨肌三者与舌骨舌肌之间。当其继行于下颌舌骨肌与颏舌肌之间时，则分出末梢支，支配全部舌肌（腭舌肌除外）。

5. 颈神经的后支

颈神经干很短，出椎间孔后立即分为前、后两支，每支均为混合性的。除第 1、2 颈神经的后支较粗大外，其余颈神经的后支（属于脊神经）均较前支细小。颈神经的后支又可分为内侧支和外侧支（第 1 颈神经除外）。

（1）第 1 颈神经的后支：又称枕下神经，较前支大，于 C_1 后弓的椎动脉沟内和椎动脉的下侧，自干分出，向后进入枕下三角，于此分支分布于枕下三角周围肌群（头上斜肌、头后大直肌、头下斜肌），并发出 1 支横越头后大直肌的后侧，至头后小直肌；还有分支至覆盖枕下三角的头半棘肌。此外，有分支穿过头下斜肌或经此肌表面，与第 2 颈神经后支的内侧支相连接。第 1 颈神经的后支一般属于运动神经，但有时也发出皮支支配项上部的皮肤和颅后下部的皮肤。

（2）第 2 颈神经的后支：此支为所有颈神经后支中最大者。于 C_1 后弓与 C_2 椎弓板之间、头下斜肌的下侧穿出，发一细支至头下斜肌，并与第 1 颈神经的后支交通。然后分为较小的外侧支及较大的内侧支。外侧支支配头长肌、夹肌、头半棘肌，并与第 3 颈神经相应的分支连接；内侧支为枕大神经斜向上升，经头下斜肌和头半棘肌之间，在头半棘肌附着于枕骨处，再穿过斜方肌腱及颈部的颈深筋膜，在上项线下侧分为几支感觉性终末支，与枕动脉伴行；分布于上项线以上，可达颅顶的皮肤。枕大神经也分出 1~2 支运动小支，至头半棘肌，有时发 1 支至耳郭后面上部的皮肤。当枕大神经绕过头下斜肌时，此支与第 1 颈神经及第 3 颈神经后支的内侧支连接。

（3）第 3 颈神经的后支：绕 C_3 的关节突向后行，经横突间肌的内侧，然后分为内侧支和外侧支。外侧支为肌支，并与第 2 颈神经的外侧支相连；内侧支经过头半棘肌与颈半棘肌之间，再穿过夹肌及斜方肌，终末支分布于皮肤，当其在斜方肌深侧时，发出 1 支穿过斜方肌，止于颅后下部近正中线处枕外隆凸附近的皮肤，此支为第 3 枕神经。此神经位于枕大神经内侧，与枕大神经之间有交通支相连。

（4）第 4~8 颈神经的后支：绕过各相应的关节突关节后，分为内侧支和外侧支。外侧支均为肌支，支配颈髂肋肌、颈最长肌、头最长肌及头夹肌。第 4、5 颈神经的后支内侧支，经颈半棘肌与头半棘肌之间，达椎骨的棘突，穿夹肌及斜方肌，止于皮肤。第 6~8 颈神经的后支内侧支细小，分布于颈半棘肌、头半棘肌、多裂肌及棘间肌。

6. 颈神经的前支

上位 4 个颈神经的前支，组成颈丛；下位 4 个颈神经的前支与第 1 胸神经前支的大部分组成臂丛。

（1）颈丛：由第 1~4 颈神经的前支组成，位于肩胛提肌与中斜角肌前面，被胸锁乳突肌遮盖。

1）第 1 颈神经的前支：在 C_1 后弓的椎动脉沟内，于椎动脉的下侧向外行。与后支分开后，前支先在椎动脉内侧，绕 C_1 侧块的外侧向前进，然后在 C_1 的横突前侧下降。第 1 颈神经前支的大部分纤维，经交通支至舌下神经，小部分纤维则加入颈丛；合于舌下神经的纤维，有时进入舌下神经鞘内，分布于颏舌骨肌及甲状舌骨肌；有一些则离开舌下神经下降，形成舌下神经降支。

2）第 2 颈神经的前支：于 C_1、C_2 的椎弓之间分出，绕 C_2 的上关节突，经 C_1、C_2 的横突之间，在 C_1 的横突间后肌的前面，由椎动脉的后面转到此动脉的外侧，经行于头长肌和肩胛提肌之间。

3）第 3 颈神经的前支：经椎动脉的后侧，于中斜角肌及头长肌之间穿出。一部分纤维加入耳大神经，另一部分加入颈横神经，也有分支加入膈神经及锁骨上神经。其肌支至中斜角肌、肩胛提肌、头长肌及斜方肌。至斜方肌的肌支，在此肌的下侧与副神经相结合。

4）第 4 颈神经的前支：经椎动脉的后侧，出现于中斜角肌与前斜角肌之间。由第 4 颈神经的前支分出的纤维，主要形成膈神经，并有一支至肩胛上神经，其肌支至中斜角肌、肩胛提肌、颈长肌及斜方肌。至斜方肌与第 3 颈神经和副神经的分支，在此肌的深侧相结合。

（2）臂丛：由下位 4 个颈神经（第 5~8 颈神经）的前支与第 1 胸神经前支的大部分组成。偶尔也有第 4 颈神经和第 2 胸神经的分支参加。

臂丛的 5 个神经根从椎间孔穿出后，经过由颈椎横突前、后结节形成的沟槽，于椎动脉后侧及前、后横突间肌之间向外侧行，再于前、中斜角肌间的斜角肌间隙穿出。在此第

5、6 颈神经于中斜角肌侧缘处合成上干；第 7 颈神经单独成中干；第 8 颈神经与第 1 胸神经于前斜角肌后侧合成下干。此 3 干向外下方于锁骨后侧经过，各干又分为前、后 2 股，3 干共分成 6 股。上干与中干的前股合成 1 束，为外侧束，位于腋动脉的外侧。上、中、下 3 干的后股合成 1 束，为后束，位于腋动脉的上侧。而下干的前股独自成为 1 束，为内侧束，此束先在腋动脉后侧，然后转到它的内侧。

臂丛在锁骨上方中点较为集中，位置较浅，临床上常在此处进行臂丛阻滞麻醉，穿刺时不应刺到锁骨内侧 1/3 段上方，以避免胸膜顶损伤引起气胸。

臂丛的分支可分为锁骨上部及锁骨下部，其中锁骨上部的分支包括：① 臂丛根部与交感神经节的交通支。第 5、6 颈神经的前支，均接受自颈中神经节而来的灰交通支；第 7、8 颈神经的前支，接受自颈下神经节来的灰交通支。② 与膈神经的交通支。一般在前斜角肌的外侧缘，起于第 5、6 颈神经的纤维也可参加此交通支，还有自锁骨下神经发出，在胸廓上口处加入膈神经。此交通支有时可完全缺如。③ 肌支。在锁骨以上起始，可分为前、后两组。前组至前斜角肌、颈长肌的肌支，起于第 5~8 颈神经，在颈神经刚出椎间孔时发出；后组至中斜角肌、后斜角肌的肌支，来自第 5~8 颈神经，在颈神经刚出椎间孔时发出。

7. 颈部交感神经系统

颈部的脊髓一般不直接发出交感神经纤维，颈部交感神经纤维的节前纤维来自第 1~2 胸神经节灰质的外侧中间柱。节前纤维经脊神经前支发出的白交通支上行至颈部交感神经节。灰交通支或节后纤维再从交感神经节至颈神经前支，沿其分支分布，并有交通支直接或间接与大部分脑神经相连接，至上肢、下胸部、头颈部皮肤的汗腺、瞳孔括约肌、眼睑平滑肌，以及咽、心脏、头、颈和上肢的血管等。这些节后纤维止于动脉、静脉的外膜，形成血管周围丛，由周围丛再发出分支，分布于血管的外膜，或者于外膜与中间层之间，小纤维进入肌层并控制肌层。其他神经纤维有的分布于肌层或内膜交界处，但都不终于内膜。节后纤维还在脊神经的脊膜支返回椎间孔前加入其内。脊膜支又称返神经，为窦椎神经的一个组成部分，窦椎神经支配硬脊膜、椎体后骨膜、椎间盘纤维环浅层、后纵韧带及硬膜外隙内的血管和疏松结缔组织。

颈部交感干神经节有 3 个，即颈上神经节、颈中神经节及颈下神经节。这 3 个神经节以节间支互相连接；节间支一般为 1 支，但有时颈上神经节与颈中神经节之间的节间支为 2 支，颈中神经节与颈下神经节之间节间支为多支。颈部交感干神经位于颈长肌的浅面、椎体的两旁和椎前筋膜的深侧。

（1）颈上神经节：为 3 个颈神经节中最大的 1 个，长 25~45 mm，多呈梭形或长扁形。当节间支为 2 支时，则颈上神经节下端为双角形。此神经节位于 C_2、C_3 或 C_4 的横突前方，其后侧为颈长肌及其筋膜，神经节上端的后侧还有静脉丛及舌下神经。在神经节的前侧被覆以椎前筋膜，筋膜之前有颈内动脉、颈内静脉、迷走神经、舌咽神经及副神经。颈上神经节由 3 或 4 个神经节合并而成，有时显有狭窄之处。此神经节也可分为 2 个，它的节前纤维自脊髓胸节发出后，大多数经最上的胸神经及其白交通支或混合交通支，于交感干内上升抵此神经节。绝大部分节前纤维在节内换元，而很小部分节前纤维到颈内动脉丛的细小神经元换元。

（2）颈中神经节：位于 C_6 处，形状不定且细小，有20%~25%不能清楚辨认。此神经节可视为由第5、6颈神经节合并而成，也位于颈长肌前，在甲状腺下动脉的前侧或其稍上方，有时接近颈下神经节。它与颈下神经节之间的节间支（单支者很少，常为双支或多支），均自颈中神经节下部发出。它的前内侧支形成一袢包绕锁骨下动脉第一段，为锁骨下袢，此袢紧贴着胸膜顶上的胸膜上膜。它的后外侧支在到达颈下神经节之前，常分裂成小支包绕椎动脉。在这种分散的节间支内常存有小的神经节，被称为椎动脉神经节，是颈中神经节下端分离部分，或为颈下神经节上端分离部分。

（3）颈下神经节：位于 C_7 的横突与第1肋骨颈之间，在椎动脉起点及其伴行静脉之后，第8颈神经的前面。此神经节的形态不规则，较中神经节为大，可看成由第7、8颈神经节合并而成。有75%~80%的人颈下神经节与第1胸神经节合并成星状神经节。星状神经节形态不规则，有许多放射状的分支，故由此得名。

星状神经节位于 C_1 的横突及第1肋骨颈的高处，在第8颈神经前支的前侧，颈长肌的外侧缘上。肋间最上动脉在星状神经节的外侧经过，在肋间最上动脉的外侧为第1胸神经，其向外上方伸展而连于臂丛。星状神经节接受1支或更多的白交通支，来自第1胸神经，有时还有第2胸神经。发出的灰交通支至第8颈神经及第1胸神经，有时可至第7颈神经及第2胸神经，至第6颈神经者较为少见。至每条脊神经的灰交通支数目不同，可为1~6支。灰交通支内含星状神经节或锁骨下袢与膈神经有交通，与迷走神经或喉返神经也有分支相连。临床上常行星状神经节阻滞，使许多自主神经失调性疾病得以纠正。

任何机械性紊乱对颈神经根的刺激都可累及颈交感神经，或为直接刺激，或为反射性刺激。自颈上神经节发出的灰交通支，主要至上位3条颈神经；颈中神经节包括椎节发出的灰交通支，只有至 C_1、C_2、C_7、C_8 者比较恒定，而至中间的4支，特别是至 C_4、C_5 的灰交通支变化很大。神经根的刺激可沿神经节段分布引起疼痛，发生肌痉挛及缺血表现。韧带及关节囊的炎症会引起疼痛，发生颈交感神经节后纤维反射性兴奋，如疼痛未解除，可以变为自身不断的疼痛刺激。节后纤维反射性刺激或下位4条颈神经根内的节前纤维直接刺激可引起一系列症状，如视物模糊、瞳孔散大、耳鸣、头痛、手指肿胀及强直，而这些在颈神经根受刺激时是不会出现的。

8. 颈脊髓和脊神经根

脊髓位于椎管内，是具有传导功能和完成反射活动的神经组织。脊髓表面包绕着被膜，这些被膜之间形成脊膜腔。脊神经根连于脊髓，经相应的椎间孔走出椎管，分布到全身大部分的结构中。

脊髓内有交感神经和部分副交感神经的节前神经元，因此在脊髓内存在内脏反射的低级中枢，如血管张力反射、发汗反射、排便反射、勃起反射等。脊髓病变可影响血压、发汗、排尿、排便和性功能。在躯体和内脏之间也可形成反射。例如，腹部皮肤受到冷或热刺激后，引起胃肠蠕动减弱或加强、血管收缩或舒张的变化；反之，内脏病变时也可引起相应脊髓节段的肌肉反射性痉挛。

脊髓的反射包括浅反射、深反射和内脏反射三种。浅反射是指皮肤受到刺激引起的反射活动；深反射是指骨骼肌、肌腱、骨膜和关节受刺激而引起的反射活动；内脏反射是指内脏受刺激而引起的反射活动。在临床中常检查患者的浅反射和深反射。

脊神经根有 31 对，即颈 8 对、胸 12 对、腰 5 对、骶 5 对和尾 1 对。第 1~7 颈神经在相应椎骨的上缘穿出，第 8 颈神经在 C_7 的下缘穿出，胸、腰、骶、尾神经均在相应椎骨下缘穿出。每一脊神经都由连于脊髓的前根和后根在椎间孔处联合而成。

（1）脊神经的前根和后根：脊神经的后根，又称背根，较前根大，其根丝较多，直径较粗，排列整齐，由发自后根神经节细胞的中枢突构成。后根的外侧端紧靠两根联合处呈卵圆形膨大，称脊神经节；脊神经节主要由神经元的细胞体集结而成。这些神经元是假单极的感觉神经元。每一神经元发出一条短的突起，其很快就分为两支：一支为中央支，组成后根进入脊髓；另一支为周围支，随脊神经及其分支至皮肤、肌肉、肌腱、关节、韧带和骨膜等处的感受器。脊神经的前根，又称腹根，根丝松散，以不整齐的根丝从脊髓前外侧沟发出。脊神经前根主要由传出纤维组成。其中大多是脊髓前柱，内仅有运动神经元和 γ 运动神经元发出的躯体传出纤维，司骨骼肌的随意运动。在胸神经和第 1、2 腰神经的前根中，还含有从脊髓侧柱交感神经节前细胞发出的交感节前纤维；第 2~4 骶神经的前根内有由脊髓灰质副交感神经节前细胞发出的副交感节前纤维，这些纤维司内脏活动。在有些前根中也存在相当部分的传入纤维，其细胞体也在脊神经节，这些传入纤维绝大多数是无髓的，有内脏传入纤维，也有躯体传入纤维。

（2）脊神经根的纤维成分：脊神经的前、后根在椎间孔处汇合，形成混合性的脊神经总干，其内含 4 种纤维成分。① 躯体传出纤维：起于脊髓灰质的前角运动神经细胞，支配骨骼肌的运动。② 躯体传入纤维：起于脊神经节的假单极细胞，其中枢突经后根进入脊髓，经周围突加入脊神经，传导来自皮肤的痛、温、触、压觉，以及肌肉、关节与韧带的本体（姿势）感觉。③ 内脏传出纤维：起于 T_1~L_3 脊髓侧角的细胞，经前根及交通支至相应的椎旁神经节或椎前神经节，自椎旁神经节发出的节后纤维，又以灰交通支至脊神经，支配平滑肌、心肌和腺体的活动。④ 内脏传入纤维：来自脊神经节的假单极细胞，其周围突随脊神经走行，或经白交通支随内脏传导神经走行，分布于心血管和内脏，传导内环境变化的各种信息。

（3）脊神经根的粗细和方向：脊神经根的粗细各部不一。颈神经根通常上位 4 条细小，下位 4 条粗大；前根与后根粗细的比较，一般后根较前根粗约 3 倍。后根各个根丝又较前根的根丝粗大。但第 1 颈神经例外，其后根小于前根，并有 8%会缺如。第 1、2 颈神经根短，接近水平位穿出椎管；第 3~8 颈神经根向外下斜，其长度和斜度向下逐渐增加，但从脊髓附着平面到其穿出点的距离不会超出 1 个椎骨的高度。

第 1 胸神经根较大，其他的胸神经根小。胸神经后根比前根稍大，根的长度从上往下逐渐增加。下部胸神经根贴着脊髓下行，穿出椎管处，下行距离至少等于 2 个椎骨的高度。

下位腰神经和下位骶神经的根最大，其单个根丝最多，尾神经根最小。腰、骶、尾神经根下行到其各自穿出的椎管处，依次逐渐增加其斜度，其长度也迅速增加。在 L_1 下缘平脊髓圆锥以下，这些根丝围绕终丝聚集成一大束，形成马尾。

脊神经前、后根合成一干后，第 1 颈神经穿行于枕骨与 C_1 后弓之间，经椎动脉沟在椎动脉的下侧穿出。第 2~7 颈神经经相应椎骨上侧的椎间孔穿出。第 8 颈神经经 $C_1 \sim T_1$ 的椎间孔穿出。极少数情况下 1 个椎间孔内可以通过 2 条神经根，这种畸形如果发生在比较小的 $L_5 \sim S_1$ 的椎间孔，神经受压的可能性更大，临床常表现为坐骨神经疼痛，有时与椎间盘突出不易鉴别。

（4）脊神经根与邻近结构的联系：具体见图 1－13。

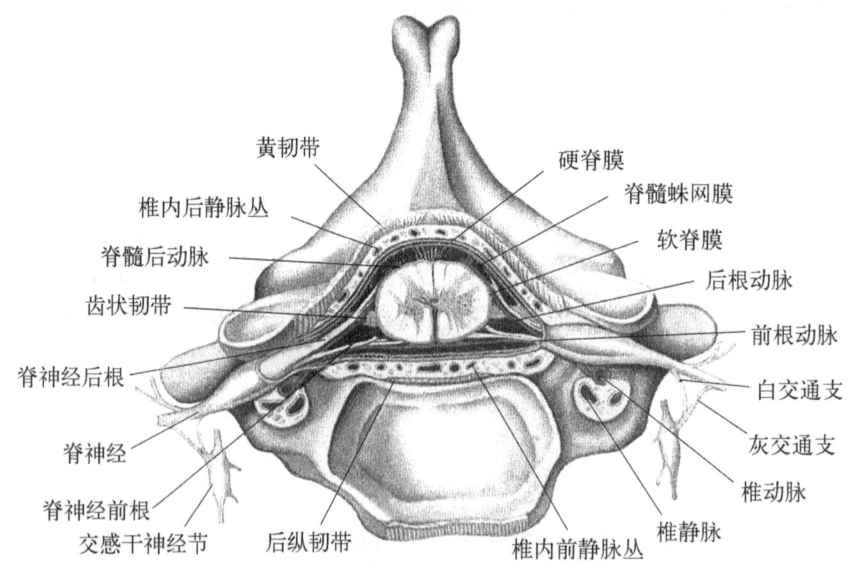

图 1－13　脊神经根及邻近结构

脊神经前、后根在离开脊髓后，横行或斜行穿过蛛网膜下腔，到达其相应的椎骨平面；前、后根分别穿出蛛网膜囊和硬脊膜囊，然后行于硬膜外隙中。脊神经根在硬膜、蛛网膜囊以内的一段，称蛛网膜下腔段；穿出硬脊膜囊的一段，称硬膜外段。脊神经根离开脊髓时即包上一层软膜，当穿出蛛网膜囊、硬脊膜囊时，又带出蛛网膜和硬脊膜形成一鞘。这三层膜与脊神经的神经内膜、神经束膜和神经外膜相延续。

沿脊神经根周围延伸的蛛网膜下腔一般到脊神经节近端附近即封闭消失，不与脊神经中的神经周围间隙和淋巴管相通。有时也有变异，可伸展到脊神经节的远侧或脊神经的近侧，这在临床上有一定的重要性。当在脊柱旁注射时，注射药物有可能进入蛛网膜下腔内。脊神经蛛网膜下腔段比较松弛，特别是在终池内的腰骶神经根呈波形弯曲，允许因脊柱运动而脊髓少许移位时，有一定的伸缩。

脊神经根的硬膜外段较短、较直，外面包有蛛网膜与硬脊膜延伸形成的硬膜鞘。其紧密连在椎间孔周围，借此固定硬脊膜囊，也保护鞘内的神经根不受牵拉。但此段在椎间孔处最易受压。椎间孔垂直径较长，而水平径则较短，仅比脊神经根鞘大。椎间盘退行性变向一侧突出，关节突关节炎或钩椎关节骨质增生时，可压迫或刺激脊神经根而产生症状。

颈神经穿出椎间孔时，直接经过其穿出平面椎间盘的后外侧面；因颈神经由相应椎骨上方穿出，当颈神经因椎间盘突出而受压时，受压颈神经的序数比突出的椎间盘序数多1位。

（四）颈部的血管

颈部的椎间动脉发自椎动脉。椎动脉多起自锁骨下动脉第一段，进入颅内形成椎-基底动脉环。双侧椎动脉供给大脑血流量的10%~15%，供应颈脊髓、神经根及其支持组织血流量的90%。脊柱不稳定或骨质增生形成，可刺激或压迫椎动脉，影响枕部、脑皮质、小脑、脑干及颈脊髓等组织器官的血供。

（五）颈部主要的肌肉结构和功能

肌肉组织属于人体经络系统中的经筋部分，肌肉在连结并维持骨关节稳定方面发挥着极为重要的作用。颈部肌肉发生劳损、拘挛和外伤，是颈椎骨关节产生病态变形移位的主要原因。因此，中医手法治疗首先要对相关肌肉等软组织进行手法调理和治疗，以达到松解拘挛、疏通瘀滞的目的（图1－14~图1－18）。

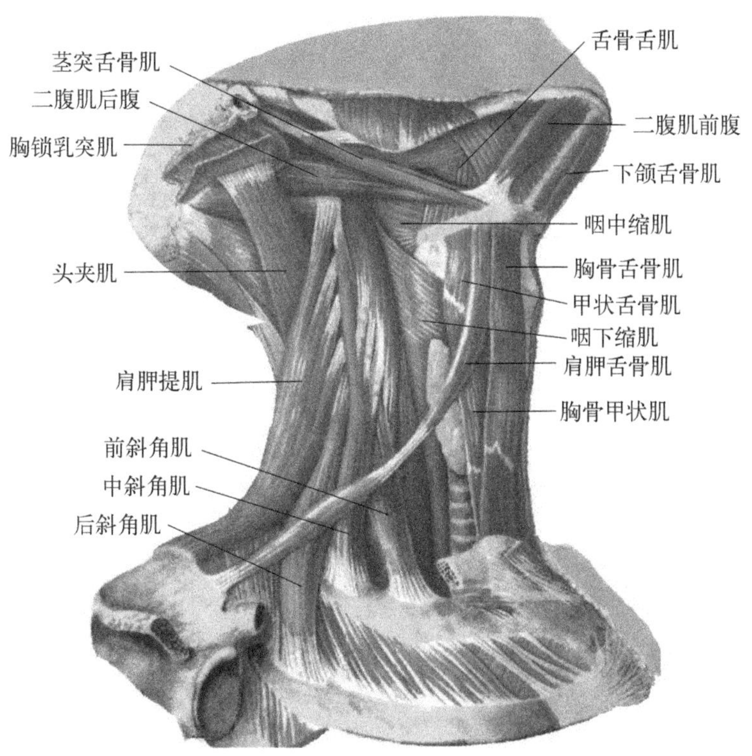

图1－14　颈部的肌肉（前外侧观）

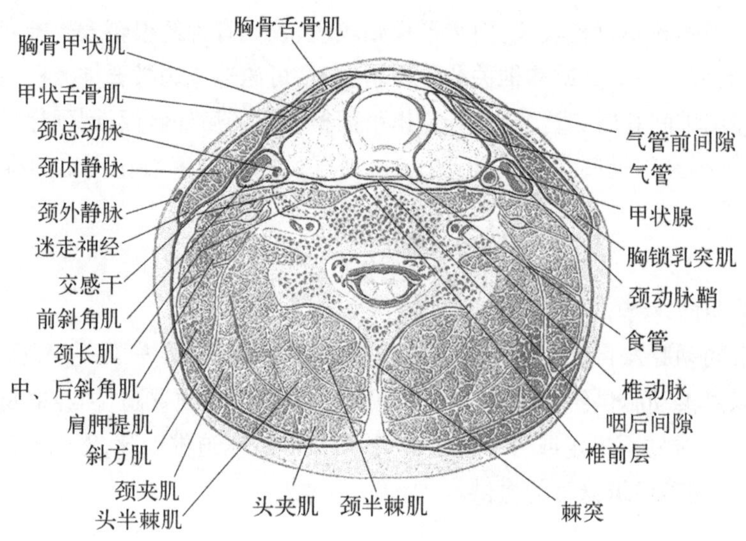

图 1－15　颈部的肌肉(横断面观)

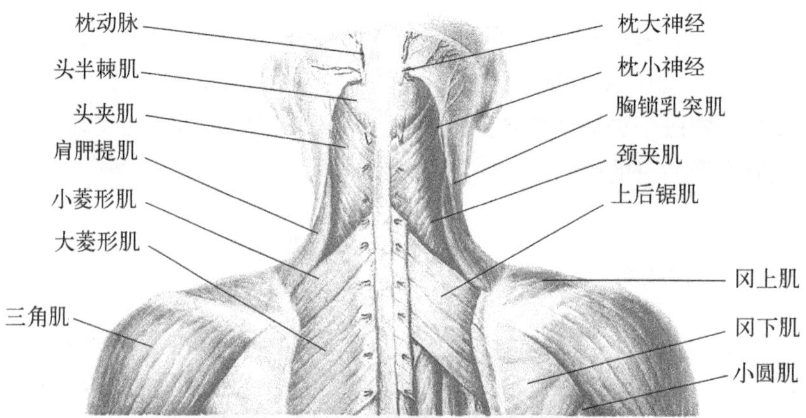

图 1－16　颈部的肌肉(背面观浅层)

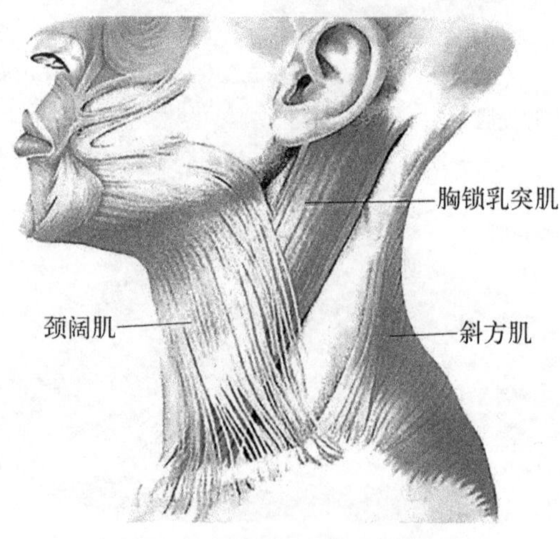

图 1－17　颈部的肌肉(侧面观)

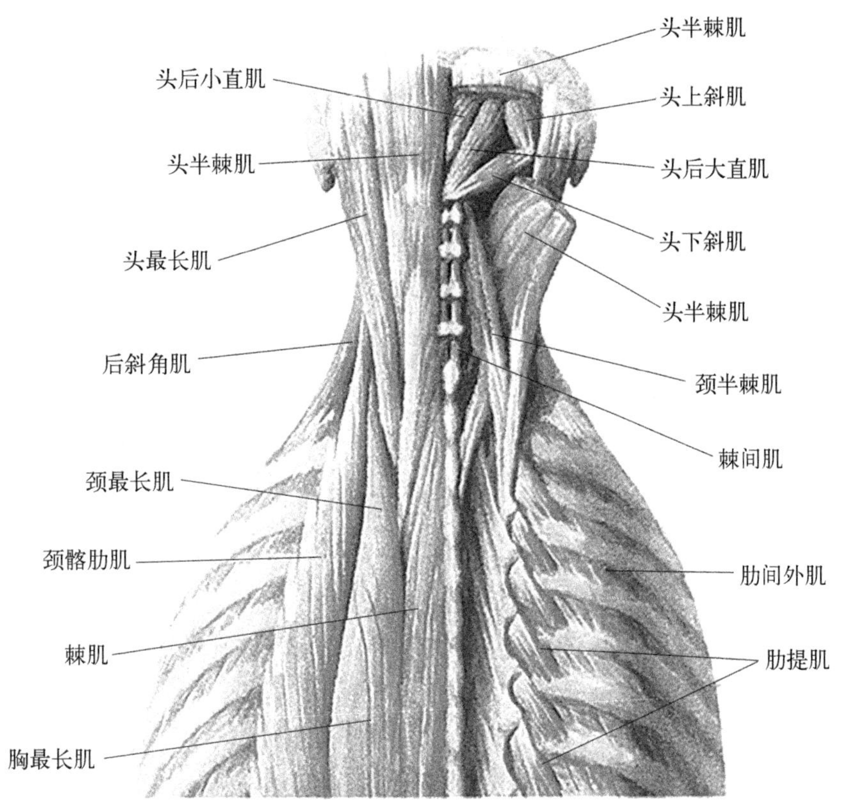

图 1-18　颈部的肌肉（背面观深层）

1. 颈后部的主要肌肉组织

（1）斜方肌：位于项部和背上部皮下，为三角形的阔肌，底在脊椎，尖在肩峰，两侧加在一起形如斜方形，故名斜方肌。自上而下肌纤维以腱膜起自上项线内 1/3、枕外隆凸、项韧带全长、C_7 的棘突、全部胸椎棘突及其棘上韧带。上部肌纤维斜向外下方，止于锁骨外 1/3 的后缘及其附近的骨面；中部肌纤维平向外方，止于肩峰内侧缘和肩胛冈上缘的外侧部；下部肌纤维斜向上外方，止于肩胛冈下缘的内侧部。

斜方肌上部收缩时可上提肩胛骨外侧半，下部收缩时则降低肩胛骨内侧半，上、下两部同时收缩时，可使肩胛骨向外上方旋动（即肩胛下角向外旋转），可以帮助上肢上举，整个肌肉收缩时，使肩胛骨向脊柱移动；当斜方肌瘫痪时，可出现塌肩症状。若肩胛骨被固定，此肌一侧收缩，则使颈部向同侧倾斜，面部则向对侧后方仰旋；两侧同时收缩，会使头后仰。

斜方肌受副神经及第 3、4 颈神经前支支配，神经从此肌的前缘中下 1/3 交界处进入肌深面下行，首先发出肌外分支，然后再分别发出肌内分支或移行为肌内分支，自肌的上、中、下 3 部进入肌肉。斜方肌神经的分布类型约有 3 种，其中副神经支配斜方肌的范围靠近脊柱侧和下部，分布最广，起到决定性的作用。第 3、4 颈神经分布范围小，支配斜方肌靠近上部前缘的肌纤维。由于斜方肌上部前缘的肌纤维对颈部的影响最大，故不能因其范围小而忽略。

斜方肌的血供主要为颈横动脉。颈横动脉经过中斜角肌、臂丛和肩胛提肌围成的三角区,此处可作为寻找此动脉的标志。血管、神经进入的肌门约位于肩锁关节内侧三横指及锁骨上三横指处。颈横动脉分为浅、深支,常见者为浅支,供应斜方肌的上、中部,或上、中、下 3 部;深支供应中、下部。斜方肌的静脉主要借颈外静脉和锁骨下静脉回流。颈椎病及肩周炎多累及斜方肌。

(2) 肩胛提肌: 位于项部两侧,上部位于胸锁乳突肌的深侧,下部位于斜方肌的深侧,为一对带状长肌。起自上位 C_3、C_4 的横突后结节,肌纤维斜向后下稍外方,止于肩胛骨的上角和肩胛骨脊柱缘的上部。肩胛提肌收缩时,上提肩胛骨,同时使肩胛骨下角转向内;肩胛骨被固定时,一侧肌肉收缩可使颈部向同侧屈曲及后仰。肩胛提肌受肩胛背神经(第 2~5 颈神经)支配。

(3) 菱形肌: 位于斜方肌的深侧,为一对菱形的扁肌,起自下位 2 个颈椎及上位 4 个胸椎的棘突,肌纤维斜向外下方,平行走行,止于肩胛骨脊柱缘的下半部。此肌上部肌束即起自下位 2 个颈椎棘突的部分又称小菱形肌,其下部肌束即起自上位 4 个胸椎棘突的部分为大菱形肌,两者之间隔以薄层结缔组织。此肌收缩时牵引肩胛骨向内上方,使肩胛骨向脊柱靠拢,并与前锯肌共同作用,使肩胛骨的脊柱缘紧贴于胸壁上。肩胛提肌及菱形肌的血供均由颈横动脉降支供应,静脉血沿同名静脉回流。

如果菱形肌瘫痪,则肩胛骨脊柱缘翘起,从外表看似蝶翼状,称翼状肩。菱形肌也受肩胛背神经(第 4~6 颈神经)支配,颈椎病时常常压迫此神经,引起菱形肌的痉挛,产生背部压迫感。

(4) 上后锯肌: 位于菱形肌的深面,为很薄的菱形扁肌,以腱膜起自项韧带下部和下位 2 个颈椎棘突,以及上位 2 个胸椎棘突。肌纤维斜向外下方,止于第 2~5 肋骨角的外侧面,在肋角之外为小菱肌所覆盖。小菱肌收缩时,可上提上部肋骨以助呼气。上后锯肌受肋间神经(第 1~4 胸神经)支配。

(5) 夹肌: 被斜方肌、菱形肌、上后锯肌和胸锁乳突肌掩盖,其形状为一个不规则三角形扁肌,依其部位不同可分为两个部分。① 头夹肌: 为夹肌上方大部分的肌束,起自项韧带的下部(约 C_3 以下)至 T_3 的棘突,肌纤维斜向外上方,止于上项线的外侧部,并附着于胸锁乳突肌深侧,部分肌束止于乳突的后缘。② 颈夹肌: 为头夹肌下方少数肌束,起自 $T_3 \sim T_6$ 的棘突,肌纤维斜向外上方,在肩胛提肌的深侧止于 $C_2 \sim C_3$ 的横突后结节。

夹肌单侧收缩时,使头转向同侧;双侧共同收缩时,使头后仰。夹肌受颈神经(第 2~5 颈神经)后支的外侧支支配。

(6) 竖脊肌颈部的肌束: 竖脊肌为上至枕骨、下达骶骨的长肌。其在颈部位于夹肌之下,肌束自外向内分布。① 颈髂肋肌: 起自上位 6 个肋骨角的下缘,止于 $C_4 \sim C_6$ 的横突后结节。② 颈最长肌和头最长肌: 颈最长肌起自上位 4~5 个胸椎横突,止于 $C_2 \sim C_6$ 的横突后结节;头最长肌起自上位 4~5 个胸椎横突和下位 3~4 个颈椎的关节突,止于乳突后缘。③ 颈夹肌: 紧贴棘突的两侧,起自项韧带下部和 C_7 的棘突,有时还起于 $T_1 \sim T_2$ 的棘突,止于 C_2 的棘突,偶见附着于 C_2 或 C_3 的棘突。

（7）头半棘肌和颈半棘肌：头半棘肌位于头和颈夹肌的深侧，瘦人项部有 2 条纵行的隆凸，即头半棘肌的表面投影。此肌起于上位胸椎横突和下位数个颈椎的关节突，向上止于枕骨上、下项线间的骨面。颈半棘肌位于头半棘肌的深侧，起于上位数个胸椎横突尖，跨越 4~6 个椎骨，止于上位数个颈椎棘突尖，大部分肌束止于 C_2 的棘突尖。头半棘肌和颈半棘肌双侧收缩时，使头后伸，单侧收缩时使其转向对侧。

2. 颈前外侧部的主要肌肉组织

（1）颈浅肌：主要有颈阔肌，位于颈前外侧部。肌三角内侧部和枕三角上部未被此肌覆盖。此肌直接位于颈部浅筋膜中，与皮肤密切结合，属于“皮肌”范畴，呈一菲薄的长方形肌。其下缘起自胸大肌和三角肌筋膜，肌纤维斜向上内方，越过锁骨和下颌骨至面部，前部肌纤维止于下颌骨的下缘和口角，其最前部的肌纤维左右相互交错；后部肌纤维移行于腮腺咬肌筋膜和部分面部肌肉的表面，此部为颈阔肌面部。此肌收缩时可牵引口角向外，并使颈部皮肤出现皱褶。颈阔肌受面神经颈支支配，在此肌的深面有浅静脉、颈横神经及面神经颈支等。

（2）颈外侧肌：主要有胸锁乳突肌，位于颈部两侧皮下、颈阔肌的深面，为颈部的重要标志。作为颈前后三角的分界，颈后三角很多重要组织由其后缘穿出。

胸锁乳突肌是一强有力的肌肉，其起点有二：一部分以短腱起自胸骨柄前面，称胸骨头；一部分起自锁骨的胸骨端。在人类两束肌肉合二为一，称胸锁乳突肌。胸骨头和锁骨头向上汇合为一束肌，腹、胸骨头居浅面。在两头与锁骨之间形成一个小三角形间隙，为胸锁乳突肌三角，又称锁骨上小窝。此肌的深侧有颈总动脉通过。

胸锁乳突肌的肌纤维向上后方，止于乳突外侧面及上项线的外侧部。此肌主要维持头的正常端正姿势，一侧收缩时，通过寰枢关节纵行的运动轴，可使面部转向对侧；通过寰枕关节为主的矢状轴，可使头歪向同侧；作用于通过寰枕关节为主的冠状轴，略有使头后仰的功能，但因力矩很小，变动不明显；两侧肌肉同时收缩时，则可使数个颈椎复合组成的关节向前移动，导致头前伸。如果一侧发生病变，使此肌挛缩时，则引起病理性斜颈。胸锁乳突肌病变也是引起颈痛及颞部偏头痛，甚至面神经麻痹的常见原因。

胸锁乳突肌受副神经及第 2、3 颈神经前支支配，副神经主要支配其运动。若以胸锁乳突肌长度定点副神经进入胸锁乳突肌的入肌处，多在此肌深面上、中 1/3 交界处；若以胸锁乳突肌宽度定点，副神经入肌处在此肌深面中、后 1/3 交界处。副神经入肌处还有枕动脉的分支伴行，此处可称为胸锁乳突肌的“第 1 肌门”。以后斜行向外下，约在胸锁乳突肌后缘中、上 1/3 交界处，在筋膜深面穿出。斜行越过二腹肌后腹及颈内静脉，经颈后三角而分布于斜方肌。支配胸锁乳突肌的颈神经主要管理感觉，但其也具有运动纤维。在有第 2、3 颈神经的直接分支进入胸锁乳突肌的个体中，其进入处在肌宽的中、后 1/3 处，此处又称为胸锁乳突肌的“第 2 肌门”。

胸锁乳突肌的血供为多源性，血供主要分为上、中、下三部分，各部分均存在广泛的吻合。其中上部主要为枕动脉的分支，有一支伴副神经进入“第 1 肌门”；中部主要为甲状腺上动脉的分支和颈外动脉直接发出的小分支；下部主要为甲状颈干的颈横动脉小分支。

（3）颈深肌：分为内侧群和外侧群。内侧群位于脊柱前面、正中线的两侧，共有 4 块肌肉；外侧群位于脊柱颈部的两侧，是肋间肌在颈部的延续部分，这些肌肉共同形成一个不完整的圆锥面，遮盖着胸廓口的外半部。

1）内侧群：包括颈长肌、头长肌、头前直肌和头外侧直肌。① 颈长肌：位于脊椎颈部和上位 3 个胸椎体的前面，延伸于寰椎前结节及 T_3 椎体之间，被咽和食管遮盖，分为下内侧和上外侧两部，两部相互掩盖。下内侧部起自上位 3 个胸椎体及下位 3 个颈椎体，止于 C_2～C_4 椎体及 C_5～C_7 的横突前结节；上外侧部起自 C_3～C_6 的横突前结节，止于 C_1 前结节。此肌双侧收缩时，使颈前屈；单侧收缩时，使颈侧屈。颈长肌受颈神经前支（第 3～8 颈神经）支配。② 头长肌：居颈长肌的上方，遮盖后者的上部，起自 C_3～C_6 的横突前结节，肌纤维斜向内上方，止于枕骨底部的下面。双侧同时收缩时，使头前屈；单侧收缩时，使头向同侧屈。头长肌受颈神经的分支（第 1～6 颈神经）支配。③ 头前直肌：位于寰枕关节的前面，其内侧部分被头长肌掩盖，为短小的肌肉，与横突间肌同源，起自寰椎横突根部，肌纤维斜向上方，在头长肌止点后方，止于枕骨底部的下面。此肌受颈神经的分支（第 1～6 颈神经）支配。④ 头外侧直肌：位于头前直肌的外侧，也是短肌，起自 C_1 横突，止于枕骨外侧部的下面，使头侧倾。此肌受颈神经（第 1～2 颈神经）分支支配。

2）外侧群：包括前斜角肌、中斜角肌和后斜角肌。① 前斜角肌：位于胸锁乳突肌的深面，部分位于颈外侧三角内。起自 C_3～C_6 的横突前结节和锁骨下动脉沟的前方。肌纤维斜向下外，止于第 1 肋骨上面的斜角肌结节。由颈神经前支（第 5～7 颈神经）支配。前斜角肌下部渐成腱性，薄而坚韧。偶尔前斜角肌与锁骨下动脉相邻处的肌纤维可呈纤维化而使动脉受压。② 中斜角肌：位于前斜角肌的后方，起自 C_1 或 C_2～C_6 的横突后结节，肌纤维斜向外下方，止于第 1 肋骨上面和锁骨下动脉沟以后的部分。由颈神经前支（第 2～8 颈神经）支配。③ 后斜角肌：位于中斜角肌的后方，起自 C_5～C_7 的横突后结节，肌纤维斜向外下方，止于第 2 肋骨的外侧面中部的粗隆。由颈神经前支（第 5～8 颈神经）支配。

斜角肌的作用：当颈椎被固定时，可上提肋骨，使胸廓变大，协助吸气，故属于深呼吸肌。当肋骨被固定时，可使颈向前倾；单侧收缩时，使颈向同侧屈，并微转向对侧。前、中斜角肌与第 1 肋骨之间有一个三角形间隙，称斜角肌间隙，其中有臂丛和锁骨下动脉通过。前斜角肌肥大或痉挛时，可压迫神经和动脉而产生症状。由于前斜角肌受第 2～8 颈神经支配，故几乎整个颈椎病变均可能使此肌受累而产生斜角肌综合征。前、中斜角肌的止点常有变异，或呈镰状，或互相重叠，呈“V”形，均可挤压锁骨下动脉及臂丛。有时还可出现小斜角肌，起自 C_7 的横突，止于第 1 肋骨。小斜角肌的存在也是引起臂丛血管受压症状的原因之一。

四、病因和病理

（一）西医认识

颈椎间盘的退行性变，颈椎骨质增生，颈椎周围的肌肉、肌力不协调导致的颈椎失稳等病因，引起颈椎周围脊神经、脊髓、椎动脉和交感神经受刺激或压迫而出现一系列临床症状和体征。近年来随着研究的不断深入,除常见病因以外,本病与机体的遗传因素、自身免疫、骨质疏松、交感神经、血管因素、炎症反应、吸烟与饮酒、颈部肌肉等相关因素的研究取得了新的进展。

1. 常见病因

颈椎病的主要临床症状是颈部疼痛、僵硬,可同时伴有上肢的疼痛、麻木,以及头痛、头晕、耳鸣、眼睛发胀、胸闷、心悸及四肢无力等症状。引起颈椎病常见原因如下。

(1) 慢性劳损:在颈椎病的发生发展中,慢性劳损是主要原因。长期的颈部肌肉、韧带、关节囊的损伤,可以引起局部出血水肿,发生炎症改变,在病变的部位逐渐出现炎症机化,并形成骨质增生,影响局部的神经及血管。

(2) 外部损伤:是颈椎病发生的直接因素。往往在外部损伤前,人们已经有了不同程度的病变,使颈椎处于高度危险状态,外伤直接诱发症状发生。

(3) 不良姿势:是颈椎损伤的另外一大原因。长时间伏案工作,躺在床上看电视、看书,喜欢高枕,长时间操作电脑,剧烈地旋转颈部或头部,在行驶的车上睡觉,这些不良的姿势均会使颈部肌肉处于长期的疲劳状态,容易发生损伤。

(4) 发育不良:颈椎的发育不良或缺陷也是颈椎病发生不可忽视的原因之一。亚洲人相对于欧美人来说,椎管容积更小,更容易发生脊髓受压,从而出现颈椎病的症状。单侧椎动脉缺如的患者,椎动脉型颈椎病的发生率几乎是100%,差别只是时间发生的早晚问题。另外,颅底凹陷、先天性融椎、椎管狭窄、小椎管等均是先天发育异常,也是本病发生的重要原因。

2. 遗传因素

颈椎病的发生受基因控制,此理论可由动物模型试验和人试验来支持。现代医学通过分子水平的研究发现,椎间盘退行性变是一种多基因遗传病。已证实的基因有维生素D基因 *TaqI* 及 *FokI*、Ⅸ型胶原A2基因、基质金属蛋白酶-3(matrix metalloproteinase-3, MMP-3)基因。颈椎病与基因的相关性研究,打破了传统认为的颈椎病只与环境及负重等外因有关的观念,为颈椎病的发病机制及临床治疗提供了更广阔的平台。

3. 自身免疫

目前颈椎病的临床治疗常采用非甾体类药物、激素等具有抗炎及免疫抑制作用的药物,且收到较好的疗效。椎间盘由纤维环、髓核、上下软骨板构成。椎间盘本身并无血管组织,其营养物质的供应及代谢产物的排泄是通过椎间盘以外的血管进行。椎间盘的特殊结构使其与自身血液及淋巴系统隔绝,从而具备自身抗原性。在损伤或疾病等病理情况下,髓核组织接触免疫系统,与T、B细胞不断作用,形成抗原抗体复合物,激活补体,吸引炎细胞聚集,造成髓核内部炎症,同时炎症介质可增加血管通透性,促进巨噬细胞吞噬抗原抗体复合物,从而引起自身免疫反应。髓核具有免疫原性,与机体的免疫系统接触后,可刺激机体产生免疫应答,导致血清中免疫球蛋白G(immunoglobulin G, IgG)、免疫球蛋白M(immunoglobulin M, IgM)滴度升高。椎间盘突出症患者血清、脑脊液中IgG、IgM含量高于正常。大量的研究资料表明椎间盘的自身免疫反应可能是颈椎病的发病机制之一。已有研究表明缺氧诱导因子-1(hypoxia inducible factor-1α,HIF-1α)、环氧化酶-2(cyclooxygenase-2,COX-2)因子在退行性变椎间盘中均有表达,髓核内HIF-1α的表达随着椎间盘凋亡程度的增加也相应增加,而人类退行性变的椎间盘组织中COX-2因子的表达明显高于正常水平,有临床研究表明选择性COX-2抑制剂能明显减少椎间盘突出症患者的炎症反应。这一发现为颈椎间盘突出症患者的药物治疗提供了更广阔的平台。

4. 骨质疏松

颈椎病的发生与骨质疏松关系密切,为颈椎病的防治提供了一个新的方向。由于椎间盘是全身最大的无血管结构,其营养来源的最重要途径为椎体松质骨的骨髓,骨质疏松时骨小梁的破坏,直接影响软骨板及髓核营养供给,造成椎间盘退行性变,同时骨质疏松时颈椎稳定性下降,引起颈椎病。桡骨远端骨质疏松程度与椎间盘和关节突的退行性变呈正相关。细胞因子在颈椎病及骨质疏松的发生过程中起着重要的调节作用。已经证实在骨微环境中产生的大量细胞因子有白细胞介素-1(interleukin-1,IL-1)、白细胞介素-6(interleukin-6,IL-6)、肿瘤坏死因子-α(tumor necrosis factor-α,TNF-α)等。IL-1和TNF-α是目前已知的具有刺激骨吸收作用最强的细胞因子。椎间盘组织中IL-1、IL-6和TNF-α含量明显高于正常椎间盘。有研究表明IL-1、IL-6和TNF-α能被雌激素抑制,绝经后女性雌激素分泌减少,对这些细胞因子的抑制作用减弱,导致末梢血IL-6和TNF-α等细胞因子过量,刺激破骨细胞的产生及骨吸收活性,这也是女性绝经期后骨质疏松症发病率增高的原因。由此可知,骨质疏松症外周末梢血中刺激骨吸收细胞因子增加,可使颈椎间盘中的细胞因子增加,这种外源性细胞因子也可介导或加速椎间盘的退行性变,从而导致颈椎病的发生和发展。

5. 交感神经

颈部的交感神经主要为交感干,其在颈部分为颈上神经节、颈中神经节、颈下神经节,其中颈下神经节,又称星状神经节,发出椎神经。椎动脉表面及周围的神经支配主要来自交感神经中的椎神经及颈中神经节,所以当交感神经及其分支受到刺激以后,其末梢释放去甲肾上腺素,作用于受体后引起相应节段椎动脉痉挛,当对侧椎动脉不能代偿时,则引起椎-基底动脉供血不足。颈中神经节和颈下神经节对椎-基底动脉血流量的调节起主要作用,颈部交感神经节阻滞不能使正常状态下的椎-基底动脉血流量增加,但可以阻断交感神经的缩血管作用。因而认为交感神经因素可能是造成椎-基底动脉供血不足的主要发病机制之一。同时颈椎失稳、钩椎关节增生和关节突关节肥大对神经袢等的刺激及压迫也可引起颈椎病。椎神经伴随椎动脉穿行于上6位横突孔内,并不断发出分支形成网状神经纤维,分布至椎动脉,并在第3~5颈神经节段最为密集。此段椎动脉不仅接受椎神经的分支,同时也接受来自颈中交感神经干的神经纤维,即受双源支配。所以此段颈椎失稳、钩椎关节增生等极易刺激行于椎动脉表面的神经,引起椎动脉痉挛。临床还发现,颈椎失稳患者多伴有颈源性眩晕,与此段椎动脉的神经分布特点相符。

6. 血管因素

机械压迫造成颈动脉受压闭塞而导致供血不足从而引起的颈椎病,血管自身因素常被忽略,这可能是临床上治疗血管源性颈椎病疗效欠佳的原因之一。引起血管闭塞的主要原因为动脉粥样硬化。近年来提出血管闭塞性疾病是导致椎-基底动脉缺血的常见血管因素。有研究显示,颅外椎动脉占 30.50%,颅内椎动脉占 28.70%,基底动脉占 28.99%,大脑后动脉占 10.37%,锁骨下动脉占 1.33%,无名动脉占 0.53%。

7. 炎症反应

咽喉部与颈椎毗邻,两者之间的淋巴循环存在着密切联系。咽部感染性炎症会刺激或波及颈椎关节及周围的血管、神经、肌肉、韧带等,引起炎症反应,造成关节松弛或移位,血管痉挛、收缩,神经根刺激症状,肌张力下降,韧带松弛,从而破坏颈椎局部的完整性与稳定性,最终引起内外平衡失调,出现颈部疼痛及功能障碍等症状,严重者造成寰枢关节脱位。因此,在日常生活中,要注意咽喉部的保护,不吸烟、多饮水、少吃刺激性强的食物,积极预防上呼吸道感染,避免因咽喉损伤或感染导致炎症而诱发颈椎病。

8. 吸烟与饮酒

烟草中的尼古丁等有害物质可导致小血管痉挛,造成颈椎椎体及椎间盘血液供应降低;同时可促进骨质吸收,使矿质化程度降低,骨质疏松加快,促进软骨板钙化;血管内皮损伤、血中氧分压降低,椎间盘的有氧供应下降;血黏度过高,血流缓慢,造成代谢产物积聚,最终使椎间盘发生退行性变,引起椎间盘突出,同时可以使颈部肌肉有氧血供减少,产生痉挛疼痛,以及椎间盘退行性变过程中产生的大量炎症介质等。此物质刺激周围组织,从而加重颈椎病。饮酒者患颈椎病概率明显高于非饮酒者,原因可能是过量饮酒会使颈部肌肉松弛,削弱其对颈椎的支撑及稳定作用,颈椎间盘及椎间韧带的负担加重,乙醇也会影响钙质在骨上沉积,使人易患骨质疏松、骨质软化,加速颈椎退行性变,从而导致颈椎病的发生及症状的加重。

9. 颈部肌肉

颈椎病的发生、发展与颈部肌肉关系密切。颈椎特殊的形态结构和功能是引起颈椎不稳定的重要内部原因。颈椎在椎骨中体积最小,而活动度最大,因而极易造成颈椎失稳,引起退行性变,而退行性变发展到一定程度,可影响颈椎周围的血管、神经、脊髓等结构,引起临床症状。颈椎失稳无疑是颈椎病发生、发展的一个重要因素,而颈部肌肉在颈部稳定性的维持方面起到关键性作用。动静力平衡理论明确了颈部肌肉在维持颈部动力平衡中的重要性。另有研究表明颈后深部肌肉对维持颈段脊柱的生理姿势和运动起重要作用,肌纤维病理学改变是退行性变颈椎失稳发病的重要因素之一。颈后深部肌纤维的病理学改变继发于颈椎失稳,同时肌纤维变性也加重了颈椎失稳。由此可见,颈部肌肉的改变与颈椎失稳互为因果,共同导致了颈椎病的发生、发展。

(二) 中医认识

1. 中国传统医学的认识

中国传统医学古典医籍对本病的有关论述,主要散见于“痹证”“筋病”“骨痹”“颈肩痛”“肩背痛”等条目之下。中国传统医学对本病病因病机的主要认识如下。

（1）风寒湿邪侵袭：《素问·至真要大论篇》言："湿淫所胜……病冲头痛，目似脱，项似拔。""诸痉项强，皆属于湿。"《素问·痹论篇》言："风寒湿邪流于筋骨，则疼痛难已。"《灵枢·大惑论》言："故邪中于项，因逢其身之虚……入于脑则脑转。脑转则引目系急，目系急则目眩以转矣。"《诸病源候论》提出"由体虚，腠理开，风邪在于筋故也"。由于颈部感受风寒湿邪，使局部气血循行受阻，不能荣养颈椎，可导致颈椎间盘变性、颈椎失稳、关节错缝，刺激神经根而引起颈椎病。

（2）外伤：蔺道人认为损伤可致"筋骨差爻，举动不能"，即颈部外伤后可遗留关节错位、椎体失稳，引发颈椎病。《医宗金鉴》指出"因挫闪及失枕而项强痛"，说明了颈肩痛是闪、挫所致的筋络、筋膜、韧带、肌肉等软组织损伤，以及关节错位造成的症状。

（3）劳损：《证治准绳》云："颈痛头晕非是风邪，即是气挫，亦有落枕而成痛者……由挫闪及久坐而致颈项不可转移者，皆由肾气不能生肝，肝虚无以养筋，故机关不利。"其认为诸如闪挫、久坐、失枕等慢性劳损因素均可引起颈椎退行性变而失稳，阻遏气机，气停血瘀痰阻，导致颈项疼痛、清窍失养而形成颈椎病。

（4）颈部姿势不良：《张氏医通》言："有肾气不循故道，气逆夹脊而上，至头肩痛。或观书对弈久坐而致脊背痛"，指出长期低头伏案、颈部负荷过度可致颈椎病。

（5）颈肌痉挛：《证治准绳》言："颈项强急之证，多由邪客三阳经也，寒搏则筋急，风搏则筋弛，左多属血，右多属痰"，认为颈部肌肉肌力不平衡，易导致颈椎力学失衡而引起关节错位发生颈椎病。

（6）筋膜紧张：《灵枢·经筋》言："足少阳之筋……其病……上引缺盆，膺乳、颈维筋急""手太阳之筋……其病……绕肩胛引颈而痛……颈筋急""手阳明之筋……其病……肩不举，颈不可左右视"，认为筋膜紧张导致颈项强直而引起颈椎病。

（7）肝肾亏虚：张仲景在《金匮要略·方论》中言"人年五六十，其病脉大者，痹侠背行……皆因劳得之"，指颈腰背痹阻而引起疼痛，是劳损所致肾气不足（脉大）的痹痛。

（8）经络空虚：经络作为运行气血的通道，将人体内外连接起来，成为一个有机的整体。《灵枢·经脉》指出"经脉者，所以能决生死，处百病，调虚实，不可不通"，说明经络在防治疾病方面的重要性。当人体抵抗力下降时，风寒湿邪乘虚而入，往往首先侵犯太阳经，导致太阳经气机不利、卫外不固、营卫失和，并可影响督脉，使项背挛急、疼痛加重、头颈转动受限。

2. 现代文献中医认识

（1）肝肾亏损，筋骨衰退：颈椎病是全身性疾病的一种局部表现。外伤、劳损、风寒湿邪是致病的外因，肝肾亏损、筋骨衰退是其内因。肾主骨生髓，肝藏血主筋。人到中年以后，肝肾由盛而衰，筋骨得不到精血的充分濡养，逐渐发生退行性变。由于外伤、劳损、风寒湿侵袭等外因的影响导致局部气血运行不畅、经络阻滞而发病，引起颈项关节、筋骨、肌肉酸痛胀麻等症，治疗应以滋补肝肾为主。

（2）脾肾两虚，气血不足，营卫失调：颈椎病是一种积久而成的疾病，多因脾肾两虚、气血不足、营卫失调，风寒湿邪乘虚而入。脾主运化，主四肢，主肌肉，为后天之源；肾主骨,生髓,主纳气,为先天之本。因此,临床辨证应当治病必求于本。

(3) 寒凝气滞,筋脉拘挛,气血不通,不通则痛:由于体虚阳气不足,腠理空虚,卫阳不固,风、寒、湿三气杂至,留滞经络,或慢性劳损,或跌仆损伤,导致寒凝湿滞,经脉拘急,络脉瘀滞,气血运行不畅,营卫不得宣通,治疗当以舒筋活络、活血化瘀为主。

(4) 督脉痹阻不通,太阳经传输不利,经络瘀阻不畅:项背乃督脉及太阳经脉循行所过之处,由于长期不良姿势体位或急慢性损伤均可使颈项部筋骨受损,出现肾脉、督脉气化功能受阻,使上下不交、气血不贯。太阳膀胱经与足少阴肾经互为表里,若少阴精血亏虚、肾气化生不足则无力启动督脉气血,以致不能濡润太阳之表,难以推动周身脉气,从而使阳气不利、经血不畅,日久气血瘀滞脉络之中。

(5) 其他:久坐劳损作为本病的重要原因,五劳当中久坐伤肉,脾主肌肉,五行属土,日久伤脾,母病及子而至肺卫不足。营卫先虚,正气为邪所阻,不能宣行,因而留滞,气血凝滞,久而成痹。针对本病脾肺营卫不足为本,外感风寒湿邪为标,故治疗原则为解肌祛风、温经去湿、益气固表。本病分急性期和缓解期:急性发作期多系颈项部已有退行性变劳损,又复感风寒之邪,致血脉凝滞、筋脉挛急、气血运行不畅,治疗当祛邪加活血;缓解期邪气已衰,肝脾肾亏虚,经脉失养,治疗当以调理肝、脾、肾三脏为主。病因有内因和外因之分,内因主要为正气不足,与职业工种、年龄、体质密切相关;外因主要包括外伤、慢性劳损及外感风寒湿邪和药物所伤四个方面。

3. 中医体质类型与颈椎病发生的关系

颈椎病受诸多因素的影响,体质因素起着关键性的作用,不同的体质类型对颈椎病的发生、发展过程会产生不同的影响。中华中医药学会发布的《中医体质分类与判定标准》将中医体质分为平和质、气虚质、阳虚质、阴虚质、痰湿质、湿热质、血瘀质、气郁质和特禀质等9种体质类型,颈椎病的发病主要以阳虚质、血瘀质、痰湿质等偏颇体质为主。

(1) 阳虚质:是由于机体阳气不足、阴气相对偏盛,致使机体温煦功能不足,以畏寒怕冷、手足欠温、舌淡胖嫩、苔滑、脉沉迟无力等虚寒表现为主要特征的体质状态。阳虚之体,因肌肤腠理空疏,卫气不固,机体防御功能弱,易受外邪侵袭,如《诸病源候论》所载,“由体虚,腠理开,风邪在于筋故也”。鲍建敏等研究发现,阳虚质人群患颈椎病的风险是平和质的1.33倍。颈部作为身体上部暴露部位之一,最易感受风寒湿邪,使局部气血运行受阻,不能荣养颈椎,可致颈椎间盘变形、颈椎失稳、关节错缝,刺激神经根而引起颈椎病。机体阳气不足,抵御外邪能力就会减弱,颈部作为阳气上达的必经之路,更易受风、寒、湿等外邪的侵袭而发病,临床上常表现为颈部酸楚疼痛、遇寒加剧、得温痛减。

(2) 血瘀质:是因体内血液运行不畅或内出血不能消散而成瘀血内阻,以面色晦暗、皮肤粗糙呈褐色、口唇暗淡、舌质青紫或有瘀点、脉细涩等血瘀表现为特征,此体质以血瘀和疼痛为特点。血瘀质的形成主要与肢体损伤、久病入络、年老致瘀等因素有关。如《灵枢·贼风》所载“若有所堕坠,恶血在内而不去”;《素问·痹论篇》指出“病久入深,营卫之行涩,经络时疏,故不通”;《灵枢·天年》谓“六十岁……血气懈惰”。血瘀质的颈椎病患者,素体气血运行不畅,若颈项部劳损后,易形成瘀血,阻滞经脉,而致气血不通,不通则痛；此类患者查体时可触及僵硬、紧张感的颈肩部肌肉，症状较甚者如同“死肉”，肩胛骨内缘有条索状硬结，这些均可被认为是血瘀的表现。长时间伏案低头工作及低头玩手机均可使颈部经脉的正常运行受阻，气血运行不畅，无法荣养经脉，而致上肢疼痛、麻木。另外，长期工作姿势不良加上缺乏适当体育锻炼，使颈椎局部肌肉紧张度增加，椎间盘内部受力不均，导致颈部肌肉、韧带及关节的平衡被打破，颈椎的退行性变加速。此类患者是由于气血运行不畅所致，因此除了疼痛的表现外，还有眩晕的症状，如《仁斋直指方》所载“瘀滞不行，皆能眩晕”。

（3）痰湿质：是由于机体津液运化失调，导致水湿停聚体内而成痰湿内蕴，以形体肥胖、面部皮肤油腻、痰多、舌体胖大、舌苔白腻、脉濡滑等为特征。痰湿质的颈椎病患者，多因先天遗传，体型肥胖，或后天饮食不节，损伤脾胃致脾失运化，痰湿凝集阻遏气机，经脉失养而发为痹病，如《素问·至真要大论篇》所载：“诸痉项强，皆属于湿。”痰湿质患者多以酸痛为主要临床表现，同时可伴有头晕、头重如裹等症状。现如今，颈椎病已成为当代年轻人比较普遍的一种疾病，这不仅跟工作性质有关，更与饮食习惯密切相关。年轻人饮食不节，喜食油腻甜食和冰镇冷饮，易损伤脾胃，导致体内水湿不能正常运化。脾阳虚衰，易招致外湿侵袭，而外湿伤脾，健运失职则湿浊内生；内外湿相互影响，水湿停聚而成痰湿。痰湿内蕴，流注经脉，阻滞气血运行，经脉失养，而发为痹痛；同时气血运行失畅，易致血瘀形成，痰瘀互结，而成肢体麻木。神经根型颈椎病主症之一即是麻木，正如《张氏医通·麻木篇》中提出“麻则属痰属虚，木则全属湿痰死血”。

五、颈椎病的发病危险因素

1. 年龄

颈椎病多发于中年人群，40～60 岁为高发年龄段，70 岁以后患病率可高达 90.0%。近年来，颈椎病患病率已逐渐呈现年轻化趋势。门诊体检中首次发现颈椎病的患者中以 20 多岁者为多。中小学生进行颈椎健康检查发现 29.1% 的中小学生存在颈椎异常，15.1%～58.7%的中小学生有颈椎病相关症状。

2. 头颈部外伤

头颈部外伤常见于交通意外和体育运动，与颈椎病的发生发展有直接关系，而且可能加速病情的恶化。国外研究还表明，参与碰撞运动的运动员有可能出现颈椎过早的退行性变。

3. 不良工作姿势

低头工作、伏案时间长是颈椎病的影响因素之一。持续低头工作时间越长的人患颈椎病的概率越高。低头工作者的颈椎病发病率是非低头工作者的 4~6 倍。其主要原因是长时间低头伏案可致颈部肌肉痉挛，肌力减弱使颈椎动静力平衡被破坏，从而发生退行性变。在伏案工作时如果头部前倾角度越大，颈部竖脊肌的承受力就会越大，越容易造成损伤。

4. 不良睡眠姿势

睡眠姿势不良，主要指用枕不当。枕头的位置及高度不当是颈椎病的重要影响因素之一。对青年伏案工作者的颈椎病调查也证实了枕头高度不合适是颈椎病的危险因素，长期高枕可使颈椎侧弯和前屈度增加，韧带遭受过度牵拉，时间越长，骨质增生就会越严重。

5. 吸烟和饮酒

对于吸烟引起颈椎病的原因，有学者认为是烟中的尼古丁使血管收缩、内皮损伤、血黏稠度增加，从而造成血流缓慢、血中氧分压降低，因此使颈部肌肉有氧血供减少，产生痉挛、疼痛。饮酒者患颈椎病概率明显高于非饮酒者，原因可能是过量饮酒会使颈部肌肉松弛，削弱对颈椎的支撑及稳定作用，颈椎间盘及椎间韧带的负担加重，乙醇也会影响钙质在骨上沉积，使人易患骨质疏松、骨质软化，加速颈椎退行性变，从而导致颈椎病的发生及其症状的加重。

6. 急、慢性咽喉部感染

有急、慢性咽喉炎者容易诱发颈肩综合征或使其症状加重。主要原因是炎性改变可以直接刺激邻近肌肉和韧带，或是通过丰富的淋巴系统将炎症扩散，导致颈部肌张力下降、韧带松弛，进而破坏椎体间的稳定性。

7. 环境情况

工作环境差(光线差、寒冷、潮湿等)是颈椎病较为显著的危险因素。在椎间盘已发生退行性变的基础上，寒冷和潮湿能使局部肌肉张力明显增高致长期收缩痉挛，破坏椎体间的稳定性，进而导致颈椎病的发生。

8. 精神因素

从临床实践中发现，情绪不佳往往使颈椎病加重，而颈椎病加重或发作时，患者的情绪往往更不好，很容易激动和发脾气，颈椎病的症状也更为严重。

第二节 颈椎病的诊断和中医辨证

一、西医分型

(一) 以受累组织和结构分型

根据受累组织和结构的不同，颈椎病分为颈型(又称软组织损变型)、神经根型、脊髓型、交感神经型、椎动脉型、其他型(目前主要指食管压迫型)。如果两种以上类型同时存在，称“混合型”。

1. 颈型颈椎病

颈型颈椎病(cervical spondylosis of neck type，CSN)是在颈部肌肉、韧带、关节囊急慢性损伤，椎间盘退行性变，椎体不稳，小关节错位等的基础上，机体因风寒侵袭、感冒、疲劳、睡眠姿势不当或枕高不适宜，使颈椎过伸或过屈，颈项部某些肌肉、韧带、神经受到牵张或压迫所致。多在夜间或晨起时发病，有自然缓解和反复发作的倾向。30~40 岁女性多见。

2. 神经根型颈椎病

神经根型颈椎病(cervical spondylotic radiculopathy，CSR)是由于椎间盘退行性变、突

出、节段性不稳定、骨质增生等原因在椎管内或椎间孔处刺激和压迫颈神经根所致。在各型中发病率最高，占60%~70%，是临床上最常见的类型。多为单侧、单根发病，但是也有双侧、多根发病者。多见于30~50岁者，一般起病缓慢，但是也有急性发病者。男性发病率是女性的2倍。

3. 脊髓型颈椎病

脊髓型颈椎病（cervical spondylotic myelopathy，CSM）的发病率占颈椎病的12%~20%，由于可造成肢体瘫痪，因而致残率高。通常起病缓慢，以40~60岁的中年人为多。合并发育性颈椎椎管狭窄时，患者的平均发病年龄比无椎管狭窄者小。多数患者无颈部外伤史。此型颈椎病的临床症状比较复杂，是6个类型中病情最重的。早期不易被发现，容易发生误诊，导致较高的致残率。

4. 交感神经型颈椎病

交感神经型颈椎病（cervical spondylotic sympathetic，CSS）由于椎间盘退行性变和节段性不稳定等因素，对颈椎周围的交感神经末梢造成刺激，产生交感神经功能紊乱。交感神经型颈椎病症状繁多，多数表现为交感神经兴奋症状，少数为交感神经抑制症状。由于椎动脉表面富含交感神经纤维，当交感神经功能紊乱时常常累及椎动脉，导致椎动脉的舒缩功能异常。因此，交感神经型颈椎病在出现全身多个系统症状的同时，还常常伴有椎-基底动脉系统供血不足的表现。此型主要发生于中年妇女中，常常与其他类型并存。

5. 椎动脉型颈椎病

椎动脉型颈椎病是由于颈椎出现节段性不稳和椎间隙狭窄，造成椎动脉扭曲并受到挤压；椎体边缘及钩椎关节等处的骨质增生可以直接压迫椎动脉或刺激椎动脉周围的交感神经纤维，使椎动脉痉挛而出现椎动脉血流瞬间变化，导致椎-基底供血不足而出现症状。椎动脉型颈椎病不伴有椎动脉系统以外的症状。正常人当头向一侧歪或扭动时，其同侧的椎动脉受挤压，使椎动脉的血流减少，但是对侧的椎动脉可以代偿，从而保证椎-基底动脉血流不受太大的影响。

6. 食管压迫型颈椎病

食管压迫型颈椎病（cervical spondylotic esophagus，CSE），又称吞咽困难型颈椎病，主要由于椎间盘退行性变继发前纵韧带及骨膜下撕裂、出血、机化、钙化及骨质增生形成所致。临床上相对少见，因而易被误诊或漏诊。

7. 混合型颈椎病

混合型颈椎病（mixed cervical spondylosis，MCS），就是同时存在有两型以上的上述颈椎病类型的一种颈椎病。

（二）以病因分型

上述分型有利于辨别疾病性质，指导用药及手术治疗，但其在非手术治疗上却大同小异，缺少必要的针对性和指导性。因此，有人在颈椎病上述分型基础上提出了病因分型法，将颈椎病分为软组织损变型、关节突关节错位型、骨关节损变型和混合型，在非手术治疗中根据不同的分型选择相应的主治法和辅治法。临床统计显示79%的颈椎病患者是由关节突关节错位所致。因此，颈椎病患者大多采用非手术疗法，只有严重的脊髓型或非手术治疗无效者，才考虑手术治疗。面对如此庞大的颈椎病非手术治疗人群，必须找出非手术治疗的病因，规范非手术治疗的方案，提高非手术治疗的效果，病因分型无疑迎合了这一临床发展趋势。

1. 软组织损变型

椎体周围软组织损伤、变性是颈椎病的基础病理，无论是急性外伤、慢性劳损还是老年性退行性变导致的脊椎病，其椎体周围软组织必定有损伤，故颈椎病的病因分型中，无论哪一型，其椎体周围必定能检出软组织劳损的体征。软组织损变型，是指临床症状和体征完全是由椎体周围软组织直接引起，不存在关节错位、椎间盘损伤退行性变。主治法主要以局部软组织推拿治疗，或选用物理因子治疗，水针、小针刀松解等疗法为主。

2. 关节突关节错位型

关节突关节错位主要包括前后滑脱式错位、侧弯侧摆式错位、左右旋转式错位、倾位仰位式错位和混合式错位（在同一关节有两种以上错位者），其对椎体周围软组织的损害均属横向压迫。主治法采用颈椎正骨手法，纠正错位，解除压迫。

3. 骨关节损变型

骨关节损变型主要是指以颈椎的退行性变引起的症状，目前放射科采用的就是这一诊断标准，以椎间隙变窄、骨质增生等退行性变为主要表现。其症状主要是因为退行性变及增生引起椎间隙狭窄而发病。椎间隙变窄不只引发椎间盘膨出，更因狭窄使椎间韧带形成皱褶，导致椎管、椎间孔变形、狭窄，或骨质增生刺激，或损及血管和神经而发病，其椎间变化属纵向压迫。主治法采用牵引疗法。

4. 混合型

混合型是指关节突关节错位型合并骨关节损变型，发病以老年患者为主，由于既存在横向压迫，又存在纵向压迫，单纯采用正骨手法或牵引疗法疗效均不理想，故采用牵引下正骨推拿法可同时解决这两种问题。

二、中医分型

1. 风寒湿型

症见颈肩、上肢酸痛麻木，以痛为主，头有疼痛感，颈部僵硬，活动不利，恶寒畏风。舌淡红，苔薄白，脉弦。

2. 气血亏虚型

症见颈肩酸痛，头晕目眩，面色苍白，心悸气短，肢体麻木，倦怠乏力。舌淡，苔少，脉细弱。

3. 痰湿阻络型

症见头重如裹，头晕目眩，颈肩、臂痛如锥刺，四肢麻木不仁，纳呆。舌暗红，苔黄腻，脉弦滑。

4. 脾肾不足型

症见眩晕头痛，耳鸣耳聋，失眠多梦，颈臂隐痛，肢体麻木，面红耳赤。舌红少津，脉弱。

根据《中医骨伤科学》，将颈椎病分为5种证型，即落枕型(颈型)、痰证型(脊髓型)、痹证型(神经根型)、眩晕昏厥型(椎动脉型)、五官型(交感神经型和食管压迫型)，并利用颈椎CT扫描进一步证实中医分型与西医分型的紧密相关性，为中医学的辨证论治提出了科学根据。

5. 个人经验分型

很多文献也根据个人诊治颈椎病经验而得出了个人经验分型。

(1) 根据脏腑辨证的理论分型：① 肺阴虚损型；② 肝肾亏损型；③ 心肾不交型。

(2) 根据"不通则痛、不荣则痛、不松则痛、不顺则痛、不动则痛"辨证分型：① 以实为主：风寒湿阻型；风湿热侵型；气滞血瘀型。② 以虚为主：气虚血弱，经络阻滞型；肝肾不足型。

(3) 根据中西医结合的分型：中西医结合分型在临床治疗方面有一定的指导意义。

1) 寒湿阻络型：常见于颈型和神经根型颈椎病。

2) 气血两虚夹瘀型：常见于椎动脉型颈椎病。

3) 气阴两虚夹瘀型：常见于椎动脉型和交感神经型颈椎病。

4) 脾肾阳虚夹瘀型：常见于脊髓型颈椎病手术后遗症或久治不愈者。

三、临床表现

颈椎病的临床表现多样且复杂，各类型颈椎病有其不同的临床症状与体征。临床上当出现久治不愈的头晕、头痛或偏头痛，经常手指发麻、上肢无力，非耳部原因引起的持续耳鸣或听力下降，不明原因的心律失常、类心绞痛症状，久治不愈的低血压或"莫名其妙"的高血压，反复发作的颈背部疼痛、酸软，反复落枕，不明原因的失眠多梦、记忆力减退，多发头部脂溢性皮炎、脱发等情况应警惕颈椎病的可能。

(一) 西医临床表现

1. 颈型颈椎病

(1) 颈项强直、疼痛，可有整个肩背疼痛发僵，不能做点头、仰头及转头活动，呈斜颈姿势。需要转颈时，躯干必须同时转动，也可出现头晕的症状。

(2) 少数患者可出现反射性肩、臂、手疼痛、胀麻，咳嗽或打喷嚏时症状不加重。

(3) 此型主要以青壮年人群为主，多有长期低头工作的经历，与颈部长时间屈曲有关。

(4) 临床检查为急性期颈椎活动绝对受限，颈椎各方向活动范围近于零度。颈椎旁肌、T_1～T_7椎旁或斜方肌、胸锁乳头肌有压痛，冈上肌、冈下肌也可有压痛。如有继发性前斜角肌痉挛，可在胸锁乳头肌内侧，相当于C_3～C_6的横突水平，扪及痉挛的肌肉，稍用力压迫，即可出现肩、臂、手放射性疼痛。X线片表现为颈椎的生理曲度变直或反弓征象。

2. 神经根型颈椎病

（1）颈痛和颈部发僵，常常是最早出现的症状。有些患者还有肩部及肩胛骨内侧缘疼痛。此型是几种颈椎病中最为常见的。

（2）上肢放射性疼痛或麻木。这种疼痛和麻木沿着受累神经根的走行和支配区放射，具有特征性，因此称根性痛。疼痛或麻木可以呈发作性，也可以呈持续性。有时症状的出现与缓解和患者颈部的位置或姿势有明显关系。颈部活动、咳嗽、喷嚏、用力及深呼吸等，均可以造成症状的加重。

（3）患侧上肢感觉沉重、握力减退，有时出现持物坠落，可有血管运动神经的症状，如手部肿胀等，晚期可以出现肌肉萎缩。

（4）临床检查提示颈部僵直、活动受限。患侧颈部肌肉紧张，棘突、棘突旁、肩胛骨内侧缘及受累神经根所支配的肌肉有压痛。椎间孔部位出现压痛并伴上肢放射性疼痛或麻木，或者使原有症状加重，其具有定位意义。椎间孔挤压试验阳性，臂丛神经牵拉试验阳性。仔细、全面的神经系统检查有助于定位诊断。MRI和CT扫描结果可提示髓核侧后方突出或脱出及神经根受压（图1－19）。

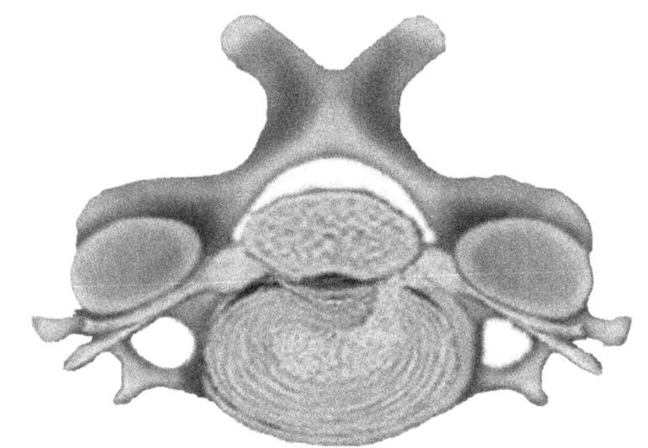

图1－19　神经根型颈椎病示意图

3. 脊髓型颈椎病

（1）多数患者首先出现一侧或双侧下肢麻木、沉重感，随后逐渐出现行走困难，下肢各组肌肉发紧，抬步慢，不能快走。继而出现上下楼梯时需要借助上肢扶着拉手才能登上台阶。严重者步态不稳、行走困难。患者双脚有踩棉感。有些患者起病隐匿，往往是想追赶即将驶离的公共汽车，却突然发现双腿不能快走。

（2）出现一侧或双侧上肢麻木、疼痛，双手无力、不灵活，写字、系扣、持筷等精细动作难以完成，持物易落，严重者甚至不能自己进食。

（3）躯干部出现感觉异常。患者常感觉在胸部、腹部或双下肢有如皮带样的捆绑感，即“束带感”，同时下肢可有烧灼感、冰凉感。

（4）部分患者出现膀胱和直肠功能障碍，如排尿无力、尿频、尿急、尿不尽、尿失禁或尿潴留等排尿障碍，大便秘结，性功能减退。病情进一步发展，患者需拄拐或借助他人搀扶才能行走，直至出现双下肢痉挛性瘫痪，卧床不起，生活不能自理。

（5）临床检查提示颈部多无体征。上肢或躯干部出现节段性分布的浅感觉障碍区，深感觉多正常，肌力下降，双手握力下降。四肢肌张力增高，可有折刀感；腱反射活跃或亢进，包括肱二头肌、肱三头肌、桡骨膜、膝腱、跟腱反射；髌阵挛和踝阵挛阳性。病理反射阳性：上肢霍夫曼征（Hoffmann征）、罗索利莫征（Rossolimo征）、下肢巴宾斯基征（Barbinski

征）、查多克征（Chaddcck 征）。浅反射如腹壁反射、提睾反射减弱或消失。如果上肢腱反射减弱或消失，提示病损在此神经节段水平。通过 MRI 检查显示脊髓受压部位和范围，颈髓内可以看见信号改变（图 1－20）。

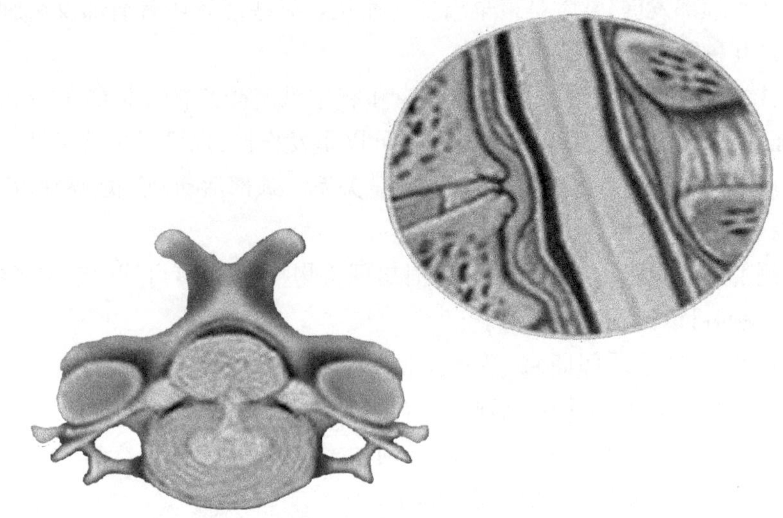

图 1－20 脊髓型颈椎病示意图

4. 交感神经型颈椎病

（1）头部症状：头晕或眩晕、头痛或偏头痛、头沉、枕部痛，睡眠欠佳、记忆力减退、注意力不易集中、牙痛等。偶有因头晕而跌倒者。

（2）眼耳鼻喉部症状：眼胀、干涩或多泪、视力变化、视物不清、眼前如有雾等；耳鸣、耳堵、听力下降；鼻塞、过敏性鼻炎，咽部异物感、口干、声带疲劳等；味觉改变等。

（3）胃肠道症状：恶心甚至呕吐、腹胀、腹泻、消化不良、嗳气及咽部异物感等。

（4）心血管症状：心悸、胸闷、心率异常、心律失常、血压异常等。

（5）面部或某一肢体症状：多汗、无汗、畏寒或发热，有时感觉疼痛、麻木，但又不按神经节段或走行分布。以上症状往往与颈部活动有明显关系，坐位或站立时加重，卧位时减轻或消失。颈部活动多、长时间低头、在电脑前工作时间过长或劳累时明显，休息后好转。

（6）临床检查：颈部活动多正常、颈椎棘突间或椎旁小关节周围的软组织有压痛。有时还可伴有心率、心律、血压等的变化。

5. 椎动脉型颈椎病

（1）发作性眩晕，复视伴有眼震，有时伴随恶心、呕吐、耳鸣或听力下降。这些症状与颈部位置改变有关。颈椎病可导致脑供血不足，使供给头发的营养受到阻碍，可造成脱发和白发。

（2）下肢突然无力而跌倒，但是意识清醒，多在头颈处于某一位置时发生，甚至导致脑血流速度变慢，易形成血栓，发生卒中。

（3）偶有肢体麻木、感觉异常，可出现一过性瘫痪，发作性昏迷。

（4）由于动脉血管造影对椎动脉的判定既安全又具有诊断价值，因此可用于早期诊断（图 1－21）。

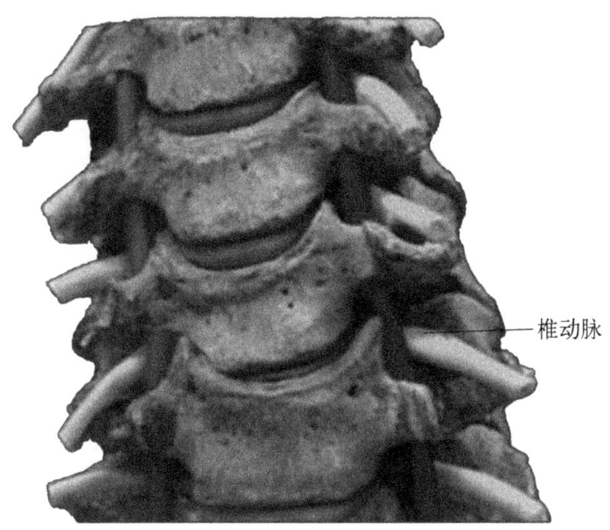

图 1－21　椎动脉型颈椎病示意图

6. 食管压迫型颈椎病

（1）吞咽障碍：早期主要为吞服硬质食物时有困难感及食后胸骨后的异常感（烧灼、刺痛等），渐而影响吞服软食与流质饮食。其吞咽障碍的程度可分为：① 轻度为早期症状，表现为仰颈时吞咽困难，屈颈时则消失；② 中度指可吞服软食或流质饮食者，是本病的常见类型；③ 重度者仅可进食水、汤，临床相对少见。

（2）其他颈椎病症状：单纯的食管压迫型颈椎病患者少见，约 80%的病例尚伴有脊髓、脊神经根或椎动脉受压症状。因此，应对其进行全面检查以发现其他症状。

（3）辅助检查：X 线片可显示椎体前缘有骨质增生形成，典型者呈鸟嘴状。其好发部位以 $C_5 \sim C_6$ 最多，其次为 $C_6 \sim C_7$ 及 $C_4 \sim C_5$ 节段。约半数病例的食管受压范围可达 2 个椎间隙。在钡餐透视（或摄片）下，可清晰地显示食管狭窄的部位与程度。食管的狭窄程度除与骨质增生的大小呈正比外，也与颈椎的体位有关。当屈颈时，食管处于松弛状态，钡剂容易通过，轻度者甚至不显示狭窄；仰颈时，由于食管处于紧张与被拉长状态，以致使钡剂通过障碍程度加剧。MRI 及 CT 检查均可显示椎节局部的病理改变，包括椎节前后骨质增生形成情况及对食管的影响等。

7. 混合型颈椎病

严格意义上说，日常中较少会见到单一类型的颈椎病，大多是同时存在几种类型的颈椎病，只不过是其中某一型的症状为主要表现。此型常发生于病程较长的老年人群中。

（二）中医临床表现

颈椎病的中医临床表现详见本节“中医分型”部分。

四、诊断标准和鉴别诊断

（一）诊断标准

1. 神经根型颈椎病的诊断

临床症状和体征是诊断颈椎病的重要依据。X线等检查结果与临床症状不一致时，应以临床症状、体征的检查作为此型颈椎病诊断的主要依据。

（1）神经根型颈椎病症状、体征：具有根性分布的症状（麻木、疼痛）和体征（压痛、牵涉痛）。患者颈项僵硬，活动受限，患椎夹脊有压痛点，当头颈处于某一位置时，疼痛、麻木感由颈肩传向手指，臂丛神经牵拉试验呈阳性，椎间孔挤压试验、压头和压颈试验呈阳性。

（2）神经根的检查：根据神经根节段性支配的特点，可判断受累神经根。

1）C_3～C_4 椎间隙以上：颈项痛和枕部感觉障碍。

2）C_4～C_5 椎间隙：刺激第5颈神经根时，疼痛、麻木感沿颈部至肩到上臂外侧，传到下臂前桡侧至手腕。

3）C_5～C_6 椎间隙：刺激第6颈神经根，沿上路线疼痛、麻木感传至拇指，肱二头肌腱反射降低。

4）C_6～C_7 椎间隙：刺激第7颈神经根，沿上路线疼痛、麻木感传到示指和中指，有感觉功能障碍。C_6～C_7 的棘突、肩胛内和中部区域有压痛点，肱三头肌腱反射降低，肌力减退。

5）C_7～T_1 椎间隙：刺激第8颈神经根时，疼痛、麻木感沿颈至肩内到上臂内侧和前臂尺侧，传到环指和小指。环指和小指有感觉功能障碍，尺侧两手指感觉降低，手握力减弱，骨间肌萎缩。

（3）X线片检查：影像学所见与临床表现基本相符合。

1）侧位片：颈椎生理曲线折断或呈“鹅颈”样畸形。

2）正位和双斜位片：椎间隙狭窄，椎体前后缘骨质增生，钩椎关节和关节突关节的骨质增生向椎间孔突出，钩椎关节和关节突关节上下重叠。

（4）排除颈椎外病变所致的疼痛：颈椎外病变包括胸廓出口综合征、网球肘、腕管综合征、肘管综合征、肩周炎、肱二头肌长头腱鞘炎等。

2. 脊髓型颈椎病的诊断

（1）脊髓型颈椎病症状、体征：出现颈脊髓损害的临床表现，一般40岁以上中老年人有布朗-塞卡综合征（Brown－Sequard 综合征），步态不稳，双脚似踏棉花，行走困难，感觉障碍多与病变水平不符，出现痛觉、温度感觉与触觉的分离性感觉障碍。

（2）X线片：侧位片示椎间隙狭窄，椎体前后缘唇样增生突出，后纵韧带钙化，测量椎体和椎管中矢径比<0.75，发育性椎管狭窄。

（3）CT和MRI脊髓造影检查：长期以来脊髓型颈椎病主要根据临床表现和X线片

做出诊断，常延误诊断和治疗。影像学显示颈椎退行性变、颈椎椎管狭窄，并证实存在与临床表现相符合的颈脊髓压迫。近年来，随着脊髓造影、CT 扫描和造影 CT 的临床应用，此病诊断的准确率明显提高。影像不仅直接显示压迫性颈椎病病变部位与邻近组织的关系，并可以灵敏地反映病变的性质和受累程度，如脊髓水肿、出血等。

（4）肌电图检查：提示神经源性损害。

（5）脑脊液动力学测定、蛋白质化验检查等：此类患者脑脊液循环障碍，测量流速可对脊髓及硬膜囊受压程度进行定量化评价。流速越低，病情越严重，而且脑脊液蛋白含量增加。

（6）鉴别诊断：除外进行性肌萎缩侧索硬化、脊髓肿瘤、脊髓损伤、继发性粘连性蛛网膜炎、多发性末梢神经炎等。

3. 椎动脉型颈椎病的诊断

椎动脉型颈椎病患者一般曾有猝倒发作，并伴有颈源性眩晕。

（1）同时伴有神经根型颈椎病的病史和 X 线片的特征，也有动脉硬化病史。

（2）突然发生眩晕、头痛、恶心、呕吐，有摔倒病史，旋颈试验阳性；影像学显示节段性不稳定或钩椎关节增生；除外其他原因导致的眩晕，颈部运动试验阳性。

（3）脑血流图和脑电图有脑缺血表现。

（4）椎动脉造影可明确椎动脉挤压、扭曲病变部位。

（5）一般多见于 40 岁以上成年人，有头颈部外伤史和职业病史。

4. 交感神经型颈椎病的诊断

（1）颈交感神经分布范围广，受刺激部位多，受累的神经系统和器官也多，症状复杂需进行综合判断检查。诊断较难，目前尚缺乏客观的诊断指标。交感神经型颈椎病会出现交感神经功能紊乱的临床表现，影像学显示颈椎节段性不稳定。

（2）交感神经型颈椎病症状和体征表现为视物模糊，眼窝胀痛；头痛、偏头痛、耳鸣；心动过速或心动过缓，心前区疼痛；周围血管扩张或收缩；四肢潮热或怕冷，有时伴有恶心、呕吐。

（3）一般中老年人发病较多。

（4）对部分症状不典型的患者，如果行星状神经节阻滞或颈椎高位硬膜外阻滞后，症状有所减轻，则有助于诊断。

（5）除外其他原因所致的眩晕。

1）耳源性眩晕：由于内耳出现前庭功能障碍而导致眩晕，如梅尼埃病、耳内听动脉栓塞。

2）眼源性眩晕：屈光不正、青光眼等眼科疾病。

3）脑源性眩晕：因动脉粥样硬化造成椎-基底动脉供血不足、腔隙性脑梗死、脑部肿瘤、脑外伤后遗症等。

4）血管源性眩晕：椎动脉的 V_1 和 V_3 段狭窄导致椎-基底动脉供血不足、原发性高血压、冠心病、嗜铬细胞瘤等。

5）其他原因：糖尿病、神经症、过度劳累、长期睡眠不足等。

5. 颈型颈椎病的诊断

颈型颈椎病具有典型的落枕史及颈项部疼痛症状体征；影像学检查可正常或仅有生理曲度改变或轻度椎间隙狭窄，少有骨质增生形成。

6. 食管压迫型颈椎病的诊断

此型主要通过结合临床表现和影像学检查加以诊断，同时需要除外一些易混淆的疾病，主要诊断要点如下。

（1）吞咽困难：早期惧怕吞咽较干燥的食物。颈前屈时症状较轻，仰伸时加重。

（2）影像学检查：包括 X 线片及钡餐检查等，均可显示椎节前方有骨质增生形成，并压迫食管引起痉挛与狭窄征，必要时可行 MRI 等检查。

（3）应除外其他疾病：食管癌、贲门痉挛、胃十二指肠溃疡、癔症和食管憩室等，必要时可采用 MRI 或纤维食管镜检查。

7. 混合型颈椎病

凡临床上具有上述两型或两型以上症状或体征者，都可视为混合型颈椎病。

（二）影像学及其他辅助检查

X 线片检查是颈椎损伤及某些疾病诊断的重要手段，也是颈部最基本、最常用的检查技术，即使在影像学技术高度发展的条件下，也是不可忽视的一种重要检查方法。

X 线片检查对判断损伤疾病的严重程度、治疗方法的选择、治疗评价等提供影像学基础。常拍摄全颈椎正侧位片，颈椎伸屈动态侧位片、斜位片，必要时拍摄 $C_1 \sim C_2$ 张口位片和断层片。正位片可见钩椎关节变尖或横向增生、椎间隙狭窄；侧位片可见颈椎序列不佳、反弓、椎间隙狭窄、椎体前后缘骨质增生形成、椎体上下缘（运动终板）骨质硬化、发育性颈椎管狭窄等；过屈、过伸侧位片可有节段性不稳定；左、右斜位片可见椎间孔缩小、变形。有时还可在椎体后缘见到高密度颈椎后纵韧带骨化。

颈椎管测量方法：在颈椎侧位 X 线片上，$C_3 \sim C_6$ 任何一个椎节，如果椎管的中矢状径与椎体的中矢状径的比值≤0.75，即诊断为发育性颈椎椎管狭窄。节段性不稳定在交感神经型颈椎病的诊断上有重要意义。测量方法：在颈椎过屈、过伸侧位片上，于椎体后缘连线延长线与滑移椎体下缘相交一点至同一椎体后缘距离之和≥2 mm；椎体间成角>11°。CT 检查可显示椎管的形状、颈椎后纵韧带骨化的范围和对椎管的侵占程度；脊髓造影配合 CT 检查可显示硬脊膜囊、脊髓和神经根受压的情况。

颈椎 MRI 检查可以清晰地显示椎管、脊髓内部的改变及脊髓受压部位与形态改变，对于颈椎损伤、颈椎病及肿瘤的诊断具有重要价值。当颈椎间盘退行性变后，其信号强度亦随之降低，无论在矢状面或横断面，都能准确诊断颈椎间盘突出。MRI 检查在颈椎疾病诊断中，不仅能显示颈椎骨折与颈椎间盘突出向后压迫硬膜囊的范围和程度，而且可反映脊髓损伤后的病理变化。脊髓内出血或实质性损害一般在 T_2 加权图像上表现为暗淡和灰暗影像，而脊髓水肿常以密度均匀的条索状或梭形信号出现。经颅多普勒超声

(transcranial Doppler,TCD)、数字减影血管造影(digital substraction angiography,DSA)、磁共振血管成像(magnetic resonance angiography,MRA)可探查基底动脉血流、椎动脉颅内血流,推测椎动脉缺血情况,是检查椎动脉供血情况的有效手段,也是临床诊断颈椎病,尤其是椎动脉型颈椎病的常用检查方法。椎动脉造影和椎动脉 B 超对诊断也有一定帮助。

(三) 颈椎病的定位诊断

颈椎病分型对治疗手段的选择有非常重要的临床意义,但颈椎病的定位诊断对具体实施方法更为重要。

1. 三步定位诊断

魏征等在《脊椎病因治疗学》中首先提出三步定位诊断,应用于颈腰痛及脊椎相关疾病。这种诊断方法主要从 3 个不同方面收集病史、查体及检查资料以验证相互之间的定位是否一致,只有 3 个方面的诊断指向同一发病节段时,才能找出正确的病变部位。同时根据三步定位诊断还可以判断关节突关节错位属于何种形式,从而针对不同的错位形式采取相对应的复位手法。

(1) 症状定位诊断: 询问患者病情时可根据临床表现来初步判定病变位置,其中应当从周围神经支配、交感神经支配、血管支配及肌肉起止点 4 个方面来定位判断。患者出现疼痛、麻木、肌肉萎缩、肌力改变时按照脊神经根的感觉、运动支配区域初步判定患椎节段;患者出现头面部器官的腺体、黏膜分泌异常的症状或内脏功能障碍时,则按照内脏神经支配脏器的节段来判定患椎;无相关神经、肌肉症状时可考虑从动脉供血影响脊髓、脑功能缺损的情况来判定患椎;颈椎局部不适按照局部肌肉、筋膜的起止点关系判定患椎。部分周围神经诊断困难时可加用神经电生理检查以明确病变部位。

(2) 触诊定位诊断: 为了更好地指导颈椎病疗法中正骨推拿手法的操作,在现行的颈椎触诊中增加了分型标准。根据术者对患者颈椎活动度检查的结果,提供其运动受限的方向,术者由此获得错位类型的基本信息。例如,转体运动受限为旋转式错位(依此类推),但并不知两椎之间的错位方向,触诊能分清错位的上下椎体是左旋或右旋。触诊定位诊断方法: 术者用双手拇指,在患者颈椎两侧探查横突、关节突及棘突的偏歪,椎旁压痛和病理阳性反应物。结合临床常规的各类试验(颈椎活动功度测定、臂丛神经牵拉试验、旋颈试验、椎间孔挤压试验等)及神经系统查体结果,并结合症状定位诊断确定患椎节段。触诊定位诊断包括触诊及查体两部分。触诊的方法有很多,有拇指、示指、中指触诊及掌根触诊等,最常用的是双拇指触诊法。触诊前注意查体时颈部运动受限的方向所提示的颈椎错位类型。患者端坐位,术者站于其身后,双手拇指纵向定于乳突下端,其余四指按定于两侧脸颊部作为支撑点,双手拇指在乳突下触摸寰椎横突,行左右对比,将拇指由纵向转为横向触摸,均触摸横突和关节突,行左右对比、上下对比,辨别错位情况及是否有压痛点。精确的触诊不但能够发现患椎,而且能够判断错位类型,也是复位取得成功的关键所在。

(3) 影像学定位诊断: 颈椎 X 线片是检查颈椎病的重要手段,也是颈椎病最常用的检查技术，具有价格低廉、成像清晰、整体性好、易于观察和分析关节突关节错位类型等特点。CT 三维重建虽然可以显示关节突关节错位等信息，但是其价格较 X 线片昂贵许多，因此在影像学技术高度发展的条件下，颈椎 X 线片检查也是一种不可或缺的检查方法。

首先，从 X 线片来排除不适宜用手法治疗的疾病，如骨折、脱位、结核、肿瘤、变异、骨质疏松及其他引起颈椎骨质破坏的疾病。其次，通过 X 线片来判断是否存在错位、椎间隙变窄、骨质增生等情况，是否可能刺激到椎周组织，观察判定关节是否有错位并分析其错位类型，以指导正骨手法的选择。再次，X 线片可以显示触诊难以辨别的错位类型。治疗前后的 X 线片检查也是判定复位成功与否的客观标准，例如，存在关节突关节错位，经手法治疗复位成功后，其 X 线片检查较前可有明确改变，尤以斜位片所见椎间孔的变窄和变形最为显著。经 X 线片检查后怀疑有骨质破坏、椎管内病变时可根据患者病情酌情选取颈椎 CT、MRI、PET－CT 等进一步检查，以明确病情，避免误诊、误治。考虑椎动脉型颈椎病时可加摄张口位和过伸过屈位，或选做 CTA、MRA 或 TCD 以评估椎动脉血流情况。

2. 三步定位诊断的意义

目前临床诊断多依赖 CT、MRI、超声等设备，这些技术提高了阳性结果的检出率，但临床症状却不一定与检出的阳性结果相符。三步定位诊断的提出，是立足于我国广大基层医疗单位的，是对临床最常见又多发的颈椎病的筛查和诊治，更可避免定位诊断的误差。临床医师通过三步定位诊断，而非仅凭影像学资料做出诊治，就能避免给患者带来误诊、误治，甚至不可逆的治疗损伤。因此，必须坚持三步定位诊断，综合分析患者资料，这样才能最大限度地保证诊断的准确性，找出真正的病灶。

（四）鉴别诊断

颈椎病不同类型的临床表现不一且多样，需要进行详细的鉴别诊断才能做出正确的诊断。下面介绍几种最常见，也最容易误诊的疾病。

1. 偏头痛

偏头痛的病理生理基础是颅内动脉先收缩，之后舒张性改变，其发病与 5－羟色胺代谢紊乱有密切关系。其与局部性颈椎病的鉴别要点：典型偏头痛的发作先兆是视力障碍，如出现闪彩、暗点、偏盲、黑矇等，一些患者甚至有失语、感觉异常等症状。先兆期短者几分钟，长者半小时，伴有血压升高，之后出现剧烈偏头痛，疼痛常在颞、额、眼眶等处，为胀痛、跳痛或血管波动性头痛，可伴有恶心、呕吐、眩晕、汗出、腹痛等症状，每次发作可持续数小时，随后症状消失。偏头痛可有家族史，有人认为只限于女性遗传，部分患者在月经期前后发病，无颈部压痛，颈椎 X 线片一般无颈椎病体征。颈型颈椎病颈部剧痛，放射到枕顶部或肩部，头颈活动受限制，一侧严重者头偏向一侧，因常在早晨起床时发病，故常被称为落枕或颈扭伤，就诊时患者常用手托住下颌以缓解疼痛。检查可发现患者颈肌紧张，一侧或双侧有压痛点，头部活动受限。

2. 雷诺综合征

雷诺综合征的病因很多，除颈椎病外，需注意与职业有关的损伤、硬皮病等鉴别。雷诺现象表现为阵发性手部苍白、发绀、潮红、遇冷发作、遇热缓解。注意询问职业和进行系统检查,必要时拍摄颈椎 X 线片,一般可以鉴别。

3. 梅尼埃病

梅尼埃病,又称发作性眩晕,是因内耳淋巴代谢失调、淋巴分泌过多或吸收障碍,而引起内耳迷路积水,内耳淋巴系统膨胀、压力升高,使内耳末梢感受器缺氧和变性所致。鉴别要点:梅尼埃病为内耳性眩晕,多发于中青年,特点是眩晕发作有规律性,耳鸣程度轻,进行性耳聋,伴有水平性眼震、恶心、呕吐。椎动脉型颈椎病引起的眩晕属中枢性眩晕,伴有头疼、头晕、耳鸣、眼花、记忆力减退,一般发作时间短暂,多与头位有关。

4. 脑动脉硬化

脑动脉硬化是中老年人的常见病。颈椎病可合并脑动脉硬化,尤其是椎-基底动脉硬化,两者均可出现头晕、上肢麻木及病理反射,容易误诊。其与椎动脉型颈椎病的鉴别要点:脑动脉硬化患者往往于 40 岁以上逐渐出现头晕、记忆力减退、睡眠障碍,症状消长与颈椎活动无明显关系。往往伴有全身性动脉硬化,如眼底动脉、主动脉、冠状动脉或肾动脉硬化的征象;血压异常,特点是舒张压高,收缩压低;血清总胆固醇含量增高,脑血流图有恒定的缺血性改变。

5. 肩周炎

肩周炎多为 50 岁前后发病,尤其多见于男性。鉴别要点:患肩周炎时肩关节局部因疼痛而使活动受限,肩周组织有压痛、肿胀,咳嗽、打喷嚏不诱发加剧,疼痛多在肩关节,与颈部活动无关,颈神经根无压痛,肩关节局部激素阻滞治疗多有效。颈椎病一般不影响肩关节活动,X 线片可见颈椎生理曲度消失、颈椎不稳等。

6. 胸廓出口综合征

胸廓出口综合征系由于锁骨与第 1 肋骨间隙狭窄,引起臂丛和锁骨上动脉受压所致,出现第 8 颈神经、第 1 胸神经和血管功能障碍的表现。鉴别要点:胸廓出口综合征疼痛多呈针刺样或烧灼样,可出现典型的臂丛神经痛,疼痛多从受压点向患侧颈部、腋下、前臂内侧及手部放射。患侧手高举而不耸肩时,锁骨动脉受压,出现手部皮肤变冷、苍白,甚至出现典型的雷诺现象。颈椎病常以颈部僵硬、局部疼痛及上肢痉挛、麻木等为主要表现。

7. 腕管综合征

腕管综合征是指由于正中神经在腕管内受压迫,而导致手指麻木、疼痛和雷诺现象。其与神经根型颈椎病的鉴别要点:腕管综合征与掌腕过度背屈有关,如洗衣、揉面等,突出症状是麻木,一般限于桡侧 3 个手指,几乎所有患者在夜间发作或加剧,影响睡眠,腕管韧带加压试验(手指压迫或叩诊锤叩打腕横韧带近侧缘)阳性,腕关节背屈试验阳性,但颈神经根牵拉试验、压顶试验阴性,颈椎 X 线片无异常。神经根型颈椎病往往出现手指或上臂持续麻木,颈神经根牵拉试验、压顶试验阳性,颈椎 X 线片可见颈椎不稳、颈椎生理曲度变异、椎间孔狭窄、钩椎关节增生等改变。

8. 肋间神经痛

肋间神经痛多为病毒感染(如带状疱疹病毒感染)、毒素和机械损伤等原因引起,可根据下列特点与颈椎病相鉴别：本病多有上呼吸道感染史，胸痛与呼吸有关，有时伴有束带感和相应区域的感觉过敏，但与颈部活动无关，有时可与带状疱疹的皮损同时出现，肋间神经阻滞治疗有效。

9. 脊髓空洞症

脊髓空洞症的主要特点是在颈胸神经分布区出现痛觉障碍，而触觉正常的感觉分离现象。脊髓型、神经根型颈椎病亦可出现不典型的分离性感觉障碍。鉴别要点：神经根型颈椎病出现的温觉障碍多为不完全性缺失，即不能辨别差别较小的温度，但可辨别较大的温度改变；典型的脊髓空洞症的温觉障碍则多为完全性缺失，任何温度差别均难辨别。神经根型颈椎病的痛觉障碍表现在皮肤浅层，而深层痛觉受损轻微，针刺皮肤感觉明显障碍，用于捏压深层则痛觉存在或轻微减退；脊髓空洞症则为深浅痛觉平行消失。

10. 进行性脊肌萎缩症

进行性脊肌萎缩症的病理损害以脊髓前角细胞变性为主，首先出现一侧手大小鱼际肌、骨间肌萎缩，并逐步波及对侧手部至肩背部、颈部和躯干部等肌肉，以后下肢肌肉也会受损。本病可与颈椎病手部肌肉或上臂肌肉萎缩相混淆。鉴别要点：进行性脊肌萎缩受累肌群常有肌束颤动，但无颈部僵硬，颈椎 X 线片检查正常，如有下肢瘫痪应为迟缓性瘫痪，萎缩的肌肉出现高振幅电位及同步电位。而颈椎病出现的下肢瘫痪多为痉挛性瘫痪，可有病理反射；颈椎病萎缩的肌肉可出现去神经电位和多相电位。

11. 椎管内肿瘤

椎管内肿瘤包括髓内肿瘤和髓外肿瘤，后者包括硬膜内及硬膜外肿瘤。脊髓型颈椎病是髓外压迫，与髓外肿瘤的鉴别很重要。鉴别要点：髓外肿瘤一般起病缓慢，但进行性发展；颈椎病往往初期症状可缓解。颈椎 X 线片检查，髓外肿瘤椎板间距离加宽，可见哑铃性神经纤维瘤及椎间孔扩大，椎体后缘呈弧形压迫和硬化；如为恶性肿瘤则有骨质破坏，脊髓碘油造影可呈粗大梳齿或口状表现。颈椎病患者则椎间孔缩小，椎体缘骨质增生呈唇状，如为多发性横贯性后缘骨质增生，则脊髓造影可呈“洗衣板”样凹凸起伏。仍难分辨者须做 CT 或 MRI 检查。

12. 多发性硬化

多发性硬化为中枢神经系统白质中有散在性脱髓鞘改变，病程中有反复缓解及复发史，并且每次受累部位不一样，以视神经、脊髓及脑干受累较多见，真正的原因尚不明确，普遍认为其属自身免疫性疾病。本病可有下肢上运动神经元性瘫痪，颈髓受害时可出现不整齐的感觉缺失平面、视觉障碍及上肢共济失调障碍。本病与神经根型、脊髓型颈椎病的鉴别要点：多发性硬化主要侵犯中青年人，有统计 2/3 的病例发生于 20~40 岁；本病可从病史中追问出有缓解和复发的波动性病程，开始有脊髓损害，有所缓解后，有的出现视物障碍或脑干强直性发作等证候。对于初次发病，诊断可能有困难。本病在某一时期，可有感觉异常，如一侧肢体麻木或有蚁行感，类似神经根型颈椎病，但缺乏典型的根性痛表现，颈椎 X 线片正常。对鉴别有困难者应做 CT 及 MRI 检查。

13. 颈椎隐裂

颈椎隐裂为先天性变异,脊柱隐裂最常见于骶腰椎,其次为胸椎,颈椎隐裂较少见,但极易与颈椎病相混。鉴别要点:本病以自主神经功能紊乱较为突出,可有类似脊髓空洞症的症状,如手部营养障碍及分离性感觉障碍。在X线正位片上如见椎弓未闭合即可确诊为颈椎隐裂。

14. 强直性脊柱炎

强直性脊柱炎多先侵犯骶髂关节,上行发展至腰、胸、颈椎。颈椎受累后可引致颈痛、颈僵,只要注意颈椎以外的全身表现,不难与颈椎病相鉴别。但若病变局限在颈椎,则易相混,可根据下述检查排除。多次检查无全身症状,血沉正常;X线片可见颈椎病骨桥形成且仅限于两个椎体之间,以椎间盘为中心,椎间隙有狭窄。强直性脊柱炎呈竹节样且病变较广泛,绝不会表现在两个椎体之间,可有小关节改变,椎间隙不狭窄。

15. 颈椎结核

颈椎结核根据颈椎表现有时与颈椎病难以区别,但根据颈椎结核特点则易鉴别。本病多有低热、虚弱等全身性表现,血沉加快;X线片可见椎体破坏及椎间隙消失,有的同时有冷脓肿。

16. 其他

除上述主要鉴别疾病外,各类型的颈椎病还需与下列疾病相鉴别。

(1)神经根型颈椎病应与下列疾病鉴别:颈肋和前斜角肌综合征、椎间孔及其外周的神经纤维瘤、肺尖附近的肿瘤引起的上肢疼痛、神经痛性肌萎缩、心绞痛、风湿性多肌痛。

(2)脊髓型颈椎病应与下列疾病鉴别:肌萎缩性侧索硬化。

(3)椎动脉型颈椎病应与下列疾病鉴别:其他原因引起的椎-基底动脉供血不足,如椎动脉粥样硬化和发育异常等。椎动脉造影是最可靠的鉴别方法。

(4)交感神经型颈椎病应与下列疾病鉴别:冠状动脉供血不足、神经官能症、更年期综合征、其他原因导致的眩晕。

(5)食管压迫型颈椎病应与下列疾病鉴别:食管炎、食管癌引起的吞咽困难。

第三节 颈椎病的中西医结合治疗

90%~95%的颈椎病患者经过非手术治疗能获得痊愈或缓解。非手术治疗目前主要采用中医、西医、中西医结合及康复治疗等综合疗法。

一、中医治疗

1. 中医辨证治疗

在对颈椎病患者进行中医思路研究的过程中,医护人员要对患者临床症状进行全方位掌握，确保患者治疗效果。根据患者临床症状，对患者进行中医辨证治疗思路分析，实现对患者治疗方式的有效选取，提高颈椎病患者的治疗效果。

2. 按中医分型的治疗

（1）风寒湿型：症见头痛或后枕部疼痛，颈僵，转侧不利；或头痛牵涉至上背痛，肌肤冷湿，畏寒喜热，颈椎旁可触及软组织肿胀结节。舌淡红，苔薄白，脉细弦。

证候分析：患者平素体虚，阳气不足，卫外不固，腠理空虚，复外感寒邪、湿邪，痹阻经脉、肌肉，而致营卫行涩，经络不通，发生疼痛，麻木，活动欠利，且舌淡红、苔薄白、脉细弦为寒湿痹阻之征。

治法：温经活血，祛寒除湿，通络止痛。

方药：颈舒汤加减。葛根 30 g，当归 15 g，桂枝 15 g，黄芪 30 g，炒白术 15 g，白芍 12 g，茯苓 30 g，狗脊 15 g，全蝎 10 g，炙甘草 10 g，羌活 30 g，独活 30 g，防己 10 g，水煎取 450 mL，每次 150 mL，每天 3 次，口服。

（2）痰湿阻络型：症见颈项痛如锥刺，痛势缠绵不休，按之尤甚，痛有定处，夜间加重，伴上肢麻木、头晕、欲呕。舌暗，舌体有少许瘀点，舌边有齿痕，苔白腻或白滑，脉弦涩或弦滑。

证候分析：患者邪痹经脉，络道阻滞，气血津液输布失司，血滞为瘀，津停为痰，瘀阻经脉，而致关节疼痛，屈伸不利，且患者舌暗，舌体有少许瘀点，苔白腻或白滑，脉弦涩、弦滑为痰瘀阻络之征。

治法：祛湿化痰，通络止痛。

方药：颈舒汤加减。葛根 18 g，当归 15 g，桂枝 9 g，黄芪 12 g，白术 12 g，白芍 12 g，茯苓 12 g，狗脊 15 g，全蝎 6 g，炙甘草 6 g，法半夏 12 g，陈皮 9 g，红花 12 g，丹参 12 g，水煎取 450 mL，每次 150 mL，每天 3 次，口服。

（3）气血亏虚型：症见头昏，眩晕，视物模糊或视物目痛，身软乏力，纳差，颈部酸痛，或双肩疼痛。舌淡红或淡胖，边有齿痕，苔薄白而润，脉沉细无力。

证候分析：患者素体自虚，气血生化不足，复又外感寒邪、湿邪，痹阻经脉，气血运行不畅，而致关节、筋脉、肌肉失养，且患者舌淡红，苔薄白而润，脉沉细无力为气血两虚之征。

治法：益气养血，醒脑宁神。

方药：颈舒汤加减。葛根 30 g，当归 15 g，桂枝 15 g，黄芪 30 g，炒白术 15 g，白芍 12 g，茯苓 30 g，狗脊 15 g，全蝎 10 g，炙甘草 10 g，党参 30 g，熟地黄 15 g，水煎取 450 mL，每次 150 mL，每天 3 次，口服。

（4）脾肾不足型：症见颈项酸软胀痛，四肢倦怠乏力，或双下肢软弱无力，行走吃力，头晕，耳鸣。舌淡或有齿痕，或舌干红少苔，脉细弱或虚而无力。

证候分析：患者素体自虚，先天肾精亏虚，不足以濡养经脉；后天脾气化生不足，气血生化乏源，血不上荣，经脉失养而发生疼痛，活动不利，且患者舌干红少苔，脉细弱、虚而无力为肝肾不足之征。

治法：补肾健脾，温经和阳，强筋健骨。

方药：颈舒汤加减。葛根 18 g，当归 15 g，桂枝 9 g，黄芪 12 g，白术 12 g，白芍 12 g，茯苓 12 g，狗脊 15 g，全蝎 6 g，炙甘草 6 g，山药 12 g，枣皮 12 g，水煎取 450 mL，每次 150 mL，每天 3 次，口服。

偏于阴虚者加龟板、菟丝子、女贞子；偏于阳虚者加鹿角胶、肉桂、肉苁蓉。

3. 中药外治疗法

由行气散瘀、温经散寒、舒筋活络或清热解毒等不同作用的中药制成不同的剂型，应用在颈椎病患者的有关部位。颈椎病中药外治的常用治法有敷贴药、喷药等。

4. 推拿和正骨手法

此法具有调整内脏功能、平衡阴阳、促进气血生成、活血祛瘀、促进组织代谢、解除肌肉紧张、理筋复位的作用。基本手法有摩法、揉法、点法、按法与扳法。现代整脊手法中龙氏整脊法是应用正骨推拿四步手法进行干预治疗。第一步：放松手法；第二步：正骨手法；第三步：强壮手法；第四步：痛区手法。推拿和正骨必须由专业医务人员进行。颈椎病手法治疗宜柔和，切忌暴力。椎动脉型、脊髓型颈椎病患者不宜施用后关节整复手法。难以除外椎管内肿瘤等病变者，椎管发育性狭窄者，有脊髓受压症状者，椎体及附件有骨性破坏者，后纵韧带骨化或颈椎畸形者，咽、喉、颈、枕部有急性炎症者，有明显神经官能症者，以及诊断不明的情况下，禁止使用任何推拿和正骨手法。

5. 针灸疗法

此法包括针法与灸法。针法就是用精制的金属针刺入人体的一定部位中，用适当的手法进行刺激，而灸法则是用点燃后的艾条或艾炷熏烤穴位进行刺激，通过刺激以达到调整人体经络脏腑气血的功能和防治疾病。针刺可通经活络，减轻和消除颈部软组织及椎周炎症，缓解肌肉痉挛，恢复颈椎内外力学平衡；灸法可加快血液循环，艾火热力的渗透温通作用扩张了椎-基底动脉，改善了脑部供血。针灸的主要操作方法为针刺颈夹脊、风池、百会等穴位。针灸治疗神经根型颈椎病疗效较好，多与其他疗法联合治疗，其治疗手段多样，如毫针刺法、艾灸法、腹针疗法、平衡针疗法等。

6. 小针刀疗法

通过局部的小针刀治疗，可解除局部无菌性炎症反应，从而减轻或解除炎症产物对交感神经的刺激或压迫。小针刀通过恢复颈椎内外的生物力学平衡，可以直接或间接地影响椎周骨关节的解剖位置、神经、血管和生物活性物质等，从而改善局部微循环，消除肌紧张、肌痉挛，改善局部代谢，促进致痛物质的消除。但是小针刀的运用也有一些争议性问题存在，如操作者的水平良莠不齐、对小针刀的不良反应没有充分的认识。小针刀的运用需要进行反思，需要进一步完善和规范小针刀操作的方法和步骤，以及适应证和禁忌证，提高治疗效果，防止不良反应的发生。

7. 麦特兰德手法

麦特兰德手法（Maitland 手法）在神经根型颈椎病治疗中有很好的疗效，是关节松动术的简称，是西方复康医学运动疗法基本技能之一，是按照一定的方向用力，可以更好地改善关节的附属运动,对治疗颈椎病有较好的临床疗效。麦特兰德手法的长处是操作简单轻柔,易于掌握,对指导治疗和缩短治疗时间有重要意义。麦特兰德手法的技术是选取被动关节运动,运动到每个需治疗的关节。它区分运动和松解,其技术重点是振荡关节。根据治疗的目的和患者对关节运动的忍耐程度,改变运动的频率和振幅,以改善关节滑膜的僵硬或疼痛。有研究显示,在治疗神经根型颈椎病方面,此手法优于推拿、针灸和弹力带训练。

8. 中药烫熨疗法

此疗法是将中药放入袋子或其他容器中加热后,放置于患处皮肤表面,利用温热效应促使毛细血管扩张,使药物渗透到病所,从而达到治疗目的的一种外治方法,其有副作用小、费用低、疗效好、易于被患者接受的特点,应用广泛,在疼痛改善方面疗效显著。

9. 火罐疗法

此疗法是以罐为工具,利用燃火、抽气等方法产生负压,使之吸附于体表,造成局部瘀血,以达到通经活络、行气活血、消肿止痛、祛风散寒等目的。其广泛应用于颈椎病的治疗,有一定的临床疗效。

10. 刮痧疗法

此疗法属于中医传统的治疗方法,通过对体表的刺激,作用于经络、腧穴、皮部等,激发经络本身的功能,运气血,通经络,散邪毒,起到调节脏腑气血阴阳的作用,恢复脏腑功能。

二、西医治疗

(一) 药物治疗

药物治疗是慢性肌肉骨骼疼痛的基本治疗手段,无药物治疗禁忌证的情况下,多数患者能得到满意效果。即使严重的需要微创介入或者手术治疗的颈椎病患者,常常也需要配合药物治疗。

1. 非甾体抗炎药

非甾体抗炎药(nonsteroidal anti-inflammatory drugs,NSAIDs)通过抑制细胞膜花生四烯酸代谢过程中 COX 的生物活性,减少前列腺素(prostaglandins,PG)的合成与聚积,从而发挥解热、镇痛、抗炎及抗风湿作用。它是治疗类风湿关节炎、骨关节炎、颈肩腰腿痛、痛风,以及各类轻、中度疼痛的一线用药,尤其是急、慢性炎性疼痛等。

NSAIDs 使用不当可能会增加胃肠道溃疡、出血、心血管不良事件等风险。如果患者上消化道不良反应的危险性较高,可使用选择性 COX-2 抑制剂。如使用非选择性 NSAIDs 类药物,应同时加用 H_2 受体拮抗剂、质子泵抑制剂或米索前列醇等胃黏膜保护剂。此外,NSAIDs 相关心血管事件值得注意,心血管风险是所有 NSAIDs 的类效应。其他不良反应包括影响血小板功能、肾功能,如出现水钠潴留、肾功能不全、肝功能损伤、精神病及其他心理状况改变、哮喘或鼻炎发作、皮肤损坏等。在具有相关高危因素的人群中应尤其谨慎使用,当临床怀疑不良反应与 NSAIDs 相关时,应及时调整治疗方案。

因此，① 用药前进行危险因素评估：对于合并上消化道溃疡，且有出血史、缺血性心脏病或脑血管病史（冠状动脉搭桥围术期禁用，脑卒中或脑缺血发作者慎用）、肾功能障碍、凝血机制障碍（包括使用抗凝药）的患者慎用或者禁用。② 治疗剂量个体化：尽量使用最低有效剂量，NSAIDs 药物有天花板效应，剂量增加疗效不增加，而不良反应增加。③ 避免过量及同类重复或叠加使用两类 NSAIDs 药物。④ 不建议和激素合用。⑤ 长期用药，根据病情选择相应的实验室检查，包括大便隐血检查。

常用的 NSAIDs 有双氯芬酸、吲哚美辛、萘普生、布洛芬、氟比洛芬、氯诺昔康、塞来昔布、依托考昔、帕瑞昔布等；同时具备各种用药途径制剂，包括口服制剂、静脉注射制剂或者肌内注射制剂和外用制剂等。

2. 对乙酰氨基酚

对乙酰氨基酚是常用的解热镇痛药物，单用对轻、中度疼痛有效。与 NSAIDs 不同，对乙酰氨基酚无外周 COX 抑制作用，抗炎作用弱。对乙酰氨基酚主要通过中枢神经发挥镇痛、解热作用，并能抑制下行 5－羟色胺能通路和抑制中枢一氧化氮合成而发挥解热镇痛作用，其具体机制仍有待阐明。联合给药或复方制剂使用时，每天剂量需<2 000 mg。除口服剂型外，对乙酰氨基酚注射剂也已用于临床，为临床使用提供了更多选择。对乙酰氨基酚不损伤胃黏膜，对血小板功能也不产生影响，但过量使用可引起严重的肝功能和急性肾功能损伤。对乙酰氨基酚可以与其他非同类的 NSAIDs 联合使用，而其他 NSAIDs 之间均不能联合使用。

3. 肌肉松弛剂

肌肉松弛剂包括苯二氮䓬类药物（如地西泮）和非苯二氮䓬类药物（如乙哌立松、环苯扎林等）。乙哌立松是临床上应用较多的非苯二氮䓬类中枢性肌肉松弛剂，其作用于脊髓运动神经元和骨骼肌，解除肌痉挛，改善血液局部微循环，阻断“疼痛—肌紧张—局部血液循环障碍”恶性循环，从而改善颈椎病的疼痛症状，常用于慢性颈肩腰背痛。最常见的不良反应为恶心、厌食等。替扎尼定是 α_2 肾上腺受体激动剂，抑制脊髓水平的疼痛中间神经元的递质释放，从而改善患者因肌肉紧张导致的疼痛，有利于肌肉功能康复，具有一定的镇静及降血压作用，因此，建议小剂量开始应用，逐渐递增药量以减少头晕、低血压等不良反应的发生。苯二氮䓬类肌肉松弛剂，具有中枢性肌肉松弛作用，但是嗜睡、过度镇静等中枢抑制的不良反应较常见。

4. 曲马多

曲马多为人工合成的中枢性强效镇痛药，具有独特的镇痛机制：① 与阿片受体结合，但亲和力很弱，对 μ 受体的亲和力为吗啡的 1/6 000。② 抑制神经元突触对去甲肾上腺素的再摄取，并增加神经元外 5－羟色胺的浓度，从而影响痛觉的传递，产生镇痛作用。曲马多的镇痛强度为吗啡的 1/10～1/8，镇痛效应具有剂量依赖性，可以减轻慢性疼痛带来的抑郁和焦虑症状。曲马多是慢性腰痛、骨关节炎等多重机制疼痛疾病的二线药物和慢性疼痛急性发作的控制药物，可酌情长期使用，但无抗炎效果。与阿片类药物相比，曲马多缓释片疗效类似，但其人体耐药性和副作用等更小，但因曲马多的 μ 受体激动作用，其也同样存在一定的类阿片药物副作用,如恶心、呕吐、头晕、嗜睡、多汗、镇静、成瘾等。其不良反应大多与剂量相关,应遵循从低剂量开始,逐渐加量的原则。初始日剂量为50~100 mg,每天1~2次,最大日剂量为400 mg。它能与某些药物发生相互作用:曲马多与昂丹司琼共同使用时,会减少曲马多的镇痛作用及昂丹司琼的止吐作用。曲马多与血清素药物共同作用时,有可能导致5-羟色胺综合征,严重的可致神经肌肉疾病、精神状态改变、胃肠道症状,甚至死亡。这类血清素类的药物包括5-羟色胺再摄取抑制药、去甲肾上腺素再摄取抑制药、三环类抗抑郁药等。此药滥用率低,但也会发生身体依赖,需逐步停药。

5. 阿片类药物

阿片类药物通过与外周和中枢神经系统内的μ、κ、σ阿片受体结合,抑制伤害性传入信号的产生和传递而产生镇痛作用。在目前临床使用的阿片类药物中,吗啡、美沙酮、羟考酮、可待因、芬太尼等属于μ受体完全激动剂。丁丙诺啡是部分激动剂,喷他佐辛、布托啡诺和纳布啡则是混合激动-拮抗剂,对不同阿片受体有不同作用。常见的剂型包括透皮贴剂、缓释片剂、短效片剂、注射剂等多种剂型。作为阶梯治疗方案,阿片类药物常常是二线或者三线药物,仅仅在常规NSAIDs药物、抗惊厥药物、抗抑郁药物疗效欠佳时选用,且一般选择缓释制剂或者透皮制剂,尽量避免使用短效即刻释放剂型及注射用阿片类药物。阿片类药物的常见不良反应有恶心、呕吐、头晕、便秘、嗜睡、瘙痒、呼吸抑制等,除便秘外,其他不良反应大多是暂时性或可耐受的,可以预防性给予通便药物,预防便秘的发生。对未服用过阿片类药物的老年患者,应在处方前询问患者是否有晕车(船)史,必要时可预防性给予甲氧氯普胺等止吐药,防止恶心、呕吐等不良反应。增加阿片类药物剂量时应谨慎,以避免因药物过量引起的呼吸抑制。阿片类药物在慢性非癌性疼痛的治疗始终争议不断,担心耐受、依赖、滥用、成瘾等问题。尤其是目前一些欧美国家,慢性疼痛滥用阿片类药物导致严重不良反应的问题居高不下,2016年美国疾病控制与预防中心认为只有当缓解疼痛和功能的益处大于风险时,才可使用阿片类药物。使用阿片类之前,医师应先开具最低的有效剂量,但剂量增至50 mg当量吗啡或更多时,应仔细权衡利弊,反复评估,避免同时使用阿片类药物和苯二氮䓬类药物。

临床医师应每3个月进行一次风险和收益评估,对高风险的联用或大剂量应用者应更频繁地监管处方。对有滥用嫌疑者,建议用丁丙诺啡或美沙酮辅助治疗。使用阿片类药物的患者疼痛程度应为中度到重度,且没有阿片类药物滥用史。患者须签署知情同意书。按时给药,以改善功能、缓解疼痛为目的。要重视用药不良反应,并评估药物依赖性,平衡阿片类药物及其他治疗的效果和潜在风险,出现不可耐受的不良反应时应减量、轮替或停用阿片类药物。

6. 抗抑郁药物

抗抑郁药物按化学结构和作用机制,分为三环类抗抑郁药、单胺氧化酶抑制药、5-羟色胺再摄取抑制药、去甲肾上腺素再摄取抑制药、去甲肾上腺素及特异性5-羟色胺受体拮抗剂。抗抑郁药可以增加中枢、脊髓等神经系统中5-羟色胺、去甲肾上腺素及多巴胺等的浓度，从而抑制兴奋性神经递质的释放，钝化痛觉通路，增强下行抑制系统作用；对存在心理障碍的颈椎病患者，可通过缓解患者心理障碍而改善疼痛。抗抑郁药物治疗慢性疼痛的治疗剂量远低于其治疗精神疾病的剂量。也有研究证据表明，对不存在抑郁症状的患者，单独使用抗抑郁药物也可以改善疼痛症状，同时改善患者的疲劳感、睡眠障碍，提高生活质量。临床上常用治疗慢性非癌性疼痛的代表药物有阿米替林（即三环类抗抑郁药）、度洛西汀（即5-羟色胺再摄取抑制药和去甲肾上腺素再摄取抑制药）。度洛西汀是目前唯一获美国食品药品监督管理局（Food and Drug Administraction，FDA）批准治疗慢性肌肉骨骼疼痛的抗抑郁药物。去甲肾上腺素再摄取抑制药的常见不良反应有恶心、口干、出汗、乏力、焦虑、震颤等，建议小剂量开始应用。

7. 抗惊厥药物

慢性肌肉骨骼疼痛中由于炎症、缺血、营养缺乏、代谢障碍、外伤、卡压等因素导致神经病理性疼痛。常用的抗惊厥药物包括钙通道调节剂（加巴喷丁、普瑞巴林）和钠通道阻滞剂（卡马西平、奥卡西平）。加巴喷丁、普瑞巴林是目前治疗慢性骨骼、肌肉疼痛（背痛、神经痛）的一线药物。两者不良反应相似，均为嗜睡和头晕。两药均应遵循夜间起始、逐渐加量和缓慢减量的原则。钠通道阻滞剂则常用于三叉神经痛等的治疗。

8. 镇痛药

NSAIDs类药物、对乙酰氨基酚、曲马多和阿片类药物等均有注射制剂，一般不长期使用，仅仅用于慢性疼痛急性发作、暴发痛明显的患者，或者急性创伤期、围手术期使用。

9. 复方镇痛药

对乙酰氨基酚、NSAIDs与阿片类药物在镇痛方面有相加或协同作用，制成复方制剂后，单药剂量减少，镇痛作用增强、不良反应减少，适用于中度至重度疼痛。如氨酚曲马多片、氨酚羟考酮片、洛芬待因缓释片、氨酚双氢可待因片等。复方镇痛药的主要不良反应包括对乙酰氨基酚超量使用、误用或重复用药引起的肝毒性，NSAIDs过量、叠加所致的消化管、心脑血管事件等。对乙酰氨基酚和NSAIDs有剂量封顶作用，当复方镇痛药中的对乙酰氨基酚和NSAIDs的剂量达到封顶剂量，则应由复方制剂转化为单纯阿片类药物。因此，尤其是老年患者使用含有对乙酰氨基酚、NSAIDs的复方制剂应谨慎。

10. 外用镇痛药

外用镇痛药包括外用局部麻醉（局麻）药、外用NSAIDs、外用辣椒碱等。相比于口服途径，外用制剂直接用于病变部位，经皮肤渗透直达病变组织而发挥镇痛作用，具有起效快、局部浓度高、全身各系统吸收量小、全身不良反应少等优势，更适合颈椎病患者长期应用。

（1）NSAIDs类药物外用制剂：目前已经上市的外用NSAIDs包括氟比洛芬、双氯芬酸、酮洛芬、布洛芬等，尽管这些外用NSAIDs作用机制相似，但剂型有所不同，如凝胶贴膏、乳剂（膏）、溶液剂、贴剂、喷雾剂等，临床疗效也存在一定差异。氟比洛芬酯是目前已知的丙酸类NSAIDs中作用最强的一种。氟比洛芬凝胶贴剂具有皮肤相容性好，渗透性好及重复揭扯性好等优点，适用于伴有或者不伴有发热的颈椎病患者。相关指南，如《骨关节炎诊疗指南(2018年版)》提出外用NSAIDs具有明确的镇痛效果,是临床证据最充分、处方数量最多的外用镇痛药,可作为肌肉、骨骼系统疾病所致轻度至中度疼痛的一线治疗用药。

外用NSAIDs可提供与口服NSAIDs相当的镇痛效果;如果仅有局部轻度至中度疼痛(急性疼痛或慢性疼痛的急性发作),可优先选用外用NSAIDs。中、重度疼痛患者可NSAIDs外用与口服制剂联合使用。外用NSAIDs可作为口服制剂局部的增效剂;也可通过减少口服NSAIDs剂量而降低胃肠道等不良反应;对口服NSAIDs疗效不佳的患者可加外用NSAIDs以增强局部镇痛效果,达到最佳的治疗效果。一般患者外用NSAIDs耐受性良好,较少发生常见的口服NSAIDs的全身不良反应。常见不良反应主要为用药部位轻度或一过性红斑、瘙痒等。单独外用NSAIDs镇痛效果不佳时,可换用其他给药途径的同类药物,或者联合其他作用机制的药物。

(2) 利多卡因外用制剂:利多卡因可阻断周围神经痛觉感受器的门控钠通道,可缓解轻度至中度骨关节炎、腰痛、神经病理性疼痛等,尤其伴有皮肤痛觉超敏的患者。常用剂型为5%利多卡因凝胶贴膏和复方利多卡因软膏,不良反应主要为轻微局部皮肤刺激。

(3) 辣椒碱制剂:包括贴剂和软膏。辣椒碱主要是通过影响C型感觉神经元上的神经传导介质P物质的释放、合成和储藏而起镇痛和止痒作用。P物质可把疼痛和瘙痒由外周神经传入脊髓神经和高级中枢神经。局部外用辣椒碱作用于外周神经轴突,导致来自所有神经元(外周和中枢)的P物质减少而实现镇痛的功效。此制剂适用于短期缓解肌肉关节轻度疼痛。

(4) 丁丙诺啡贴剂:丁丙诺啡作为μ阿片受体部分激动剂,具有产生药物依赖呼吸抑制风险等优势。其长效制剂丁丙诺啡透皮贴剂具有7天持续释放,依从性高,老年、肾功能不全者不需调整剂量等特点,用于老年慢性非癌性疼痛治疗有明显优势。

11. 扩张血管、改善循环类药物

通过扩张血管促进脊髓血液供给,减轻和消除神经根水肿,缓解头晕、头痛、视物模糊等脑缺血症状,如烟酸、血管舒缓素、地巴唑等。改善微循环药物有山莨菪碱(654-1)和交感神经阻滞药等。

12. 神经营养类药物

此类药物可以对炎性病变神经有营养、修复的作用,常用药物有B族维生素、神经节苷脂等。

13. 中成药

目前国内研发了多种用于临床治疗颈椎病的中成药。有学者对中药内服疗法在治疗颈椎病疗效方面进行了Meta分析得出,此疗法对颈椎病的治疗具有明显的疗效,复发率低,临床疗效可靠,无明显不良反应。

14. 皮质类固醇

对于神经根型颈椎病,疼痛症状很明显者,可以运用皮质类固醇短期冲击治疗。减少神经根的炎症反应，减少躯体神经的伤害性输入，稳定神经细胞膜，抑制疼痛相关的神经肽合成和释放，减轻注射部位硬膜和周围组织的粘连，抑制背根神经节 C 纤维的活性，从而缓解疼痛。

15. 改善病情药物

改善病情药物包括抗骨质疏松药物、双醋瑞因、氨基葡萄糖等，根据患者情况酌情使用。

（二）微创介入治疗

1. 神经阻滞疗法

随着疼痛医学的发展，神经阻滞疗法广泛运用于多种慢性疼痛患者，临床疗法显著。常用的有脊神经后支阻滞、星状神经节阻滞、神经根阻滞、椎旁神经阻滞、硬膜外阻滞、神经丛阻滞等。

（1）颈神经根阻滞：为近年来应用于临床治疗神经根型颈椎病的新型方法，是在颈部穿刺将药物注入病变部位，从而短期内起到消肿镇痛、抗炎的治疗作用，改善患者的临床症状。但传统的阻滞可能导致蛛网膜下腔和硬膜外阻滞、膈神经阻滞、喉返神经阻滞、血肿等并发症。为了减少穿刺相关并发症，常常在影像引导下进行穿刺治疗。最常见的为超声引导下神经根阻滞。随着现代医学的发展，高频超声在骨骼、肌肉疾病诊断中的价值越来越高，对软组织分辨率较高，并具有实时动态、无辐射、重复性好、廉价简便等优势。由于超声的实时动态引导，可直接看到穿刺针的进针路径，避免对神经、血管的损伤，准确到达需要阻滞的部位，并可观察注射药物的分布情况，明显减少并发症的发生，并改善治疗效果。此外，经椎间孔选择性颈神经根阻滞还能够对造成疼痛的神经根具有明确的诊断意义，为以后的手术方案提供重要的指导价值。

（2）颈椎旁神经阻滞：同样广泛被应用于治疗神经根型颈椎病，由于神经根型颈椎病的发生与错位小关节、突出椎间盘骨质增生压迫神经根有关，神经根受到压迫后出现颈椎疼痛、痉挛等症状，因此，治疗神经根型颈椎病可从阻滞颈部神经着手。颈椎旁神经阻滞主要通过将具有镇痛作用的混合液注入受压椎体横突旁，对交感神经、感觉神经进行阻滞，进而对神经通路感知的疼痛进行阻断，从而达到缓解疼痛的目的。同时，在此过程中，神经阻滞后还可有效阻断颈椎疼痛的恶性循环，有利于促进神经根功能的恢复。此类阻滞方法也常在影像引导下进行，特别是超声引导最为常见。

（3）星状神经节阻滞：适用于各种类型的颈椎病，特别是交感神经型和椎动脉型颈椎病，除了短时间内抑制交感神经兴奋性外，还要调整受抑制的交感活动。这种双调节作用保持了交感神经的功能稳定性，使兴奋或抑制的交感神经恢复正常。有人根据颈交感干上任何部位阻滞都可出现霍纳征，在颈中节位于骨性标志明显的 C_6 的横突前方，采取颈中神经节阻滞，获得了良好的阻滞效果，迅速出现与星状节阻滞相似的霍纳征，其成功率显著高于对照组的星状节阻滞，且声嘶、咽部不适发生率较低，伤及胸膜顶和肺尖可能性很小，故对头面部疾病的治疗，选用颈中神经节阻滞，以替代危险性较大的星状节阻滞。

但由于超声引导技术的发展和应用,采用盲穿的方法已经很少应用,这在很大程度上减少了并发症的发生。

除单纯的阻滞外,还可进行星状神经节脉冲射频术,其作用机制是颈交感神经节受温度改变调节抑制,抑制其节前、节后纤维的功能,扩张支配区域的血管,令痛觉传导受抑制,肌肉松弛,从而使由于颈椎病变引起的一系列症状获得改善。星状神经节脉冲射频术可在较短时间内改善星状神经节的功能性张力,促进炎性物质的吸收,抑制其病理机制,使临床症状得以缓解,是治疗方法中较好的一种方法。治疗顽固性椎动脉型颈椎病,其疗效显著,操作方便、安全可靠,不易复发,且患者痛苦小、疗程短,可缓解椎-基底动脉、脑血管痉挛,改善脑血流量及脑血管神经调节,从而使本病患者的恶心、头晕、视物模糊、头痛、耳鸣等临床症状得到缓解,甚至消失,但长期疗效有待进一步观察。

(4) 颈段硬膜外阻滞:穿刺部位在 $C_7 \sim T_1$ 椎间隙。置管成功后,先给一次试验剂量,用 0.5%利多卡因 3 mL 自导管注入硬膜外,患者诉症状减轻证实置管位置恰当,可单次注入消炎镇痛液,5~7 天后根据病情情况可行第二次治疗,也可保留导管,每天给局麻药 1 次,常用 0.5%利多卡因 5~10 mL,第 5~7 天注入一次消炎镇痛液。5~7 天绝大多数症状消失或明显改善,拔除硬膜外导管,然后开始颈部肌肉功能训练。

目前支持常规应用硬膜外类固醇注射治疗的证据很少,但有研究表明硬膜外皮质类固醇注射可能会在短期内改善患者症状。另有研究发现,颈部硬脊膜外皮质类固醇注射较其他治疗干预措施(口服镇痛药物、局麻药注射等)能够有效缓解患者疼痛。但此注射疗法不是一线治疗方法,由于其为有创治疗,且硬膜外穿刺技术对操作者的要求较高,具有产生严重并发症的风险。颈椎注射的并发症很罕见,分为轻微并发症和严重并发症。轻微并发症包括不良反应和暂时损伤,如血管迷走神经兴奋、短暂的神经功能症状、过敏反应、皮疹等;严重并发症包括脑梗死、脊髓损伤、皮质盲、高位脊髓感觉缺失、癫痫发作、出血和死亡。目前关于硬膜外注射并发症治疗的研究较少,对此仍需进一步深入研究。

(5) 脊神经后支阻滞:此类阻滞疗法主要用于颈型颈椎病,用以缓解颈肩部疼痛,松弛颈部肌肉。操作方法是应用超声引导技术进行阻滞,实时观察针尖的穿刺路径及药物的扩散情况,大大减少了盲穿的并发症。

(6) 颈丛或臂丛阻滞:对于急性发作的各类型颈椎病均有短期缓解症状的作用,特别是颈型颈椎病、神经根型颈椎病。其仍然在超声引导进行。

2. 微创埋线技术

微创埋线技术即应用一次性微创器械将生物可降解材料植入人体特定部位或穴位,通过线体对局部或经穴的长期刺激作用代替针刺刺激进行治疗的一种技术,但埋线初期可能会有局部水肿或皮肤瘙痒等不适,且同样需严格遵守无菌操作,防止感染。

3. 水针刀疗法

水针刀疗法集穴位刺激、针刀、注射疗法多种功能于一身,能够解除神经卡压、消除无菌性炎症、松解粘连。水针刀疗法实际上就是中医的小针刀和西医的封闭疗法的结合,既有物理疗法直接松解粘连的肌肉、筋膜或韧带,同时也有药物减轻炎症刺激的化学治疗;

且临床疗效满意，患者创伤小，比单纯的小针刀或封闭治疗疗程更短，易被患者接受。但水针刀疗法所用松解液目前没有统一的配制标准，且因术者不同、注入量及进针手法也有较大差别，需严格遵守无菌操作，防止术后感染。

（三）微创介入手术

1. 低温等离子髓核成形术

低温等离子髓核成形术治疗颈椎病的临床疗效已经得到广泛认可。原理：利用浓聚钠离子的射频刀头消融部分髓核，为突出髓核还纳创造条件，达到椎间盘内减压的目的，消融掉约 1 mL 髓核组织，即减少髓核组织的 10%～20%，可以使椎间盘内压力降低 95% 以上，同时也减轻了引起疼痛的化学刺激和机械刺激。压力变化与症状缓解关系密切。术前压力高的椎间盘，消融术后症状明显缓解，并且可以缓解头胀痛、头晕等症状，尤其是枕后部胀痛不适，可以得到明显缓解。术后复查 X 线片及 MRI，未发现颈椎不稳，MRI 轴位片可见椎管有效容积明显增加。临床疗效随时间延长进一步改善，这表明低温等离子髓核成形术，并不是单纯椎间盘内压力变化，同时存在椎间盘重新塑形，使椎管容积增加，从而减轻对神经刺激。低温等离子消融术，利用浓聚钠离子的刀头，破折髓核内部分子结构，并引起髓核重新塑形；利用直径 1 mm 的刀头，通过-70～-40 ℃的低温完成消融，避免了过多地去除髓核组织引起椎间隙高度丢失而加速其退行性变或者引起脊柱不稳，同时避免对椎间盘和软骨板的热灼伤。有研究认为，颈椎病引发头晕的机制为颈椎间盘内大量致敏的鲁菲尼小体，产生过度异常的本体信号传入前庭核，导致前庭功能紊乱，从而产生头晕。低温等离子髓核成形术后头晕、头痛等症状消失可能是术后切断或干扰这一转导通路。由于颈部结构复杂，神经血管丰富，一般采用在 CT 或 X 线片定位下进行穿刺操作，此大大减少了误伤率，提高了治疗效果。

（1）低温等离子髓核成形术的并发症的预防：目前临床报道的低温等离子髓核成形术的并发症主要集中于食管损伤、感染、穿刺部位血肿。针对并发症的预防，应注意手术操作的细节。穿刺时注意动脉鞘的推开。若穿刺时穿刺针未进入椎间隙，透视时嘱患者暂停吞咽动作或者取出穿刺针重新体表定位透视，防止刺中食管后吞咽引起的食管撕裂伤。颈椎前方血运丰富，应尽可能提高穿刺成功率，避免多次穿刺引起椎前筋膜出血。因为颈前皮肤及肌肉松弛，难以起到压迫止血作用，为血肿产生创造了有利条件。若穿刺针难以穿入，应考虑穿刺针位于椎体可能，不要暴力穿刺：一是防止穿入椎体引起出血，形成血肿；二是暴力操作引起穿刺针断裂。

（2）手术适应证及禁忌证：低温等离子髓核成形术是一种经皮穿刺技术，通过微创手段解除患者病痛，此技术有其适应证及局限性。其适应证为有颈椎间盘源性疼痛者；有颈肩部疼痛、僵硬伴上肢酸胀、疼痛、麻木等症状者；颈肩部疼痛伴有与颈部活动有关的头痛、头晕、耳鸣、胸闷，并且经相关科室会诊排除神经内科、耳鼻喉科、心内科等相关疾病者；经保守治疗效果不佳且经 MRI 证实有明确椎间盘突出者；CT、MRI 证实有椎间盘突出变性但纤维环无破裂者；无颈椎椎管明显狭窄及颈椎不稳者；无后纵韧带钙化、髓性症状、脊髓信号改变等情况，责任间隙无真空表现者。其治疗的禁忌证为髓核游离、椎间隙感染、椎体骨折或肿瘤患者；后纵韧带骨化者；由于突出物压迫脊髓，出现锥体束征者；合并严重颈椎椎管狭窄或椎间孔狭窄者；合并瘫痪或不全瘫痪者；突出的椎间盘伴有较大钙化者；责任节段椎间隙高度丢失超过75%（与相邻节段比较）、变性严重或出现真空者。

2. 臭氧分子消融术

可通过臭氧极强的氧化能力，氧化髓核内生物大分子，并进而引起髓核内渗透压下降，组织变性萎缩；同时臭氧还可通过拮抗炎症因子等途径发挥抗炎镇痛作用。医用臭氧不仅具有强氧化作用，还可以对变性髓核组织内的蛋白多糖进行氧化，进而破坏髓核内的细胞，使其脱水缩小，降低椎间盘内压力。臭氧还可以通过刺激抗氧化酶的表达，从而产生拮抗炎症因子、扩张血管等作用，最终促使炎症吸收，快速缓解疼痛。当注射臭氧浓度为60%时，对颈型颈椎病患者刺激小、起效快，而且对椎间盘软骨及纤维环无明显破坏，因此，射频治疗后再注入少量臭氧可有效缓解患者的临床症状。臭氧分子消融术适应证范围较窄，临床疗效有待进一步提高。臭氧在不同浓度发挥的作用不同，且其浓度难以精确调控，使其疗效不稳定。有学者发现经椎间盘臭氧分子消融术后，患者的症状一度缓解后又重新出现或加重，推测其可能与椎间盘内臭氧注射后，髓核组织变性、坏死，周围组织水肿，引起椎间盘内压力的一过性升高有关。

3. 射频热凝消融术

射频热凝消融术的作用原理是对突出部位和退行性变椎间盘、髓核进行热凝处理，并将其突出部分及变性髓核凝固与收缩，从而使其体积缩小解除压迫及减轻炎症因子刺激，灭活窦椎神经痛觉感受器等。临床中射频常用的高频电流一般在100 kHz～3 MHz，还可以根据实际需要调节射频温度。目前有研究发现，射频控温在70～80 ℃时，会使胶原蛋白的分子产生变性、破坏，但不会使椎间盘的完整性遭到破坏，却会使髓核体积缩小，从而解除髓核突出部分对神经根所造成的压迫，改善颈部肌肉的血液循环，减轻无菌炎症刺激，进而缓解症状。通过Meta分析显示，射频消融微创治疗在治疗颈椎病，特别是神经根型颈椎病时优于其他疗法，且较安全，配合外治理疗，效果更佳。

4. 胶原酶化学融核术

胶原酶化学融核术的主要原理是胶原酶可特异性溶解椎间盘髓核组织，同时还可以有效地抑制椎间盘突出时产生的炎性介质磷脂酶A2，经皮化学溶盘术缺点在于仅适用于纤维环完整者。因为在纤维环破裂的情况下，胶原酶可漏出至神经根周围而引起严重粘连。其主要并发症为严重的过敏反应、疼痛反应、神经损害、一过性排尿困难和肠麻痹、椎间盘炎、继发椎间隙感染。目前对于椎间盘病变程度与所用胶原酶剂量也尚未达成统一标准。

5. 经皮穿刺椎间盘切除术

经皮穿刺颈椎间盘切除术（percutaneous cervical discectomy，PCD）最早是由Conrtheoux于1992年报道的，是由经皮穿刺腰椎间盘切除术发展而来。两者原理相同，是经过颈部皮肤软组织间隙空刺入椎间盘，进行切割抽吸部分髓核组织，使髓核组织内压降低，使突出的椎间盘表面张力减少，软化或缩小从而减轻或消除椎间盘突出对受累神经根的压迫及对周围痛觉感受器的刺激，使局部纤维环对髓核的包容力消失，促进椎间盘的回纳，达到症状缓解的目的。1999 年将经皮腰椎间盘髓核摘除术改良为经皮穿刺颈椎间盘髓核切吸术，用于治疗各型颈椎病。此技术没有注射酶类药物所产生的并发症，它的主要缺点：手术在非直视下进行，术中无法准确地切除椎间盘组织，难以得到彻底减压。目前国内外文献很少有关于治疗神经根型颈椎病的报道。PCD 可能引起颈椎不稳问题，从而限制颈椎间盘切吸的推广应用。

6. 经皮穿刺激光气化椎间盘减压术

1994 年首次将经皮穿刺激光气化椎间盘减压术（percutaneous laser disk decompression，PLDD）应用于颈椎病。PLDD 的作用机制是利用激光的气化作用，使髓核组织气化，从而降低椎间盘内的压力，减轻或清除对神经根或脊髓的压迫和刺激，使临床症状缓解或消失。髓核被激光气化后经过一段时间，椎间隙被软骨样纤维组织替代，这与开放性椎板切除术后病理改变相似。研究发现 PLDD 术后前列腺素 E_2 和磷脂酶 A2 明显减少，推测激光可通过刺激椎间盘组织减少某些化学物质的产生来减轻症状。髓核气化纤维环弹性回缩，要求纤维环具有良好的弹性，能够随着椎间盘压力的变化而变化，若椎间盘严重退行性变，纤维环失去弹性，均不能达到预期的临床效果。激光技术应用于颈椎病的报道较少，可能是由于颈部软组织结构复杂，穿刺难度较大和颈椎间盘体积小易发生热损伤等因素所致。PLDD 治疗神经根型颈椎病的缺点在于仅适用于单纯性膨出、纤维环完整的患者。而操作不当还可能产生非常严重的并发症，如穿刺位置不正确所致的颈动脉损伤、脊髓神经灼伤、甲状腺出血，术中髓核气体排出不畅导致髓核突出加重而产生脊髓压迫等。其存在因手术技巧不同致疗效差异性大、局部温度高（300～600 ℃）、热损伤范围大（超过 3 mm）、有治疗产物存留等缺点，有待进一步研究。

7. 经皮内镜下颈椎前路间盘切除术

综合国内外相关文献，经皮内镜下颈椎前路间盘切除术（anterior percutaneous endoscopic cervical discectomy，APECD）又有两种入路，即经椎间隙入路和经椎体入路。

（1）前路经椎间隙入路技术：此术式的主要弊端在于手术入路及融合相关的并发症较多，如声音嘶哑、吞咽困难、血肿引起的气道梗阻、食管损伤、颈部血管损伤等，融合术引起的椎间不融合、假关节形成及颈椎病等并发症的报道也较多。而 APECD 行椎间盘摘除、椎间孔成形、纤维环成形、椎管减压等技术具有创伤小、非融合、保留颈椎运动节段、费用低、恢复快、并发症少、术后镇痛药使用少等优点，无器械失败风险，以及假关节形成、术后吞咽不适、融合手术后相邻节段病变等并发症。

（2）前路经椎体入路技术（transcorporeal anterior cervical microforaminotomy，TACM）：以往对于游离的颈椎间盘突出，多采用前路椎体次全切植骨融合术（anterior cervical corpectomy and fusion，ACCF），但术中出血量较大，术后继发的融合相关并发症较多。而 TACM 术后钻孔隧道可自行愈合，椎间高度的丢失率低，但此类手术的开展例数仍较少，学习曲线陡直，同时要求术者具备颈椎前路开放手术经验，且缺乏长期随访，因此，手术方式值得进一步研究，但从目前患者短期效果上看，疗效肯定。

8. 经皮内镜下颈椎后路间盘切除术

经皮内镜下颈椎后路间盘切除术（posterior percutaneous endoscopic cervical discectomy, PPECD）不仅能降低患者术后颈部轴性疼痛的风险，还能减少患者出现手术节段失稳的概率。APECD 适用于中央型或旁中央型突出、无明显游离、椎间隙高度无明显降低的患者，但是对于颈部短粗的患者，在放置工作套管时可增加血管和食管损伤的风险。TACM 由于其钻孔隧道的可调节性，可以处理向上或向下脱出的游离髓核，同时保留手术间隙的运动功能。而 PPECD 适用于突出位于偏一侧或者椎间孔处的软性突出与骨性狭窄，显露后即可直接减压，对于神经根阻挡患者，可进行间接减压。

（四）手术治疗

所有类型的颈椎病，治疗均应遵循先非手术治疗，无效后再手术治疗这一基本原则。这不仅是由于手术本身所带来的痛苦和易引起的损伤及并发症，更为重要的是颈椎病本身，绝大多数可以通过非手术疗法使其停止发展，好转甚至痊愈。除非具有明确手术适应证的少数病例，一般均应先从正规的非手术疗法开始，并持续 3~4 周，通常均可显效。对个别呈进行性发展者（多为脊髓型颈椎病），则需及早进行手术。

手术治疗的目的主要是解除由于椎间盘突出、骨质增生形成或韧带钙化所致的对脊髓或血管的严重压迫，以及重建颈椎稳定性。脊髓型颈椎病一旦确诊，经非手术治疗无效且病情日益加重者应当积极手术治疗；神经根型颈椎病症状重，影响患者生活和工作，或者出现肌肉运动障碍者，应考虑行手术治疗；保守治疗无效或疗效不巩固、反复发作的其他各型颈椎病患者，也应考虑行手术治疗。

1. 颈椎病手术治疗的基本原则

（1）颈椎病发病机制复杂，手术治疗的主要目的是中止颈椎病相关病理变化对神经组织造成的持续性和进行性损伤。

（2）颈椎病手术治疗方法较为复杂而且存在一定风险，手术医生应具备扎实的脊柱外科手术操作技能，严格掌握手术指征、遵循手术操作规范。

（3）颈椎病的诊断明确后，在符合手术指征的前提下，应根据不同的病情选择适当的手术方式。

（4）颈椎病手术治疗以充分减压、重建颈椎生理曲度和椎间高度为核心，同时强调兼顾重建颈椎稳定性及生理平衡。

2. 颈椎病手术治疗的适应证

（1）颈型颈椎病：以正规、系统的非手术治疗为首选疗法。对于疼痛反复发作、严重影响日常生活和工作的患者，可以考虑采用神经阻滞或射频治疗等微创介入治疗方法。除非同时具备以下条件，否则不建议采取手术治疗。

1）长期正规、系统的非手术治疗无效。

2）影像学检查有明确的病理表现（如颈椎局部不稳等）。

3）责任病变部位明确。

（2）神经根型颈椎病：原则上采取非手术治疗。对于具有下列情况之一的患者可采取手术治疗。

1）经3个月以上正规、系统的非手术治疗无效，或非手术治疗虽然有效但症状反复发作，严重影响日常生活和工作。

2）持续剧烈的颈、肩、臂部神经根性痛且有与之相符的影像学征象，保守治疗无效，严重影响日常生活和工作。

3）因受累神经根压迫导致所支配的肌群出现肌力减退、肌肉萎缩。

（3）脊髓型颈椎病：凡已确诊的脊髓型颈椎病患者，如无手术禁忌证，原则上应采取手术治疗。对于症状呈进行性加重的患者，应尽早手术治疗。对于采用保守治疗的脊髓型颈椎病患者，出现以下情况时可中止保守治疗转为手术治疗：伴有严重椎管狭窄，椎管占位率>50%；颈椎局部不稳；颈椎局部后凸，MRI T_2WI 高信号。

（4）其他型颈椎病

1）对于存在眩晕、耳鸣、视物模糊、手部麻木、听力障碍、心动过速等自主神经症状的颈椎病患者，由于其病因和发病机制尚不明确，因此应慎重选择手术治疗。术前应请神经内科等相关科室会诊，进一步明确病因。

2）颈椎病患者如因骨质增生压迫或刺激食管引起吞咽困难，经非手术疗法无效者，应手术切除骨质增生。

3）颈椎病患者如因压迫或刺激椎动脉引起椎-基底动脉供血不足表现，经MR血管造影、CT血管造影、DSA等检查证实及经神经内科会诊除外其他疾病，且经非手术治疗无效者，可手术治疗。

4）对于以上肢肌肉萎缩为主要表现，无明显感觉障碍的特殊类型颈椎病，应在术前进行上肢肌电图检查，除外运动神经元疾病。

3. 颈椎病手术治疗的基本技术

（1）手术入路选择：颈椎病手术治疗的入路包括前入路、后入路、后-前联合入路。前入路手术以横切口为主，对于术前评估横切口显露困难的患者也可选择斜切口；后入路手术主要采用后正中切口。临床治疗中，应根据患者不同的病情选择适当的手术入路及切口。一般情况下，对于致压物位于椎管前方的患者，应选择颈椎前入路手术；对于致压物位于椎管后方的患者，应选择颈椎后入路手术；对于椎管前方致压物广泛、脊髓前方和后方均受压并且压迫过重、前入路减压风险较大的患者，可根据不同病情选择后入路手术，或者先行后入路再行前入路分期手术，或者一期后-前联合入路手术。

（2）不同入路的主要特点及常用术式

1）前入路手术：主要特点有4个。① 此入路为经内脏鞘和血管鞘间隙入路，创伤小、出血少，显露方便；② 减压直接、彻底；③ 利于恢复颈椎间隙高度、颈椎生理曲度及椎管内径；④ 颈椎融合节段可获得良好的即刻稳定。

前入路手术包括减压和重建稳定两个方面。主要减压方法包括经椎间隙减压（椎间盘切除、后骨质增生切除)、经椎体减压(椎体次全切除、后纵韧带骨化块切除)、经神经根管减压(钩椎关节部分切除或全部切除);重建稳定的主要方法包括放置椎间融合器(Cage、钛笼、人工椎体)、自体骨块植骨融合+内固定术(钛板、螺钉)、人工椎间盘置换术。

常用的前入路手术方式包括椎间盘切除减压+椎体间融合术、椎体次全切除减压+椎体间融合术、椎间盘切除减压+人工椎间盘置换术。

2) 后入路手术:主要特点是在尽可能减少颈椎后部结构损伤的前提下,直接扩大椎管,解除脊髓后方的压迫,并通过脊髓向后漂移实现脊髓前方的间接减压。后入路手术主要用于多节段脊髓型颈椎病(包括伴有多节段后纵韧带骨化)患者或合并发育性、继发性椎管狭窄症的颈椎病患者。

常用的后入路手术方式包括椎管扩大椎板成形术(单开门、双开门),椎板切除+侧块螺钉固定或椎弓根螺钉固定术等。

3) 后-前联合入路手术:一般在一期完成,此术式主要用于脊髓前方和后方均存在严重压迫,同时合并颈椎椎管狭窄(椎管侵占率≥50%)的患者,其特点是可以从前后两个方向同时直接减压。需要指出的是,由于此术式创伤较大,手术风险较高,因此应谨慎采用。

4. 颈椎病手术治疗的围手术期管理

(1) 术前管理

1) 严格遵循手术治疗的基本原则和手术适应证,根据患者不同的病情选择适当的手术方式,制订周密的手术方案。

2) 术前应对患者的呼吸、循环、内分泌、神经等系统及精神状况进行全面评估。

3) 对于老年患者(年龄>65 岁)及合并内科疾病(血管栓塞病变、睡眠呼吸暂停等)的患者,应完善相关疾病的检查,并评估心肺、脑血管等功能,必要时应请相关科室会诊。

4) 对于因各种原因长期服用抗凝药物(华法林、氯吡格雷等)的患者,术前一般停用抗凝药物 7 天左右。需要指出的是,对于颈椎病手术患者是否需在术前停用抗凝药物,是否应根据患者个体差异(如凝血功能状况等)确定术前停用抗凝药物时间,目前尚存在较大争议。

5) 有吸烟史的患者,术前应戒烟。

6) 对于拟行多节段颈椎前入路手术的患者或颈部粗短的患者,术前应进行气管推移训练。

(2) 术中管理

1) 手术体位应满足充分显露术野并便于术中清晰透视定位的要求,同时应避免颈椎过屈或过伸造成二次损伤。

2) 颈椎前入路手术推荐使用椎间撑开器;颈椎后入路手术推荐使用梅菲尔德头架(Mayfield 头架)。术中应用高速磨钻或超声骨刀处理骨质,有助于提高手术安全性和手术效率。

3) 术中应注意彻底止血,推荐使用双极电凝进行术中止血。颈椎前入路手术完成减压后,确认椎管内无出血和渗血后方可安置内植物;颈椎后入路手术应严格缝合好肌层、项韧带和深筋膜层，确保伤口无血液和组织液流出。

4）术中电生理监测对于神经功能变化有提示和预警作用，尤其是应用于脊髓压迫严重（重度椎管狭窄或伴有后纵韧带骨化症）的患者，可有效降低脊髓及医源性神经根损害的风险。因此，推荐有条件的医疗单位术中应用。

5）神经减压过程中提倡使用手术放大镜或显微镜辅助技术。

6）应重视术中血压控制，避免因长时间低血压而导致脊髓缺血或其他重要器官缺血。

7）颈椎前入路或后入路手术完成后，建议常规放置引流管。

（3）术后管理

1）术后除心电、血压、引流等常规监护外，应重点观察患者呼吸系统和神经系统的变化。

2）对于颈椎前入路手术患者，术后应严密观察切口是否肿胀并重视患者主诉。应常规配备气管插管器材或气管切开包，以备因发生椎前血肿压迫气管而导致患者窒息的紧急处置之需。

3）不论是颈椎前入路手术还是后入路手术患者，均应酌情建议术后佩戴颈托短期固定。对于合并骨质疏松症的患者，可适当延长佩戴颈托时间，同时应积极进行抗骨质疏松治疗。

4）在医生指导下，患者术后应及早进行颈项肌功能锻炼及神经系统康复训练。

5）对于术前因各种原因长期服用抗凝药物的患者，术后经全面评估后应尽早恢复抗凝治疗。

第四节　颈椎病治疗相关并发症的防治

一、神经阻滞治疗的并发症

1. 药物相关风险的并发症

（1）局麻药的神经损伤、中毒反应、过敏反应。

（2）糖皮质激素的神经损害、代谢紊乱和蛛网膜炎。

（3）药物误入蛛网膜下腔、过量、扩散过广。

2. 操作相关风险的并发症

（1）直接的神经损伤，邻近脏器损伤。

（2）张力性气胸（颈肩部、胸背部穿刺过深或不当，刺破胸膜，损伤肺组织所致）。

（3）呼吸和循环抑制。

（4）硬膜外血肿。

（5）截瘫。

（6）感染（最多、最常见的并发症）。

3. 患者和仪器设备相关风险的并发症

(1) 心血管意外。

(2) 特异质反应(个体反应)。

(3) 导管脱落、折断或置入血管内。

(4) 穿刺针折断。

(5) 晕针。

二、神经阻滞治疗并发症的预防

在临床治疗中,大部分并发症是在医疗操作相关过程中发生的,如果把好这一关就意味着能够避免许多医疗事件的发生。

(1) 加强风险意识和风险回避意识。

(2) 严格执行临床医师技术、治疗分级制度。

(3) 遵守并执行临床诊疗操作规范。

(4) 操作过程中注意观察患者的反应(肢体语言、主诉),并随时做出调整。

(5) 尽量在影像学监视下进行操作。

(6) 操作过程中连续监测患者的生命体征。

(7) 特殊患者预防性使用抗生素。

(8) 术前基本设备和药品(麻醉机、监测设备)的准备及常规检查。

(9) 治疗前对患者及病情进行客观、认真评估。

(10) 治疗前检查必需的仪器。

(11) 充分的知情同意,重视与患者及家属谈话及签字。

(12) 特殊体位及床上大、小便训练。

三、手术相关并发症的预防及处理

(1) 术后密切观察患者呼吸系统、神经系统和血压变化及引流情况,及早发现并及时处置切口或椎管内的急性血肿。

(2) 颈椎前入路手术患者,如术后切口出现肿胀明显和(或)患者主诉颈部有憋胀感,应立即清除切口内的血肿,必要时可拆除缝合线,以防因椎前血肿压迫气管导致窒息;对于因切口血肿出现呼吸困难或窒息的患者,应首先采取措施保持呼吸道通畅,紧急打开切口清除血肿并送手术室进行清创处理;对于经 CT 或 MRI 检查证实椎管内血肿压迫脊髓并出现四肢肌力下降的患者,应迅速转至手术室行紧急手术,彻底清除椎管内血肿,并彻底止血。不论是颈椎前入路手术患者还是后入路手术患者,如术后出现不明原因的四肢麻木、无力症状加重,或者症状减轻后再次出现,应当考虑椎管内血肿压迫脊髓的可能。如果病情允许,应行急诊 MRI 检查,明确是否出现椎管内血肿、血肿形成部位及严重程度。一旦明确椎管内血肿形成的诊断,应紧急行切口清创及脊髓减压。一般情况下,因急性血肿压迫脊髓并出现脊髓损伤症状者,6 h 内进行血肿清除、脊髓减压,可获得良好疗效。

(3) 颈椎前入路手术患者术后出现吞咽困难，应首先排除内固定因素或术后椎前脓肿，症状严重者可给予鼻饲。如果患者术后出现发热、颈部疼痛、颈前肿胀、手术切口有分泌物、进食后有食物残渣从切口处溢出，应高度怀疑食管瘘，需尽快进行上消化道造影或胃镜检查以明确诊断。如确诊为食管或咽后壁损伤，应禁食禁水、留置胃管，必要时可请胸外科或耳鼻咽喉头颈外科会诊，施行食管或咽后壁二期修补术。对于合并椎前脓肿的患者，应进行彻底清创引流。

(4) 如果术中出现硬脊膜损伤，应尽量修补硬脊膜破口。对于无法修补或术后出现脑脊液漏的患者，应注意维持出入量平衡。特别是维持正常的白蛋白和电解质水平，可适当延长引流管留置时间，重者可行腰大池引流术。

(5) 对于术后出现继发神经功能障碍的患者，应进行颈椎 MRI、CT 检查，明确原因，并进行相应处理。

(6) 对于颈椎术后节段性神经根麻痹导致神经根功能障碍(如第 5 颈神经根麻痹导致三角肌功能障碍)的患者，经复查 CT、MRI 排除门轴折断、内固定位置不佳等手术原因造成的器质性因素后，建议进行神经营养治疗、肌电刺激及康复治疗，绝大多数患者可以获得良好预后。

(7) 颈椎前入路手术患者术后出现声音嘶哑或饮水呛咳，多为术中喉返神经和喉上神经受到牵拉所致，多可自行恢复。

第五节 颈椎病的康复治疗和预防

一、康复治疗

康复治疗在各类型颈椎病及颈椎病病程的各个时期都有着举足轻重的作用。正确运用合适的康复治疗手段对颈椎病的预防、治疗及术后康复均有非常重要的临床意义。

1. 物理因子治疗

物理因子治疗的主要作用是扩张血管、改善局部血液循环，解除肌肉和血管痉挛，消除神经根、脊髓及其周围软组织的炎症、水肿，减轻粘连，调节自主神经功能，促进神经和肌肉功能恢复。常用治疗方法如下。

(1) 直流电离子导入疗法：常用各种西药(冰醋酸、维生素 B_1、维生素 B_{12}、碘化钾、普鲁卡因等)或中药(乌头、威灵仙、红花等)置于颈背部，按药物性能接阳极或阴极，与另一电极对置或斜对置，每次通电 20 min，适用于各型颈椎病。

(2) 低频调制的中频电疗法：一般用 2 000~8 000 Hz 的中频电为载频，用 1~500 Hz 不同波形(方波、正弦波、三角波等)的低频电为调制波，以不同的方式进行调制并编成不同的处方。使用时按不同病情选择处方，电极放置方法同直流电，每次治疗一般 20~30 min，适用于各型颈椎病。

(3) 超短波疗法：一般用中号电极板两块，分别置于颈后与患肢前臂伸侧。急性期无热量，每天1次，每次12～15 min，慢性期用微热量，每次15～20 min。10～15次为1个疗程，适用于神经根型颈椎病（急性期）和脊髓型颈椎病（脊髓水肿期）。

（4）超声波疗法：频率800 kHz或1 000 kHz的超声波治疗机，声头与颈部皮肤密切接触，沿椎间隙与椎旁移动，强度用0.8～1.0 W/cm^2，可用氢化可的松霜做接触剂，每天1次，每次8 min，15～20次为1个疗程，适用于治疗脊髓型颈椎病。超声频率同前，声头沿颈两侧与两冈上窝移动，强度用0.8～1.5 W/cm^2，每次8～12 min，余同前，适用于治疗神经根型颈椎病。

（5）超声电导靶向透皮给药治疗：采用超声电导仪及超声电导凝胶贴片，透入药物选择2%利多卡因注射液。将贴片先固定在仪器的治疗发射头内，取配制好的利多卡因注射液1 mL分别加入两个耦合凝胶片上，再将贴片连同治疗发射头一起固定到患者颈前。治疗参数选择电导强度6 mA，超声强度4 W/m^2，频率3 Hz，治疗时间30 min，每天1次，10天为1个疗程，适用于治疗椎动脉型颈椎病和交感神经型颈椎病。

（6）高电位疗法：使用高电位治疗仪，患者坐于板状电极或治疗座椅上，脚踏绝缘垫，每次治疗30～50 min。可同时用滚动电极在颈后患区滚动5～8 min，每天1次，每12～15天为1个疗程，适用于各型颈椎病，其中以交感神经型颈椎病效果最佳。

（7）光疗：紫外线疗法即颈后上平发际下至T_2，红斑量（3～4生物量），隔日1次，3次为1个疗程，配合超短波治疗神经根型颈椎病（急性期）。红外线疗法即各种红外线仪器均可，颈后照射，每次20～30 min，适用于颈型颈椎病，或配合颈椎牵引治疗（先做红外线治疗）。

（8）超激光治疗：其治疗慢性疼痛的机制如下。

1）组织水平：国内研究发现超激光可促进神经损伤后神经传导功能的恢复，这可能与提高神经生长因子的促神经再生作用有关。但是，神经生长因子等产物，释放到幸存神经的周围，将促进未受损神经纤维上通道和受体的表达（如钠通道、TRVP1受体、肾上腺素受体），可导致周围敏化，诱发神经痛。因此，超激光治疗神经痛的生理病理机制有待进一步探究。此外，超激光治疗可以改善血管壁通透性，减轻炎性渗出，扩张局部血管，加速血液循环，促进炎性渗出物吸收及炎性细胞浸润消散的作用，从而减轻或解除急、慢性疼痛。

2）细胞水平：超激光治疗仪的光源为高级碘灯，其光线经过光滤波器筛选出波长为600～1 600 nm的近红外线，穿透组织可深达5 cm，穿透深度足以至关节软骨。有动物实验表明，超激光对软骨细胞有明显的促增殖作用，且增殖效果有剂量依赖性。低剂量增殖程度随照射剂量加大而升高，但到一定程度后，增殖效果反而开始有下降趋势。这与低剂量激光可以促进细胞增殖、高剂量则诱导细胞凋亡相符。

3）分子水平：国外学者证实超激光照射可下调类风湿性关节炎滑膜细胞IL－6、IL－20的表达，减少炎症反应，而IL－6、IL－20在类风湿性关节炎的疾病发生发展过程中具有关键作用。这些发现在组织学的不同水平说明超激光可以成为治疗慢性疼痛的有效治疗措施。

(9) 其他疗法：如磁疗、电兴奋疗法、音频电疗、干扰电疗、蜡疗、激光照射等治疗也是颈椎病物理治疗经常选用的方法，选择得当均能取得一定效果。

2. 牵引治疗

颈椎牵引治疗是颈椎病常用且有效的方法。颈椎牵引治疗有助于解除颈部肌肉痉挛，使肌肉放松，缓解疼痛；松解软组织粘连，牵伸挛缩的关节囊和韧带；改善或恢复颈椎的生理曲度；使椎间孔增大，解除神经根的刺激和压迫；拉大椎间隙，减轻椎间盘内压力。调整小关节的微细异常改变，使关节嵌顿的滑膜或关节突关节的错位得到复位；颈椎牵引治疗时必须掌握牵引力的方向（角度）、重量和牵引时间三大要素，才能取得牵引的最佳治疗效果。

(1) 牵引方式：常用枕颌布带牵引法，通常采用坐位牵引，但病情较重或不能坐位牵引时可用卧式牵引。可以采用连续牵引，也可以采用间歇牵引或两者相结合。

(2) 牵引角度：一般按病变部位而定，如病变主要在上颈段，牵引角度宜采用 0°~10°；如病变主要在下颈段（C_5~C_7），牵引角度应稍前倾，可在 15°~30°，同时注意结合患者舒适度来调整角度。

(3) 牵引重量：间歇牵引的重量可以以自身体重的 10%~20%确定，持续牵引则应适当减轻。一般初始重量较轻，如从 6 kg 开始，以后逐渐增加。

(4) 牵引时间：以连续牵引 20 min，间歇牵引 20~30 min 为宜，每天 1 次，10~15 天为 1 个疗程。

(5) 牵引注意事项：应充分考虑个体差异，年老体弱者宜牵引重量轻些，牵引时间短些，年轻力壮则可牵引重量重些、时间长些。牵引过程要注意观察询问患者的情况，如有不适或症状加重者应立即停止牵引，查找原因并调整、更改治疗方案。

(6) 牵引禁忌证：牵引后有明显不适或症状加重，经调整牵引参数后仍无改善者；脊髓受压明显、节段不稳严重者；年迈椎骨关节退行性变严重、椎管明显狭窄、韧带及关节囊钙化骨化严重者。

3. 手法治疗

手法治疗是颈椎病康复治疗的重要手段之一，是以颈椎骨关节的解剖及生物力学的原理为康复治疗基础，针对其病理改变，对颈椎及颈椎小关节进行推动、牵拉、旋转等手法的被动活动治疗，以调整颈椎的解剖及生物力学关系，同时对颈椎相关肌肉、软组织进行松解、理顺，达到改善关节功能、缓解痉挛、减轻疼痛的目的。常用的方法有中式手法及西式手法。中式手法指中国传统的按摩推拿手法，一般包括骨关节复位手法、软组织按摩手法和中医正脊技术。西式手法在我国常用的有麦肯基疗法（Mckenzie 疗法）、麦特兰德手法、美式脊椎矫正（chiropractic）等。

一般的手法推拿应对肩颈部做充分的放松，冈上肌、斜角肌、斜方肌、颈椎两旁的肌腱等软组织用按、揉、弹、拨的方法，重点点按一些相关的穴位，如大椎、曲垣、天宗、风府、风池，有头痛、头晕症状的点按翳风等。手法正骨可以使偏歪的棘突复位，调整颈椎小关节紊乱，以冯氏脊柱（定点）旋转复位法最为常用。

颈椎旋转手法运用恰当,可收到显著治疗效果,但若手法运用不熟练或不当,则会造成不同程度的损伤。医师在运用手法时要注意其禁忌证,如脊髓型颈椎病等。

常用的推拿方法如下。

(1)揉法:运用手指螺纹面、大鱼际、掌根或者全掌,做轻柔放松的揉转运动。

(2)捏法:用拇指和其他手指在患部进行对称性的挤压,以达到放松活血的目的。

(3)击法:用拳背、掌根、小鱼际、指尖、外物击打体表的动作。

(4)滚法:以手背近小指部作用于体表部,通过腕关节旋转的推动作用,使其在施术部位做连续不断地滚动。

(5)一指禅推法:用拇指端螺纹面施力,通过手腕的摆动,使拇指不断作用于患部或者穴位处。

颈椎病的手法治疗必须由经过专业训练的医务人员进行。手法治疗宜根据个体情况适当控制力度,尽量柔和,切忌暴力。难以除外椎管内肿瘤等病变者,椎管发育性狭窄者,有脊髓受压症状者,椎体及附件有骨性破坏者,后纵韧带骨化或颈椎畸形者,咽、喉、颈、枕部有急性炎症者,有明显神经症者,以及诊断不明的情况下,慎用或禁用任何推拿和正骨手法。

4. 运动治疗

颈椎病的运动治疗是指采用合适的运动方式对颈部等相关部位以至于全身进行锻炼。运动治疗可增强颈肩背肌的肌力,使颈椎稳定,改善椎间各关节功能,增加颈椎活动范围,减少神经刺激,减轻肌肉痉挛,消除疼痛,矫正颈椎排列异常或畸形,纠正不良姿势等。长期坚持运动治疗可促进机体的适应代偿过程,从而达到巩固疗效,减少复发的目的。颈椎病的运动治疗常用的方式有徒手操、棍操、哑铃操等,有条件也可用机械行颈椎柔韧性练习、颈肌肌力训练、颈椎矫正训练等。此外,还有全身性的运动如跑步、游泳、球类等也是颈椎病常用的治疗性运动方式。可以指导颈椎病患者采用"颈肩疾病运动处方"。运动治疗适用于各型颈椎病症状缓解期及术后恢复期的患者。具体的方式方法因不同类型颈椎病及不同个体体质而异,应在专科医师指导下进行。

5. 矫形支具应用

颈椎的矫形支具主要用于固定和保护颈椎,矫正颈椎的异常力学关系,减轻颈部疼痛,防止颈椎过伸、过屈、过度转动,避免造成脊髓、神经的进一步受损,减轻脊髓水肿,减轻关节突关节创伤性反应,有助于组织的修复和症状的缓解,配合其他治疗方法同时进行,可巩固疗效,防止复发。最常用的有颈围、颈托,其可应用于各型颈椎病急性期或症状严重的患者。颈托也多用于颈椎骨折、脱位,经早期治疗仍有椎间不稳定或半脱位的患者。乘坐汽车等交通工具时,无论有还是没有颈椎病,佩戴颈围保护都很有必要。但应避免不合理长期使用,以免导致颈肌无力及颈椎活动度不良。

值得注意的是,治疗期间卧床休息,可减少颈椎负荷,有利于关节突关节的创伤炎症消退、症状得以消除或减轻。颈托、颈围等支具也有相似作用,但不如卧床可靠。卧位时颈椎没有纵向的受力,而颈托、颈围等站位活动则仍然保持纵向的受力。卧床休息应当注意枕头的高度，莫使过高或过低。

二、预防

随着年龄的增长，颈椎间盘发生退行性变，几乎是不可避免的。颈椎的退行性变过程是一个长期而又缓慢的过程，因此对颈椎病来说，早预防、早发现和早治疗是其最好的预防措施。但在生活和工作中注意避免促进椎间盘退行性变的一些因素，则有助于延缓颈椎退行性变的发生与发展。

1. 正确认识颈椎病，树立战胜疾病的信心

颈椎病病程比较长，椎间盘的退行性变、骨质增生、韧带钙化等与年龄增长、机体老化有关。病情常有反复，发作时症状可能比较重，影响日常生活和休息。因此，一方面要消除恐惧悲观心理，另一方面要防止得过且过的心态，积极治疗。

2. 良好的休息

颈椎病急性发作期或初次发作的患者，要注意适当休息，病情严重者需要卧床休息2~3周。从颈椎病的预防角度看，应该选择有利于病情稳定、有利于保持脊柱平衡的床铺为佳。枕头的位置、形状与选料要有所选择，也需要一个良好的睡眠体位，做到既要维持整个脊柱的生理曲度，又要使患者感到舒适，达到使全身肌肉松弛，调整关节生理状态的作用。正确的睡姿应该是仰卧与左、右侧卧这三种姿势相互交替，避免长时间单一睡姿而导致人体生物力学结构失衡。另外注意侧卧睡觉时，枕头要加高到头部不出现侧屈的高度。而俯卧或半俯卧（又称过度侧卧）易压迫心、肺、乳房，以及扭曲颈椎、压迫肩关节和臂丛神经，应予以避免。

3. 科学应用保健操

运动是增强人体各项能力的常用方法。无论是颈椎病患者还是健康人群都可以通过经常参加身体锻炼，帮助活跃颈部的血液循环和代谢，增强颈部肌力，加强颈背肌肉等长抗阻收缩锻炼，提高颈椎的稳定性，从而预防颈椎病的发生，减轻颈椎相关症状。无任何颈椎病症状者，可以每天早、晚各数次进行缓慢屈伸、左右侧屈及旋转颈部的运动。

保健操的具体做法：① 将颈部缓慢向左侧屈，停留片刻，反方向做同样动作，反复做10次；② 将颈部缓慢转向左侧，停留片刻，反方向做同样动作，反复做10次；③ 将下颌内收，同时头用力向上顶，停留片刻，再放松还原到准备姿势，反复做10次；④ 将头颈向左前，缓慢向右做绕环动作，然后反方向做同样动作，反复做10次；⑤ 将头颈向左旋转，同时左手经体前伸向右肩上方，停留片刻，反方向做同样动作，反复做10次；⑥ 将头颈向左侧弯，同时左手经头顶上方去触碰右耳朵，停留片刻，反方向做同样动作，反复做10次；⑦ 先低头含胸，两臂在胸前交叉，尽量伸向对侧，左臂在上，挺胸，两臂展开尽量外旋，肘屈曲与肩相平，同时头颈向左旋转，眼睛看着左手，停留片刻，反方向做同样动作，反复做10次。

4. 戒烟

颈椎患者戒烟或减少吸烟对其缓解症状，逐步康复，意义重大。

5. 避免咽喉部的反复急慢性感染

适当锻炼，增强体质；注意口腔、鼻咽部健康，坚持刷牙，防受凉，可戴口罩等防护，避免辛辣等刺激食物。

6. 避免长期低头姿势

银行与财会专业人士、办公室伏案工作者、电脑操作等人员，长期的低头体位使颈部肌肉、韧带长时间受到牵拉而劳损，加速颈椎间盘发生退行性变。工作 1 h 左右后应改变体位，定时做抬头锻炼，适当调整座椅高度及座椅与工作台面的距离，尽量减少低头的幅度。在条件允许的情况下可以尝试改善工作环境，如将桌面改为呈 30°的平面工作台，这样可以减少伏案工作时颈椎的负荷。既往文献提出，每隔 20 min 休息 1 次者效果为佳。改变不良的工作和生活习惯，如卧在床上阅读、看电视等。

7. 颈部放置在生理状态下休息

一般成年人颈部垫高约 10 cm 较好，高枕使颈部处于屈曲状态，其结果与低头姿势相同。侧卧时，枕头要加高至头部不出现侧屈的高度。避免过度负重和人体震动进而减少对椎间盘的冲击。长时间固定姿势工作者，也应定时活动颈部，以锻炼颈背部肌肉，或自己对颈椎部位做适当按摩，这样可有效缓解颈部的疲劳，还可提高工作质量。

8. 避免颈部外伤

乘车外出应系好安全带并避免在车上睡觉，以免急刹车时因颈部肌肉松弛而损伤颈椎。避免头颈负重物，避免过度疲劳。出现颈肩臂痛时，在明确诊断并除外颈椎椎管狭窄后，可行轻柔按摩，避免过重的旋转手法，以免损伤椎间盘。

9. 避免风寒、潮湿

注意颈肩部保暖，夏天注意避免风扇、空调直接吹向颈部，出汗后不要直接吹冷风，或用冷水冲洗头颈部，或在凉枕上睡觉。如遇到淋雨受湿要及时擦干。

10. 重视青少年颈椎健康

随着青少年学业竞争压力的加剧，长时间的看书学习对广大青少年的颈椎健康造成了极大危害，从而出现颈椎病发病低龄化的趋势。建议在中小学乃至大学中，大力宣传有关颈椎的保健知识，教育学生们树立颈椎的保健意识，重视颈椎健康，树立科学学习、健康学习的理念，从源头上杜绝颈椎病。

11. 不同体质颈椎病的中医预防

体质是人体生命过程中，在先后天获得的基础上受多方面影响所形成的相对稳定的身体状态。既然体质具有相对稳定的特性，就决定了其具有可调性。通过对体质进行分析，改善其明显的偏颇体质(阳虚质、血瘀质、痰湿质)，使体质向着平和质的方向发展，这对颈椎病的预防及其发生、发展均具有重要的作用。

(1) 阳虚质：形成原因既有先天禀赋不足、胎养不当，也有饮食、环境、生活起居及药物等后天因素。各种原因引起的阳气不足是其根本原因，因此对于阳虚质颈椎病患者，预防的关键在于调补阳气。平素饮食注意调节，多摄入温阳散寒之品，如牛肉、羊肉、葱、生姜、蒜、桂圆等，慎食螃蟹、海参、海蜇、苦瓜等苦寒之品；宜多食温热属性的水果，如菠萝、荔枝、榴梿，尽量减少梨、西瓜、荸荠等生冷寒凉之品的摄入。平素个人居所宜干燥、温暖、通风，避免长期在阴暗、潮湿、寒冷的环境下工作、生活。正所谓“春夏养阳，秋冬养阴”，春夏两季是调养阳虚质的最佳时间。此体质患者应特别注重春夏季节的养生，平素宜夜卧早起，通过锻炼身体来振奋、提升阳气，促进阳气的生发和流通。在阳光充足的上午选择和缓的运动项目，如散步、慢跑、太极拳、八段锦等适合自己的项目，但运动强度应以微微汗出、不感到劳累为宜，使机体顺应自然阳气的生发之势，出汗后及时更换干燥衣物并避免风寒，维护身体的阳气。而秋冬两季则宜早卧晚起，可在室内适当锻炼，外出时穿保暖衣物，特别注意颈部的保暖，佩戴围巾，以避风寒，使机体顺应自然阳气敛藏之势，减少阳气的耗散；同时春夏季节尽量避免空调的使用，以免遏制机体阳气的生发，可适当泡温泉；冬春季节适当多晒阳光，睡前可用温水或在温水里适当加入温经散寒药物泡脚，以升发机体的阳气，温肾助阳。阳虚质颈椎病患者的性格多内向、沉静，故平时可多听轻松欢快的音乐，跳舞，唱歌，多与朋友聊天，以舒畅情志。药物以温阳补肾之品为主，处方选用金匮肾气丸、右归丸加减等，可将这些药物制作成膏方进行调理。

（2）血瘀质：是由于血液的生成和运行发生障碍，使瘀血滞内不消散而形成。这主要与急性损伤、慢性劳损、生活过于安逸、年龄等因素有关。因此，对于血瘀质颈椎病患者，调理原则为活血祛瘀、疏利通络，气血经脉运行通畅而瘀血自去。平时应注意安全，避免摔倒，尤其是老年患者，本就气虚，摔伤后更易致血瘀，若急性损伤后，尽可能及时处理，适时运用活血药物，避免瘀血形成；尽可能避免长时间低头伏案工作，若颈部需长时间向某一方向屈曲时，应间隔一段时间向其反方向转动，并重复数次，同时避免寒冷刺激；养成规律的作息时间，并保证充足的睡眠，避免熬夜；多锻炼身体，在空旷且空气清新的地方选择如舞蹈、八段锦、太极拳、五禽戏等有助于气血运行的活动项目，使身体各部位活动起来，促进经脉气血运行，减少瘀血形成的条件；当工作或生活中遇到烦恼，心情忧郁的时候，多与家人或朋友倾诉，及时消除不良情绪；学会与人沟通，加强人际关系的交往，保持积极乐观的人生态度；注意饮食的调摄，多食山楂、桃仁、黑豆等具有疏肝行气、活血化瘀作用的食物，也可在日常饮食中适当添加具有理气活血养血的药品，如陈皮、乌药、黄芪、当归、丹参、三七等，少吃油腻寒凉的食物。中药调理宜气血并重，调理原则为补偏救弊，纠正其瘀血倾向，以补气养血活血为主，如可选用桃红四物汤加减化裁调理，还可配合推拿、拔罐、刮痧、针灸、放血疗法，使机体达到阴阳平衡，颈部气血通畅，从而减少颈椎病的发生。

（3）痰湿质：多由于先天脾胃禀赋不足，后天饮食不节，过食肥甘厚味，致脾运化失职，后天之本失养，脾弱湿滞，津液失于蒸化而为痰浊。因此，对于痰湿质颈椎病患者，调体原则为健脾利湿、行气化痰。平素饮食以清淡为主，少食肥甘厚味，多食健脾、辛温燥湿、淡渗利湿的食物，如薏苡仁、韭菜、萝卜、冬瓜、葡萄、菠萝等，尤其适合食用具有辛温行气作用的魔芋、大蒜、洋葱等，而阻碍脾胃运化的食物如肥肉、巧克力等应尽量避免食用；同时注意控制进食量，戒烟少酒；避免久居潮湿之地，经常晒太阳或进行日光浴，勤晒衣物及被褥；在湿冷的气候条件下，应减少户外活动，避免受寒淋雨，淋雨后及时更换干燥衣物;劳逸适度,宜根据自身健康状况选择户内或户外运动,以有氧运动为主,如散步、游泳、太极拳、八段锦等,以保持气血和畅,气行水湿自化,勿过于安逸;运动以适当发汗,有助于体内湿气排出,切勿大汗,以免耗散阳气;适当安排外出旅游度假,舒畅情志,促进机体气机的顺畅。中药调理以调理肺、脾、肾等脏腑为主,如可选用王琦自拟化痰祛湿方,其物组成为生蒲黄 10 g、黄芪 60 g、苍术 20 g、茯苓 30 g、肉桂 10 g、荷叶 30 g 等。

第六节　颈椎病的预后和护理

一、颈椎病的预后

对于颈椎病的病情评估和手术治疗的疗效评价,推荐采用国际通行的评价标准,包括日本骨科协会评估治疗(Japanese Orthopaedic Association scores,即 JOA 评分)、Northwick Park 颈痛量表与颈椎失能指数等(表 1-1~表 1-3)。

表 1-1　日本骨科协会评估治疗(JOA 评分)

颈椎 JOA 评分
1. 上肢运动功能(4 分) 0 分: 自己不能持筷或勺进餐 1 分: 能持勺,但不能持筷 2 分: 虽手不灵活,但能持筷 3 分: 能持筷及做一般家务劳动,但手笨拙 4 分: 正常
2. 下肢运动功能(4 分) 0 分: 不能行走 1 分: 即使在平地行走也需用支持物 2 分: 在平地行走可不用支持物,但上楼时需用 3 分: 平地或上楼行走不用支持物,但下肢不灵活 4 分: 正常
3. 感觉(6 分) A. 上肢 0 分: 有明显感觉障碍 1 分: 有轻度感觉障碍或麻木 2 分: 正常 B. 下肢与上肢评分相同 C. 躯干与上肢评分相同
4. 膀胱功能(3 分) 0 分: 尿潴留 1 分: 高度排尿困难,尿费力,尿失禁或淋漓 2 分: 轻度排尿困难,尿频,尿踌躇 3 分: 正常

注: 改善指数=治疗后评分-治疗前评分;治疗后评分改善率=[(治疗后评分-治疗前评分)/治疗前评分]×100%。

表 1-2　Northwick Park 颈痛量表(NPQ)

我们设计本问卷的目的,是了解您所患的疾病如何影响你的日常生活能力。请回答每一个部分的问题,并在一个适用的方格内用"√"标示您的答案。您也许会发现在同一部分内有两种描述都适用于您,但请您只选择一个方格,而这答案必须能够最贴切地描述您的问题。

请记住:您只需要在每个部分标示一个方格。

1. 现在颈痛的程度

☐ 没有颈痛　☐ 温和　☐ 中等　☐ 很厉害　☐ 简直不可想象

2. 颈痛与睡眠

☐ 颈痛从不干扰我睡眠　☐ 颈痛有时会干扰我睡眠

☐ 颈痛经常会干扰我睡眠　☐ 颈痛使我每晚的睡眠时间少于 5 h

☐ 颈痛使我每晚的睡眠时间少于 2 h

3. 在夜晚感到手臂发麻或针刺般的情况

☐ 我在夜晚并不感到手臂发麻或无针刺般的感觉

☐ 我有时会在夜晚感到手臂发麻或有针刺般的感觉

☐ 在夜晚手臂发麻或有针刺般的感觉,经常打扰我睡眠

☐ 在夜晚手臂发麻或有针刺般的感觉,使我每晚的睡眠时间少于 5 h

☐ 我的手臂发麻或有针刺般的感觉,使我每晚的睡眠时间少于 2 h

4. 每天症状持续的时间

☐ 我的颈部和手臂整体都觉得异常

☐ 我起床时会觉得颈部和手臂有不适的症状,但不超过 1 h

☐ 颈部和手臂不适的症状时有时无,总共持续 1~4 h

☐ 颈部和手臂不适的症状时有时无,总共持续超过 4 h

☐ 颈部和手臂不适的症状持续不断,整天都有

5. 携带物件

☐ 我可携带重物(5 kg 或以上)而不感到额外的痛楚

☐ 我可携带重物(5 kg 或以上),但这令我感到额外的痛楚

☐ 痛楚令我不能携带重物,但若物件的重量中等(2~3 kg),我便可以应付

☐ 我只可以拿起轻的物件(2 kg 以下)

☐ 我什么东西都拿不起来

6. 阅读及看电视

☐ 多久都可以,没有任何困难

☐ 如果我的姿势适当,多久都可以

☐ 多久都可以,但会产生额外的痛楚

☐ 痛楚使我不得不提早结束这些活动

☐ 痛楚使我根本无法阅读及看电视

7. 工作、家务之类

☐ 我可以做平时的工作而不感到额外的痛楚

☐ 我可以做平时的工作,但这使我感到额外的痛楚

☐ 痛楚使我只能做平时工作量的一半或以下

☐ 痛楚使我只能做平时工作量的 1/4 或以下

☐ 痛楚使我根本无法工作

续 表

8. 社交活动
☐ 我的社交生活正常,并不导致额外的痛楚
☐ 我的社交生活正常,但会增加颈痛的程度
☐ 颈痛限制了我的社交生活,但我仍可以外出活动
☐ 颈痛使我的社交生活只能限于居所之内
☐ 颈痛使我没有社交生活

9. 驾驶(如果您连健康时也不驾驶的话,不必回答本题)
☐ 我有需要便可以驾驶,不会感到不适
☐ 我有需要便可以驾驶,但会感到不适
☐ 颈部的痛楚或僵直情况存在时会限制我驾驶
☐ 颈部的痛楚或僵直情况经常限制我驾驶
☐ 颈痛症状使我根本无法驾驶

总结:与上一次回答本问卷时的情况相比,您现在的颈痛
☐ 好了很多　☐ 稍微好了　☐ 一样　☐ 稍微差了　☐ 差了很多

NPQ 百比分:

注:每一题各项按从上到下(或从前到后)得分依次为 0、1、2、3、4 分;如果受试者不曾有驾驶的经历,则第 9 题不必回答,即使回答了亦不纳入计分中;如果 9 题全部回答,则 NPQ 百分比为 9 题总得分/36×100%;如果仅回答 8 题,则 NPQ 百分比为 8 题总得分/36×100%。

表 1-3　颈椎失能指数(NDI)

该问卷专门设计为医务人员了解颈椎疼痛对您日常活动的影响。请根据您最近 1 周的情况,在每个项目下选择 1 个最符合或与您最接近的答案,并在左侧的方框内打"√"。每项 6 个选择,分值从 0 分到 5 分,总分从 0 分(无残疾)到 50 分(完全残疾)。

1. 疼痛强度
☐ 我没有颈部、肩部疼痛　☐ 我现在有非常轻微的疼痛
☐ 我现在有中度的疼痛　☐ 我现在有较严重的疼痛
☐ 我现在有非常严重的疼痛　☐ 我疼痛的程度严重得难以想象

2. 生活情况(洗漱、穿衣等)
☐ 我能正常的自理生活不引起特殊疼痛　☐ 我能正常的自理生活但引起特殊疼痛
☐ 自理生活时会疼痛因此必须缓慢、小心　☐ 生活大部分可自理但需要帮忙
☐ 生活每天都需要帮忙　☐ 难以洗漱、穿衣,因而需要卧床

3. 提物
☐ 我可以提物而不引起特殊疼痛
☐ 我可以提物但引起特殊疼痛
☐ 疼痛使我不能从地面上提起重物,但如放在台子上我可以移动它
☐ 疼痛使我不能从地面上提起重物,但对于放在台子上的轻、中重物体我可以移动它
☐ 我只能提很轻的物体
☐ 我完全不能提任何物体

续 表

4. 阅读
□ 我能长时间阅读而不引起颈部疼痛
□ 我能长时间阅读只引起轻微颈部疼痛
□ 我能长时间阅读但会引起中度颈部疼痛
□ 因为颈部疼痛我不能长时间阅读
□ 因为颈部疼痛我进行阅读很困难
□ 因为颈部疼痛我无法进行阅读
5. 头疼
□ 我从不头疼
□ 我有时有轻度头疼
□ 我有时有中度头疼
□ 我经常有中度头疼
□ 我经常有严重头疼
□ 我时刻都有头疼
6. 集中注意力
□ 我能很轻易地集中注意力
□ 我能集中注意力但有一点点困难
□ 我能集中注意力但有中度困难
□ 集中注意力对我来说很困难
□ 集中注意力对我来说非常困难
□ 我无法集中注意力
7. 工作
□ 我想做多少工作都能完成
□ 我只能完成我日常的工作
□ 我只能完成我日常工作中的大部分
□ 我不能完成我日常的工作
□ 我几乎不能工作
□ 我根本不能工作
8. 开车
□ 我能长时间开车而不引起颈部疼痛
□ 我能长时间开车只引起轻微颈部疼痛
□ 我能长时间开车但会引起中度颈部疼痛
□ 因为颈部疼痛我不能长时间开车
□ 因为颈部疼痛我开车很困难
□ 因为颈部疼痛我无法开车
9. 睡眠
□ 我睡眠没问题
□ 我睡眠因为颈部疼痛受到轻微影响(失眠小于 1 h)
□ 我睡眠因为颈部疼痛受到轻度影响(失眠 1~2 h)
□ 我睡眠因为颈部疼痛受到中度影响(失眠 2~3 h)
□ 我睡眠因为颈部疼痛受到重度影响(失眠 3~5 h)
□ 我睡眠因为颈部疼痛完全受到影响(失眠 5~7 h)
10. 娱乐
□ 我能进行日常的娱乐活动而没有颈部疼痛
□ 我能进行日常的娱乐活动只引起轻微颈部疼痛
□ 因为颈部疼痛我只能进行日常娱乐活动的大部分而不是全部
□ 因为颈部疼痛我只能进行小部分的日常娱乐活动
□ 因为颈部疼痛我的日常娱乐活动很少
□ 因为颈部疼痛我无法进行日常娱乐活动

注：颈椎功能受损指数(%)=[项目总得分/(完成得项目数×5)]×100%。结果判断：0~20%，表示轻度功能障碍；20%~40%，表示中度功能障碍；40%~60%，表示重度功能障碍；60%~80%，表示极重度功能障碍；80%~100%，表示完全功能障碍或应详细检查有无夸大症状。

各型颈椎病由于其病理改变各异而存在不同的预后。预后的一般规律如下。

1. 颈型颈椎病

大多数患者的预后较好。只要注意加强防护，避免各种诱发因素，绝大多数患者可获得痊愈,但如果继续增加颈椎的负荷或不能有效地遏制各种诱发因素,则有可能使病程延长或病情进一步发展。

2. 神经根型颈椎病

神经根型颈椎病可由于病理改变的不同而出现不同的预后。

(1) 单纯的颈椎髓核突出所致的患者,大多数预后良好,治愈后很少有再复发的现象。

(2) 髓核脱出并已形成粘连的患者,易残留症状(一般指相应神经根支配区域的疼痛、麻木等)。

(3) 钩椎关节增生的患者,早期及时的治疗可获得较为满意的预后。如果病程较长,根管处已形成蛛网膜下腔粘连的患者,则易引起症状迁延,预后不满意。

(4) 骨质增生广泛,导致根性痛的患者,不仅治疗复杂,而且预后也较差。

3. 脊髓型颈椎病

脊髓型颈椎病患者预后的相关因素包括年龄、术前神经功能状态、病程等,患者的年龄越大、术前神经功能状态越差、病程越长,预后越差。MRI 检查发现髓内 T_2 高信号可能提示预后较差,但相关性尚不明确。MRI 弥散张量成像(MR - diffusion tensor imaging,MR DTI)检查能够测得具体各向异性值(fractional anisotropy,FA)值,对脊髓型颈椎病的预后更加有意义。

(1) 颈椎间盘突出或脱出所致的患者预后较好,治愈后如能注意加强防护则少有复发。

(2) 椎间盘的中央型突出患者对各种治疗方法的反应收效快,预后也相对满意。

(3) 椎管矢状径明显狭小并伴有较大骨质增生的患者,预后较差。

(4) 高龄患者,且存在全身严重疾病或主要脏器(心、肝、肾等)功能不佳者,预后也差。

(5) 病程超过 1 年且病情严重的患者,尤其是存在脊髓变性者,预后最差。

4. 椎动脉型颈椎病

预后大多良好,尤其是由颈椎不稳所致者。

5. 食管压迫型颈椎病

单纯型的患者预后良好。

6. 混合型颈椎病

由于其诊断上较为复杂,需要与多种疾病相鉴别,导致治疗难度增加,因此预后也相对较差。

二、颈椎病的护理

(一) 临证施护

1. 非手术治疗护理

(1) 风寒痹阻证:颈、肩、上肢串痛麻木,以痛为主,头有沉重感,颈部僵硬,活动不利,恶寒畏风。舌淡红,苔薄白,脉弦紧。治则:祛风散寒,祛湿通络。代表方:葛根汤加减。中成药:骨痹通天丸。

1) 病室宜阳光充足,注意保暖,避免感受风寒湿邪,忌卧水泥地、湿地,夏季避免受凉。运动要适量,避免过度疲劳。

2)用手掌搓热后放于颈部及大椎穴,或用艾条灸大椎、风池、足三里穴各15 min,每天2次。

3)院内制剂金黄散外敷+TDP灯照射颈部。

4)手法治疗后应绝对卧床休息1~2 h,轴式翻身,颈部制动。

5)下床时必须戴颈托,固定颈部,以保持颈椎稳定性。避免久坐久站,注意休息。

(2)血瘀气滞证:颈肩部、上肢刺痛,痛处固定,伴有肢体麻木。舌质暗,脉弦。治则:行气活血,通络止痛。代表方:身痛逐瘀汤加减。中成药:活血通瘀胶囊。

1)嘱患者卧床休息,不宜劳累,做好保暖工作。起居动作要缓慢,避免头部体位迅速改变,观察并记录眩晕发作时间、程度、性质及血压脉象变化。

2)可用示指、中指指腹点按鸠尾、中脘、脐周1 cm的阿是穴,各3 min。顺时针提捏推揉脐周3 cm,持续3 min。拇指指腹从上而下按压脊柱棘突及脾俞、胃俞各3 min。针刺气海、关元、百会、足三里等,或用艾条灸中脘、气海、足三里各15 min,每天2次。

3)院内制剂金黄散外敷+TDP灯照射颈部,以达到活血化瘀,通经止痛的作用。

4)中药离子导入法:使用科室经验方(防风、威灵仙、川乌、草乌、透骨草、续断、狗脊、红花、川椒),每天1次,每次20 min,10天为1个疗程,以达到活血化瘀,行气止痛的作用。

(3)痰湿阻络证:头晕目眩,头重如裹,四肢麻木,纳呆。舌暗红,苔厚腻,脉弦滑。视物不清、恶心、呕吐、耳鸣、耳聋等,甚至发生猝倒。治则:祛湿化痰,通络止痛。代表方:当归拈痛汤加减。中成药:壮骨伸筋胶囊。

(二)用药护理

1. 活血通络药物

临床常用桃红四物汤加减、丹红注射液、注射用血塞通等药物。

2. 脱水消肿药物

临床常使用此类药物缓解被压迫神经的水肿情况,常用药物有甘油果糖注射液等。

3. 消炎镇痛药物

消炎镇痛药有塞来昔布、氯诺昔康、曲马多等。

4. 祛风散寒类药物

此类药物宜饭后热服。

5. 活血化瘀类药物

此类药物宜饭后温服。

6. 补益类药物

此类药物宜饭前服用。

7. 金黄散

外敷或中药穴位贴敷此药并注意观察局部皮肤有无过敏反应,若有过敏反应及时通知医生。

（三）饮食护理

多进食高蛋白质、富含维生素、易消化食物，多食新鲜蔬菜、水果，忌进食生冷、油腻、煎炸、厚味饮食。

1. 风寒痹阻型

饮食宜偏温性，忌生冷，如葛根、狗肝菜、干姜、樱桃等。

2. 血瘀气滞型

患者饮食宜清淡易消化，多食蔬菜、水果，忌油腻、辛辣刺激之品。可给予三七炖鸡、红花粥以活血化瘀、行气止痛。

3. 痰湿阻络型

节制饮食，宜食健脾清热利湿之品，如山药莲子粥、荷叶粥、冬瓜、玉米等以升清降浊，多食瓜果、蔬菜，保持大便通畅，忌食肥甘厚腻、生冷荤腥等刺激之品。

4. 脾肾不足型

饮食宜富有营养，宜食滋补肝肾食品，如甲鱼、猪肾、核桃肉、莲子、芝麻、木耳等，忌辛辣、煎炸食品。

5. 气血亏虚型

加强饮食调护，以健脾胃、补益气血为主，如猪肝、瘦肉、当归、阿胶、熟地黄等，但避免饮食过量，且忌生冷食物。

（四）功能锻炼

功能锻炼应注意循序渐进，注意自身耐受，防止因过度活动而导致的颈部拉伤。

（1）项臂争力：双手交叉紧贴头枕部，头颈向后用力抵抗双手，双手向前用力抵抗头颈。

（2）双肩划圈：双肩同时向后划圈，宜感到肩部酸胀为宜，动作幅度宜大。

术后卧床休息应拿掉颈托，行头手功能锻炼，头部抗阻训练，12 h 后下床活动时须佩戴颈托。

长期伏案工作者应定期远视，缓解颈部肌肉的慢性劳损，在工作或工作之余，应坚持功能锻炼使肌肉有力以保持颈椎的稳定性。

（五）生活护理

（1）避免长期伏案工作、低头玩手机、卧床屈颈看书、看手机等。

（2）保持正确坐姿，坐位时头正、身直，不扭曲颈部和腰部，定时改变体位，不长期处于一个体位不活动。

（3）座椅高度应适中，端坐时双脚刚好能触及地面为最佳。

（4）睡觉应保持颈部与躯体呈一条直线，避免颈部弯曲、过伸；枕头高度应保持正常生理曲度，避免悬空，以一拳高度为宜。

（5）坐车、开车应系好安全带，保护脊柱，避免外伤。

（6）避免颈部受凉、强迫体位等。

（7）避免做颈部过伸过屈活动，脊髓型颈椎病患者，在洗脸、刷牙、饮水、写字时，要避免颈部过伸、过屈活动。

（8）在患病期间，应停止做某些过度活动颈椎的活动，如擦高处的玻璃、打牌等。

（9）改正不良姿势，减少劳损，每低头或仰头 1~2 h，需要做颈部活动，以减轻肌肉的紧张度。

（10）在未诊断清楚情况下不能做按摩和推拿，否则会加重病情。

（11）戒烟戒酒，防风寒、潮湿，避免午夜、凌晨洗澡或受风寒袭击，注意颈部保暖。

参考文献

阿日亚，王乌日娜，玉凤，2017. 青少年颈椎病的病因分析、预防措施及蒙医康复治疗[J]. 中国民族医药杂志，9：62，63.

鲍建敏，林晓洁，陈务华，等，2016. 颈椎病患者中医体质类型分布及相关性研究[J]. 中国医学创新，13(13)：90－93.

曹芳，仇雪，奚军，2006. 保健操在颈椎病康复治疗中的作用[J]. 中国民康医学杂志，27(7)：49，50.

陈平，于龙，2015. 颈椎病非手术综合疗法的合理选择[J]. 深圳中西医结合杂志，25(13)：86，87.

陈广林，冯婷婷，徐世涛，等，2018. 低温等离子髓核成形术治疗神经根型颈椎病的临床观察[J]. 中国骨伤，31(8)：729－733.

陈鸿儒，董祈苍，2003. 颈椎病微创手术研究进展[J]. 骨与关节损伤杂志，18(9)：644－647.

陈厚坪，陈宗雄，2017. 从中医体质类型论颈椎病的预防[J]. 中医正骨，29(6)：39－41.

陈威烨，王辉昊，梁飞凡，等，2016. 牵引治疗颈椎病的研究进展[J]. 中国康复医学杂志，31(5)：599－601.

陈仲强，刘忠军，党耕町，2013. 脊柱外科学[M]. 北京：人民卫生出版社.

楚万忠，李晓光，王晓庆，等，2007. 应用经皮椎间盘激光汽化减压术治疗神经根型颈椎病的体会[J]. 中国矫形外科杂志，15(21)：1659，1660.

刁永帅，柳源，冯奇，等，2018. 中医整脊法治疗神经根型颈椎病的研究进展[J]. 中国中医急症，27(9)：1667－1669.

丁敏，蒋亚秋，冯骅，等，2012. 微创埋线疗法治疗神经根型颈椎病疗效观察[J]. 上海针灸杂志，31(12)：900，901.

丁晓燕，顾明红，温桂兰，等，2018. 交感型颈椎病的微创治疗进展[J]. 解放军医药杂志，30(8)：107－110.

丁新亚，张弘，刘娜，2013. 非手术治疗颈椎病[J]. 吉林医药学院学报，34(4)：269－271.

范圣登，袁岩，张永俊，等，2014. 椎旁神经阻滞治疗神经根型颈椎病疗效观察[J]. 齐齐哈尔医学院学报，35(21)：3143，3144.

冯常武，卢杰，2015. 中西医结合治疗神经根型颈椎病的效果观察[J]. 中国实用神经疾病杂志，18(11)：86，87.

付俊，2014. 胶原酶溶盘术治疗神经根型颈椎病的临床观察[J]. 中国保健营养(中旬刊)，24(2)：922.

高展军，2017. 老年性颈椎病非手术治疗方法研究进展[J]. 青岛医药卫生，49(6)：447－449.

郭骏，胡攀，任伟剑，等，2016. 后路椎间孔镜下开窗减压髓核摘除术治疗单节段神经根型颈椎病[J]. 中医正骨，28(9)：37－39.

郭光文，王序，2008. 人体解剖彩色图谱[M]. 2 版. 北京：人民卫生出版社.

郭天旻，2017. 颈椎病的病因和预防[N]. 上海中医药报，2017－9－22.

韩济生，樊碧发，2012. 疼痛学[M]. 北京：北京大学出版社.

郝定均,2011. 脊柱创伤外科治疗学[M]. 北京：人民卫生出版社.
郝延科,王晓英,崔凯莹,2018. 颈椎病中西医结合治疗[M]. 北京：科学出版社.
何正保,陈南萍,吴爱萍,等,2013. 以小针刀为主的综合疗法治疗颈椎病的疗效观察[J]. 临床合理用药杂志,6(25)：149,150.
胡湘玉,2016. 低温等离子治疗盘源性颈椎病的研究[J]. 医药论坛杂志,37(7)：125,126.
黄昊飞,2016. 中医多途径治疗椎动脉型颈椎病临床分析[J]. 亚太传统医药,12(14)：130,131.
黄英华,张金龙,2014. 中医适宜技术治疗神经根型颈椎病疗效观察[J]. 中国实用神经疾病杂志,17(5)：88,89.
黄征宙,2015. 颈型颈椎病的治疗进展[J]. 全科护理,13(23)：2245－2247.
仉建国,叶启彬,邱贵兴,2002. 微创技术在脊柱外科中的应用[J]. 中国微创外科杂志,4(2)：262.
纪树荣,2011. 运动疗法技术学[M]. 北京：华夏出版社：273.
冀逢贵,张娟,张成斌,等,2013. 射频消融术联合臭氧注射治疗神经根型颈椎病的临床疗效观察[J]. 山西医药杂志,42(23)：1407,1408.
康雄,王锁良,2017. 颈椎旁神经阻滞治疗神经根型颈椎病的相关分析[J]. 临床医学研究与实践,2(10)：11,12.
柯尊华,王静怡,2014. 颈椎病流行病学及发病机理研究进展[J]. 颈腰痛杂志,35(1)：62－64.
李波霖,周宾宾,张鸿升,等,2014. 中医外治神经根型颈椎病研究进展[J]. 江西中医药,45(7)：74－77.
李春根,江泽辉,李鹏洋,等,2017. 低温等离子髓核消融术治疗神经根型颈椎病的中期临床疗效观察[J]. 中国微创外科杂志,5(17)：402－406.
李春根,王飞,牟明威,等,2012. 应用低温等离子髓核消融术治疗颈椎病[J]. 医学研究杂志,12(41)：126－128.
李素珍,刘为萍,2014. 颈椎保健操对颈椎病的预防及治疗作用研究[J]. 中华中医药杂志,40(4)：1353,1354.
李跃华,马静哲,李高峰,等,2000. 颈硬膜外药物灌注围领外固定等综合治疗交感型颈椎病 62 例临床报道[J]. 实用骨科杂志,6(4)：255,256.
李增春,陈德玉,吴德升,等,2008. 第三届全国颈椎病专题座谈会纪要[J]. 中华外科杂志,46(23)：1796－1799.
李志忠,李志波,2013. 水针刀结合手法治疗神经根型颈椎病 48 例临床分析[J]. 世界最新医学信息文摘,13(11)：223,224.
梁里昂,李力仙,郭天林,2015. 脊髓型颈椎病手术治疗新进展[J]. 现代生物医学进展,15(29)：5758－5761.
林波,李曦光,廖华君,2014. 传统推拿手法配合神经阻滞疗法治疗神经根型颈椎病的疗效观察[J]. 山东大学学报(医学版),52(S1)：55,56.
林翔红,崔振芳,2008. 小针刀配合星状神经节阻滞治疗交感型颈椎病 200 例报告[J]. 山东医药,48(39)：87.
刘建成,庞日朝,董超,2015. 龙氏治脊疗法配合药物治疗椎动脉型颈椎病的临床研究[J]. 中国中医骨伤科杂志,11(9)：23－25.
刘晓东,凌雪唯,林娟,2017. 超激光治疗慢性疼痛的研究进展[J]. 中国疗养医,26(7)：694－697.
卢振和,高崇荣,宋文阁,2008. 射频镇痛治疗学[M]. 郑州：河南科学技术出版社.
吕慧,张锦明,2017. 神经根型颈椎病的临床治疗现状与进展[J]. 医学综述,23(12)：2390－2399.
吕岩,程建国,樊碧发,等,2018. ICD－11 慢性疼痛分类中文编译版[J]. 中国疼痛医学杂志,24(11)：801－805.
马明,张世民,2014. 青年颈椎病的研究进展[J]. 中国骨伤,27(9)：792－795.
难登崑,黄晓琳,燕铁斌,2013. 康复医学[M]. 5 版. 北京：人民卫生出版社.
牛青松,2017. 经椎间孔选择性神经根阻滞术治疗神经根型颈椎病的疗效[J]. 中国实用神经疾病杂志,20(11)：115－117.
邱鹏远,潘略韬,陈国,等,2019. 超声引导下神经根阻滞术治疗神经根型颈椎病的效果观察[J]. 临床医学工程,26(1)：13,14.
神经根型颈椎病诊疗规范化研究专家组,2015. 2015 年神经根型颈椎病诊疗规范化的专家共识[J]. 中华外科杂志,53(11)：812－814.

帅彬,2018. 三维平衡正脊技术治疗颈椎间盘突出症[M]. 济南：山东科学技术出版社.
司马蕾,高军大,樊碧发,2005. 交感神经维持性疼痛及其治疗进展[J]. 中国疼痛医学杂志,11(2)：104－108.
孙琳,杨晓秋,周泽军,等,2013. DSA 引导臭氧联合射频热凝术治疗颈椎间盘突出症的临床评价[J]. 中国疼痛医学杂志,19(1)：3－7.
孙涛,马玲,宋文阁,等,2005. 细针微创注射胶原酶治疗神经根型颈椎病[J]. 颈腰痛杂志,26(3)：201－203.
孙建峰,丁晓虹,段俊峰,2014. 颈椎病的分型与诊断[J]. 颈腰痛杂志,35(2)：108－111.
唐勇,贾治伟,吴剑宏,等,2016. 脊髓型颈椎病预后相关因素的研究进展[J]. 中国骨伤,29(3)：216－219.
万政佐,阙彬,梁志鹏,等,2016. 超声联合神经刺激器引导选择性颈神经根阻滞治疗神经根型颈椎病的疗效[J]. 浙江临床医学,18(9)：1599,1600,1608.
汪珈任,陈雷,费路益,等,2018. Maitland 手法治疗神经根型颈椎病的研究进展[J]. 按摩与康复医学,9(20)：83,84.
王冰,段义萍,张友常,等,2004. 颈椎病患病特征的流行病学研究[J]. 中南大学学报(医学版),29(4)：472－474.
王建,周跃,初同伟,等,2007. 显微内镜颈椎前路手术和开放手术的比较研究[J]. 中国矫形外科杂志,15(5)：324－327.
王亮,杨宪章,季庆洁,等,2019. 刮痧配合针刺治疗神经根型颈椎病 30 例临床观察[J]. 湖南中医杂志,35(1)：68,69.
王帅,刘璐,2016. 经椎间孔选择性神经根阻滞术与保守疗法治疗神经根型颈椎病对照研究[J]. 临床军医杂志,44(3)：230－233.
王旭. 2015. 推拿手法治疗神经根型颈椎病临床体会[J]. 中国民间疗法,23(3)：24,25.
王颖,路彦钧,2003. 颈椎病的鉴别诊断与康复评估[J]. 中国康复医学杂志,18(1)：61,62.
王春晓,谢兴文,李宁,2010. 颈椎病病因病机与中医分型[J]. 中国中医骨伤科杂志,18(9)：64－66.
王杰华,区锦燕,2005. 星状神经节阻滞联合超级光照射治疗交感型颈椎病的疗效观察[J]. 岭南急诊医学杂志,10(2)：138,139.
王书君,张学诚,王绍美,2016. 中医微创治疗神经根型颈椎病的近况[J]. 世界中西医结合杂志,11(10)：1470－1472.
王为民,唐臻一,张君涛,等,2012. 神经根型颈椎病的牵引治疗近况[J]. 中医正骨,24(4)：68－70.
王修怀,2017. 臭氧联合射频消融治疗神经根型颈椎病临床观察[J]. 中国社区医师,33(7)：52,53.
王艳国,郭秀琴,张琪,等,2013. 手法治疗神经根型颈椎病的系统评价[J]. 中华中医药杂志,28(2)：499－503.
王永良,2013. 颈椎病的病因病机与自拟方辨证施治[J]. 中国医药指南,11(17)：279,280.
王玉英,傅暻,刘家富,2010. 颈椎病综合康复治疗进展[J]. 安徽医学,31(2)：181－183.
魏征,1988. 脊椎病因治疗学[M]. 北京：商务印书馆.
吴佳倩,陆一涵,张成钢,2018. 颈椎病的研究进展[J]. 健康教育与健康促进,13(1)：58－61.
谢天琦,郭丽新,康治臣,等,2014. 老年性颈椎病非手术治疗方法研究进展[J]. 中国老年学杂志,34(17)：5014－5016.
徐利民,王素娟,2017. 颈型颈椎病及中医治疗进展综述[J]. 内蒙古中医药,36(17)：123,124.
徐荣明,廖旭昱,2012. 颈椎病的临床特点和治疗[J]. 中国骨伤,25(9)：705－707.
徐文华,祝新根,程祖珏,2011. 脊髓型颈椎病的微创治疗研究进展[J]. 山东医药,51(26)：113,114.
徐小青,史传岗,2016. CT 引导下颈椎椎间孔阻滞术治疗神经根型颈椎病疗效观察[J]. 医药前沿,6(18)：82,83.
杨辉,郭丽新,武媛媛,2012. 颈椎病病因的相关性研究进展[J]. 中国实验诊断学,16(6)：1152－1154.
杨鑫,文景,刘山林,等,2019. 星状神经节脉冲射频术治疗椎动脉型颈椎病的疗效分析[J]. 中国社区医师,35(7)：83－85.
于涛,2016. 我国慢性肌肉骨骼疼痛现状与运动疗法[J]. 中国体育科技,52(6)：58－61.
于生元,王国春,戈晓东,等,2016. 老年慢性非癌痛药物治疗中国专家共识[J]. 中国疼痛医学杂志,22(5)：321－325.

翟明玉,2014. 颈椎病治疗方式的合理选择[J]. 中医正骨,26(6): 6-9.

张军,孙树椿,王立恒,等,2010. 不同牵引重量对颈椎髓核内压力影响的研究[J]. 中国中医骨伤科杂志,18(1): 1,2.

张力,高立,左艳武,2007. 颈椎间盘突出症的微创治疗[J]. 中国修复重建外科杂志,21(5): 544,545.

张雪,罗汉华,2011. 颈椎病中西医病因病机研究[J]. 吉林中医药,31(12): 1177-1179.

张越,2018. 颈椎病的康复治疗[J]. 临床医药文献杂志,5(47): 178,179.

张云,陈辉,熊源长,2018. 射频介入治疗神经根型颈椎病的进展[J]. 中国疼痛医学杂志,24(3): 215-218.

张国峰,2016. 颈椎病的治疗进展[J]. 光明中医,31(23): 3536-3538.

张国庆,2013. 颈椎病的中医治疗思路与方法[J]. 中国中医药现代远程教育,11(17): 115,116.

张丽美,师彬,2013. 颈椎病中医辨证分型及中药治疗研究进展[J]. 中成药,35(7): 1522-1525.

章鼎,2018. 经皮穿刺低温等离子髓核射频消融术治疗神经根型颈椎病疗效观察[J]. 现代诊断与治疗,28(20): 3741,3742.

赵红云,王雪梅,刘冬梅,2013. 颈椎病患者中医体质调查研究[J]. 甘肃中医学院学报,30(5): 82-84.

赵继宗,周良辅,周定标,等,2007. 神经外科学[M]. 北京: 人民卫生出版社.

赵文奎,祝斌,刘晓光,2018. 经皮脊柱内镜治疗神经根型颈椎病研究进展[J]. 中国疼痛医学杂志,24(8): 571-575.

中国医师协会疼痛科医师分会,国家临床重点专科·中日医院疼痛专科医联体,北京市疼痛治疗质量控制和改进中心,2018. 慢性肌肉骨骼疼痛的药物治疗专家共识(2018)[J]. 中国疼痛医学杂志,24(12): 881-887.

中华外科杂志编辑部,2018. 颈椎病的分型、诊断及非手术治疗专家共识(2018)[J]. 中华外科杂志,56(6): 401,402.

中华外科杂志编辑部,2018. 颈椎病的手术治疗及围手术期管理专家共识(2018)[J]. 中华外科杂志,56(12): 881-884.

中华医学会,2007. 临床诊疗指南·疼痛学分册[M]. 北京: 人民卫生出版社.

中华医学会风湿病学分会,2011. 纤维肌痛综合征诊断和治疗指南[J]. 中华风湿病学杂志,15(8): 559-561.

中华医学会骨科学分会关节外科学组,2018. 骨关节炎诊疗指南(2018 年版)[J]. 中华骨科杂志,38(12): 705-715.

中华医学会骨质疏松和骨矿盐疾病分会,2017. 原发性骨质疏松症诊疗指南(2017)[J]. 中国全科医学,20(32): 3963-3982.

中华医学会运动医疗分会,外用 NSAIDs 疼痛治疗中国专家委员会,2016. 外用非甾体抗炎药治疗肌肉骨骼系统疼痛的中国专家共识[J]. 中国医学前沿杂志(电子版),8(7): 24-27.

钟远鸣,苏正义,李兵,等,2016. 微创治疗神经根型颈椎病的研究概况[J]. 广西中医药,39(1): 1-3.

周艳,姜钦勇,彭娟,等,2016. 超声引导联合神经刺激仪定位选择性颈 神经根阻滞术治疗神经根型颈椎病的观察[J]. 医学信息,29(24): 30,31.

ALEXANDRE A, CORÒ L, AZUELOS A, et al., 2005. Intradiscal injection of oxygen-ozone gas mixture for the treatment of cervical disc herniations[J]. Acta Neurochir Suppl, 92: 79-82.

ALEXANDRE A, CORÒ L, AZUELOS A, et al., 2005. Percutaneous nucleoplasty for discoradicular conflict [J]. Acta Neurochir Suppl, 92: 83-86.

ANDRÉS-CANO P, VELA T, CANO C, et al., 2016. Cervical spondylodiscitis after oxygen-ozone therapy for treatment of a cervical disc herniation: a case report and review of the literature[J]. HSS J, 12(3): 278-283.

ARAKI H, IMAOKA A, KUBOYAMA N, et al., 2011. Reduction of interleukin-6 expression in human synoviocytes and rheumatoid arthritis rat joints by linear polarized near infrared light (Superlizer) irradiation[J]. Laser Ther, 20(4): 293-300.

BARTELS R H, VAN TULDER M W, MOOJEN W A, et al., 2013. Laminoplasty and laminectomy for cervical spondylotic myelopathy: a systematic review[J]. Eur Spine J, 24(Suppl 2): 160-167.

BHAGIA S M, SLIPMAN C W, NIRSCHL M, et al., 2006. Side effects and complications after percutaneous disc decompression using coblation technology[J]. Am J Phys Med Rehabil, 85(1): 6-13.

BIRNBAUM K, 2009. Percutaneous cervical disc decompression[J]. Surg Radiol Anat, 31(5): 379-387.

BOCCI V, BORRELLI E, ZANARDI I, et al., 2015. The usefulness of ozone treatment in spinal pain[J]. Drug Des Devel Ther, 9: 2677-2685.

BORRELLI E, 2011. Mechanism of action of oxygen ozone therapy in the treatment of disc herniation and low back pain[J]. Acta Neurochir Suppl, 108: 123-125. doi: 10.1007/978-3-211-93370-5_19.

BRIGGS A M, CROSS M J, HOY D G, et al., 2016. Musculoskeletal health conditions represent a global threat to healthy aging: a report for the 2015 World Health Organization world report on ageing and health [J]. Gerontologist, 56(Suppl 2): S243-S255.

BRUNE K, PATRIGNANI P, 2015. New insights into the use of currently available non-steroidal anti-inflammatory drugs[J]. J Pain Res, 8: 105-118.

CHUA N H, VISSERS K C, SLUIJTER M E, 2011. Pulsed radiofrequency treatment in interventional pain management: mechanisms and potential indications — a review[J]. Acta Neurochir(Wien), 153(4): 763-771.

CORIC D, ADAMSON T, 2008. Minimally invasive cervical microendoscopic laminoforaminotomy [J]. Neurosurg Focus, 25(2): E2.

DOWELL D, HAEGERICH T M, 2016. Using the CDC guideline and tools for opioid prescribing in patients with chronic pain[J]. American Family Physician, 93(12): 970.

DOWELL D, HAEGERICH T M, CHOU R, 2016. CDC Guideline for Prescribing Opioids for Chronic Pain — United States[J]. JAMA, 315(15): 1624-1645.

EICHEN P M, ACHILLES N, KONIG V, et al., 2014. Nucleoplasty, a minimally invasive procedure for disc decompression: A systematic review and meta-analysis of published clinical studies[J]. Pain Physician, 17(2): E149-E173.

ELLINGSON B M, SALAMON N, HOLLY L T, 2015. Advances in MR imaging for cervical spondylotic myelopathy[J]. Eur Spine J, 24(Suppl 2): 197-208.

ELNAGGAR, ELHABASHY, ABD EL-MENAM, 2009. Influence of spinal traction in treatment of cervical radiculopathy[J]. Neurol Psychiat Neurosurg, 46(2): 455-460.

ENTHOVEN W T M, ROELOFS P D, KOES B W, et al., 2017. NSAIDs for chronic low back pain[J]. JAMA, 317(22): 2327-2328.

GALA V C, O'TOOLE J E, VOYADZIS J M, et al., 2007. Posterior minimally invasive approaches for the cervical spine[J]. Orthop Clin North Am, 38(3): 339-349.

GAO S J, YUAN X, JIANG X Y, et al., 2013. Correlation study of 3T-MR-DTI measurements and clinical symptoms of cervical spondylotic myelopathy[J]. Eur J Radiol, 82(11): 1940-1945.

HAN Y C, LIU Z Q, WANG S J, et al., 2014. Is anterior cervical discectomy and fusion superior to corpectomy and fusion for treatment of multilevel cervical spondylotic myelopathy? A systemic review and meta analysis[J]. PLoS One, 9(1): e87191.

JONES J G, CEN S Y, LEBEL R M, et al., 2013. Diffusion tensor imaging correlates with the clinical assessment of disease severity in cervical spondylotic myelopathy and predicts outcome following surgery [J]. AJNR Am J Neuroradiol, 34(2): 471-478.

KANG X, WANG S L, 2017. Correlation analysis of cervical nerve block in treatment of cervical spondyloticradiculopathy[J]. Clinical research and practice, 10(4): 11,12.

KREBS E E, GRAVELY A, NUGENT S, et al., 2018. Effect of opioid vs nonopioid medications on pain-related function in patients with chronic back pain or hip or knee osteoarthritis pain: the space randomized clinical trial[J]. JAMA, 319(9): 872.

KUNIYASU K, 2014. Changes in neck muscle thickness due to differences in intermittent cervical traction force measured by ultrasonography[J]. J Phys Ther Sci, 26(5): 785-787.

LANZA F L, CHAN F K, QUIGLEY E M, 2009. Guidelines for prevention of NSAID-related ulcer complications[J]. Am J Gastroenterol, 104(3): 728-738.

LAO L, ZHONG G, LI X, et al., 2013. Laminoplasty versus laminectomy for multi level cervical spondylotic myelopathy: a systematic review of the literature[J]. J Orthop Surg Res, 8: 45. doi: 10.1186/1749-799X-8-45.

LEE D G, AHN S H, LEE J, 2016. Comparative effectivenesses of pulsed radiofrequency and transforaminal steroid injection for radicular pain due to disc herniation: a prospective randomized trial[J]. J Korean Med Sci, 31(8): 1324-1330.

LEE S H, AHN Y, CHOI W C, et al., 2006. Immediate pain improvement is a useful predictor of long-term favorable outcome after percutaneous laser disc decompression for cervical disc herniation[J]. Photomed Laser Surg, 24(4): 508-513.

LIEM L, VAN DONGEN E, HUYGEN F J, et al., 2016. The dorsal root ganglion as a therapeutic target for chronic pain[J]. Reg Anesth Pain Med, 41(4): 511-519.

MIOTTO K, CHO A K, KHALIL M A, et al., 2017. Trends in tramadol: pharmacology, metabolism, and misuse[J]. Anesthesia & Analgesia, 124(1): 44-51.

MERCHANTE I M, PERGOLIZZI J V, VAN DE LAAR M, et al., 2013. Tramadol/paracetamoll fixed-dose combination for chronic pain management in family practice: a clinical review[J]. ISRN Family Med, 2013: 638469. doi: 10.5402/2013/638469.

MOUSTAFA I M, DIAB A A, 2014. Multimodal treatment program comparing 2 different traction approaches for patients with discogenic cervical radiculopathy: a randomized controlled trial[J]. J Chiropr Med, 13(3): 157-167.

NASS EVIDENCE-BASED GUIDELINE DEVELOPMENT COMMITTEE, 2010. Diagnosis and treatment of cervical radiculopathy from degenerative disorders[M]. Burr Ridge. NASS: 12, 13.

NISSEN S E, YEOMANS N D, SOLOMON D H, 2016. Cardiovascular safety of celecoxib, naproxen, or ibuprofen for arthritis[J]. N Engl J Med, 375(26): 2519-2529.

NIU T, LV C, YI G, et al., 2018. Therapeutic Effect of medical ozone on lumbar disc herniation[J]. Med Sci Monit, 24: 1962-1969. doi: 10.12659/msm.903243.

OPEYEMI O, BABATUNDE, JOANNE L, et al., 2017. Effective treatment options for musculoskeletalain in primary care: a systematic overview of current evidence[J]. PLos One: 12(6): e0178621.

PUMBERGER M, FROEMEL D, AICHMAIR A, et al., 2013. Clinical predictors of surgical outcome in cervical spondylotic myelopathy: an analysis of 248 patients[J]. Bone Joint J, 95-B(7): 966-971. doi: 10.1302/0301-620X.95B7.31363.

RAMOS R M, DA COSTA R C, OLIVEIRA A L, et al., 2015. Morphological changes of the caudal cervical intervertebral foraminadue to flexion-extension and compression-traction movementsin the canine cervical vertebral column[J]. BMC Vet Res, 11: 184. doi: 10.1186/S12917-015-0508-4.

REDDY A S, LOH S, CUTTS J, et al., 2015. New approach to the management of acute disc herniation[J]. Pain physician, 8(4): 385-390.

ROH S W, KIM D H, CARDOSO A C, et al., 2000. Endoscopic foraminotomy using MED system in cadaveric specimens[J]. Spine, 25(2): 260-264.

RUETTEN S, KOMP M, MERK H, et al., 2008. Full-endoscopic cervical posterior foraminotomy for the operation of lateral disc herniations using 5.9-mm endoscopes: a prospective, randomized, controlled study[J]. Spine, 33(9): 940-948.

SARINGER W F, REDDY B, NÖBAUER-HUHMANN I, et al., 2003. Endoscopic anterior cervical foraminotomy for unilateral radiculopathy: anatomical morphometric analysis and preliminary clinical experience[J]. J Neurosurg, 98(2 Suppl): 171-180.

SHIRO Y, ARAI Y C P, MATSUBARA T, et al., 2012. Effect of muscle load tasks with maximal isometric contractions on oxygenation of the trapezius muscle and sympathetic nervous activity in females with chronic neck and shoulder pain[J]. BMC musculoskeletal disorders, 13(1): 146.

Suh B K, You K H, Park M S, 2017. Can axial pain be helpful to determine surgical level in the multilevel cervical radiculopathy? [J]. J Orthop Surg(Hong Kong),25(1): 2309499016684091.

TETREAULT L A, NOURI A, SINGH A, et al., 2014. Predictors of outcome in patients with cervical spondylotic myelopathy undergoing surgical treatment: a survey of members from AO Spine international [J]. World Neurosurg, 81(3-4): 623-633.

THOOMES E J, SCHOLTEN-PEETERS W, KOES B, et al., 2013. The effectiveness of conservative treatment for patients with cervical radiculopathy: a systematic review[J]. Clin J Pain, 29(11): 1073-1086.

TSAI C T, CHANG W D, KAO M J, et al., 2011. Changes in blood pressure and related autonomic function during cervical traction in healthy women[J]. Orthopedics, 34(7): e295-e301.

VAN BOXEM K, HUNTOON M, VAN ZUNDERT J, et al., 2014. Pulsed radiofrequency: a review of the basic science as applied to the pathophysiology of radicular pain: a call for clinical translation[J]. Reg Anesth Pain Med, 39(2): 149-159.

WANG Z J, ZHU M Y, LIU X Y, et al., 2016. Cervical intervertebral disc herniation treatmentvia radiofrequency combined with low-dosecollagenase injection into the disc interior usingan anterior cervical approach[J]. Medicine, 95(25): e3953.

WEN C Y, CUI J L, LIU H S, et al., 2014. Is diffusion anisotropy a biomarker for disease severity and surgical prognosis of cervical spondylotic myelopathy? [J]. Radiology, 270(1): 197-204.

Williams A M, Knox E D, 2017. When to prescribe antidepressants to treat comorbid depression and pain disorders[J]. Curr Psychiat, 16(1): 55-58.

WULLEMS J A, HALIM W, VAN DER WEEGEN W, 2014. Current evidence of percutaneous nucleoplasty for the cervical herniated disk: a systematic review[J]. Pain Pract, 14(6): 559-569.

YAN D, LI J, ZHU H, et al., 2010. Percutaneous cervical nucleoplasty and percutaneous cervical discectomy treatments of the contained cervical disc herniation[J]. Arch Orthop Trauma Surg, 130(11): 1371-1376.

YAN H X, SU Y, ZHOU G H, et al., 2015. Research progress of non-operative treatment for cervical spondylosis of nerve root type[J]. Chin Community Doct, 31(36): 5, 6.

YANG F, LI W X, LIU Z, et al., 2016. Balance chiropractic therapy for cervical spondylotic radiculopathy: study protocol for a randomized controlled trial[J]. Trials, 17(1): 513.

YANG L, YANG C, PANG X, et al., 2016. Mechanoreceptors in diseased cervical intervertebral disc and vertigo[J]. Spine(Phila Pa 1976), 42(8): 540-546.

YI S, LIM J H, CHOI K S, et al., 2009. Comparison of anterior cervical foraminotomy vs arthroplasty for unilateral cervical radiculopathy[J]. Surg Neurol, 71(6): 677-680.

YU J P, 2015. The research progresses in the treatment of nerve root cervical spondylosis[J]. J Transl Med, 2(7): 121, 122.

ZHAO C, BAI Y, 2014. Clinical observation on the treatment of cervical spondylotic radiculopathy with optimized scheme of comprehensive non-operative therapy[J]. Rheum Arthritis, 3(11): 27-34.

ZHU B, XU Y, LIU X, et al., 2013. Anterior approach versus posterior approach for the treatment of multilevel cervical spondylotic myelopathy: a systemic review and meta-analysis[J]. Eur Spine J, 22(7): 1583-1593.

ZHU L G, YU J, 2011. Research progress of non-operative treatment for cervical spondylotic radiculopathy [J]. Chin J Trad Med Traum Orthop, 19(4): 66-69.

（文传兵　陈秋红　林培敏）

第二章
腰椎间盘突出症

第一节　中西医对腰椎间盘突出症的认识

一、定义

中医学认为腰椎间盘突出症属于“腰痛”“痹证”“腰腿痛”等范畴，目前大多数医者认为其病机为“肾肝亏虚，风寒湿阻”。西医认为，腰椎间盘突出症是一种临床常见病与多发病，好发于青壮年和老年，主要是因为腰椎间盘各部分(髓核、纤维环及软骨板)，尤其是髓核，有不同程度的退行性变后，在外力因素的作用下，椎间盘的纤维环破裂，髓核组织从破裂之处突出(或脱出)于后方或椎管内，使相邻脊神经根遭受刺激或压迫，从而产生腰部疼痛，一侧下肢或双下肢麻木、疼痛等一系列临床综合征，以腰腿疼痛、下肢麻木等为主要临床表现。

二、流行病学

1. 从年龄上讲

腰椎间盘突出症好发于青壮年。

2. 从性别上讲

腰椎间盘突出症多见于男性，男性的发病率高于女性。

3. 从体型上讲

一般过于肥胖或过于瘦弱的人易患腰椎间盘突出症。

4. 从职业上讲

以劳动强度较大的产业工人多见，但目前来看脑力劳动者的发病率也并不是很低。

5. 从姿势上讲

工作姿势不良，伏案工作人员及经常站立的售货员，纺织工人等较多见。

6. 从生活和工作环境上讲

经常处于寒冷或潮湿的环境，都在一定程度上成为诱发腰椎间盘突出症的条件。

7. 从女性的不同时期讲

产前、产后及更年期为女性腰椎间盘突出症发生的危险期。

另外，先天性腰椎发育不良或畸形者，甚至精神过于紧张者易患腰腿痛，吸烟者可能与咳嗽会引起椎间盘内压力及椎管内的压力增高，因此易发生退行性变。

吴学武等的研究显示，中国约80%的成年人患有腰背痛，其中约20%的成年人患有腰椎间盘突出症，而Abrishamkar等的研究则显示西方国家腰椎间盘突出症的发病率为3.7%~5.1%。

三、发病机制

（一）腰椎间盘突出症的主要中医病因

1. 内伤

长期强力劳作者、房事过度者、职业司机、负重过大的孕妇，这四种情况属内伤范畴，是造成腰椎间盘突出症的主要因素，它们均能内耗肾精，损伤肾气，肾精亏虚，精不化髓，骨失髓养，骨质易损，椎间盘失精润养，稍有劳作即受压突出，肾气亏虚，本亦内寒，加之腰椎间盘突出，密闭保温的椎体系统被破坏，椎体内的肾气外泄，故临证患者大多表现为腰部和下肢寒冷乏力，本型以慢性发病为主。

2. 外伤

外伤是造成突发性腰椎间盘突出的主要原因，如跌伤、撞伤、坠伤、挫伤等。临床以有外伤后突然发病为特征，表现为腰部突然剧烈疼痛，痛连下肢为主，严重者表现为卧、坐、站均剧痛不能忍受。其病机是外伤使腰椎间盘突出，压迫腰椎局部神经根、血管，使神经传导受阻，血液循环不畅，故疼痛剧烈，患者无法忍受。

（二）腰椎间盘突出症的主要西医发病因素

1. 内因

椎间盘的退行性变，即椎间盘在发育过程20岁左右为高度发育期，后随着年龄的增长而出现小裂隙，颜色由透明变为棕黄色，纤维环化为纤维软骨。在退行性变过程中可见组织脆性增加，在正常压力作用下，也会造成纤维环的放射状破裂，破裂处多发生在纤维环的后方或后侧方，撕裂可延伸到纤维环的外层，在神经末梢分布处，髓核可以从破裂处突出或冲击较弱的韧带与神经根。其解剖特点：后纵韧带在脊柱的生长中无间断，加强了纤维环的力量，包围椎间盘并不降低其弹性。但在L_4~L_5、L_5~S_1平面时宽度明显减少，只有上部宽度的一半，腰部因负重大、活动大，故损伤机会多。因此椎间盘突出易发生于L_4~L_5、L_5~S_1。

2. 外因

（1）损伤：因退行性变的结果，故腰部受到一次较重的损伤或反复多次的轻度损伤时，就可使椎间盘的纤维环发生破裂，髓核从破裂处突出。若腰部有积累性劳损，使椎间盘受压时间较长，髓核达不到正常充盈，纤维环因而受到破坏，髓核便经此突出。

（2）寒湿：可使小血管收缩产生肌痉挛，造成局部血液循环不良，影响椎间盘的营养，在退行性变的基础上，造成纤维环的破裂，进而发生髓核突出。

四、腰椎间盘突出症病名的西医认识

腰椎间盘突出，医学全名应该是“腰椎间盘突出症”，其英文名有以下数种：lumbar disc heriation rupture of the lumbar intervertebral disk；slipped lumbar intervertebarl disc；herniated lumbar disc 等。由于名称各异，美国骨科医师学会对腰椎间盘病变的命名作了如下定义。

(1) 腰椎间盘正常：腰椎间盘无退行性变，所有腰椎间盘组织均在腰椎间盘内。

(2) 腰椎间盘膨出：腰椎间盘纤维环环状均匀性超出腰椎间隙范围，腰椎间盘组织没有呈局限性突出。

(3) 腰椎间盘突出：腰椎间盘组织局限性移位超过椎间隙。移位腰椎间盘组织尚与原腰椎间盘组织相连，其基底连续部直径大于超出椎间隙的移位腰椎间盘组织。

(4) 腰椎间盘脱出：移位腰椎间盘组织的直径大于基底连续部，并移向椎间隙之外。脱出的腰椎间盘组织体积大于破裂的椎间隙，并通过此间隙位于椎管内。

国内对腰椎间盘突出症亦有腰椎间盘纤维环破裂症、腰椎间盘脱出症、腰椎间软骨盘突出症、腰椎软骨板破裂症等称谓。虽然上述疾病名称和含义有所不同，当前仍较统一的称谓为腰椎间盘突出症。

五、腰椎间盘突出症病名的中医认识

中医典籍中无“腰椎间盘突出症”之名，根据本病的临床表现，可归于“腰痛”“腰腿痛”“痹证”等范畴。《素问・痹论篇》曰：“风寒湿三气杂至，合而为痹也。其风气胜者为行痹，寒气胜者为痛痹，湿气胜者为着痹也。”《素问・至真要大论篇》称“诸痉项强，皆属于湿”“湿淫所胜……病冲头痛，目似脱，项似拔”，发病及症状特点与颈椎病相似。《素问・长刺节论篇》称：“病在骨，骨重不可举，骨髓酸痛，寒气至，名曰骨痹。”《景岳全书・杂证谟》云：“湿之为病……在经络则为痹，为重，为筋骨疼痛，为腰痛不能转侧，为四肢痿弱酸痛……”早在东汉时期，张仲景就认识到五六十岁的中老年人因劳损易患腰椎病。他在《金匮要略・方论》中指出：“人年五六十，其病脉大者，痹侠背行……皆因劳得之。”《东垣试效方・腰痛论》又云：“足太阳膀胱之脉，所过还出别下项，循肩，膊内夹脊，抵腰中，故为病者项如拔，夹脊痛，腰似折，髀不可以曲，是经气虚，病痛生矣。”《医学心悟》言：“腰痛拘急，牵引腿足。”

总之，有关腰椎疾病的病名及症状甚多，体现了古代医家对此类疾病认识的多重性，也说明了本病在古代文献中所涉及范围的广泛性。

第二节　腰椎间盘突出症的诊断和中医辨证

一、腰椎间盘出症的临床表现

根据髓核突(脱)出的部位、大小及椎管矢径大小，病理特点，机体状态和个体敏感性

等不同,其临床表现可以相差悬殊。因此对本病症状的认识与判定必须全面了解,并从其生理与病理解剖的角度加以推断。现就本病常见的症状阐述如下。

1. 疼痛

95%以上的腰椎间盘突出者症患有此症状。

(1) 机制:主要是由于变性髓核进入椎体内或后纵韧带处,对邻近组织(主要为脊神经根及窦椎神经)造成机械性刺激与压迫,或是由于髓核内糖、β-蛋白溢出和组胺(H 物质)释放而使相邻近的脊神经根或窦椎神经等遭受刺激而引起化学和(或)机械性神经根炎之故。

(2) 表现:临床上以持续性腰背部钝痛为多见,平卧时减轻,站立时则加剧,在一般情况下可以忍受,并容许腰部适度活动及慢步行走,主要是机械压迫所致。持续时间少则2周长者可达数月,甚至数年之久。另一类疼痛为腰部痉挛样剧痛,不仅发病急骤突然且多难以忍受,非卧床休息不可。此主要是由于缺血性神经根炎所致即髓核突出压迫神经,致使根部椎管同时受压而呈现缺血、瘀血、缺氧及水肿等一系列改变,并可持续数天至数周(而椎管狭窄者亦可出现此症状但持续时间甚短,仅数分钟)。卧木板床、封闭疗法及各种脱水剂可起到早日缓解之效。

2. 下肢放射痛

80%以上病例出现此症状,其中后者可达95%以上。

(1) 与前者机制相同,主要是由于对脊神经根造成机械和(或)化学性刺激之故。此外,通过患节的窦椎神经亦可出现放射性坐骨神经痛(或称为“假性坐骨神经痛”)。

(2) 轻者表现为由腰部至大腿及小腿后侧的放射性刺痛或麻木感,直达足底部,一般可以忍受;重者则表现为由腰至足部的电击样剧痛,且多伴有麻木感。疼痛轻者虽仍可行走但步态不稳,呈跛行;步态多取前倾状或手扶腰以缓解对坐骨神经的张应力。重者则卧床休息,并喜采取屈髋屈膝、侧卧位。凡增加腹压的因素均可使放射痛加剧。由于屈颈可通过硬脊膜囊牵拉使其对脊神经根的刺激加重(即屈颈试验),因此患者头颈多取仰伸位。放射痛的肢体多为一侧性,仅极少数或中央旁型髓核突出者表现为双下肢症状。

3. 肢体麻木

多与疼痛伴发,单纯表现为麻木而无疼痛者仅占5%左右。此主要是脊神经根内的本体感觉和触觉纤维受刺激之故。其范围与部位取决于受累神经根序列数。

4. 肢体冷感

有少数病例(5%~10%)自觉肢体发冷、发凉,主要是由于椎管内的交感神经纤维受刺激之故。临床上常可发现术后当天患者主诉肢体发热的病例,与此为同一机制。

5. 间歇性跛行

其产生机制、临床表现与腰椎椎管狭窄者相似,主要原因是在髓核突出的情况下,可出现继发性腰椎椎管狭窄症的病理和生理学基础;对于伴有先天发育性椎管矢状径狭小者,髓核突出加重了椎管的狭窄程度,以致易诱发本症状。

6. 肌肉麻痹

因腰椎间盘突出症造成瘫痪者十分罕见，而多因神经根受损致使所支配肌肉出现程度不同的麻痹。轻者肌力减弱，重者此肌失去功能。临床上以第 5 腰神经支配的胫前肌、腓骨长短肌、趾长伸肌及踇长伸肌等受累引起的足下垂多见，其次为股四头肌（第 3、4 腰神经支配）和腓肠肌（第 1 骶神经支配）等。

7. 马尾神经症状

此症状主要见于后型及中央旁型的髓核突（脱）出者，因此临床上少见。其主要表现为会阴部麻木、刺痛，排便及排尿障碍，阳痿（男性），以及双下肢坐骨神经受累症状。严重者可出现大小便失禁及双下肢不完全性瘫痪等症状。

8. 腹股沟区或大腿前内侧疼痛

高位腰椎间盘突出症患者中，当其第 2～4 腰神经根受累时，则出现神经根支配的下部腹股沟区或大腿前内侧疼痛。另外，尚有部分低位腰椎间盘突出症患者也可出现腹股沟区或大腿前内侧疼痛。1/3 L_3～L_4 椎间盘突出者，有腹股沟区或大腿前内侧疼痛。其在 L_4～L_5 与 L_5～S_1 患椎间盘突出症的概率基本相等，此种疼痛多为牵涉痛。

9. 皮温较低

此与体冷感相似，亦因患肢疼痛，反射性地引起交感神经性血管收缩，或由于激惹椎旁的交感神经纤维，引发坐骨神经痛合并小腿皮温降低，尤以足趾为著。此种皮温降低现象，第 1 骶神经根受压者较第 5 腰神经根受压者更为明显。反之，髓核摘除术后，肢体即出现发热感。

10. 其他

视脊神经根的部位与受压程度、邻近组织的受累范围及其他因素不同，尚可能出现某些少见的症状，如肢体多汗肿胀、骶尾痛及膝部放射痛等多种症状。

二、腰椎间盘突出症的体征

（一）一般情况

1. 步态

在急性期或神经根受压明显时，患者可出现跛行、一手扶腰或患足怕负重及跳跃式步态等，而轻型者可与常人无异。

2. 腰椎曲度改变

一般病例均显示腰椎生理曲度消失、平腰或前凸减小。少数病例甚至出现后凸畸形（多系合并腰椎椎管狭窄症者）。

3. 脊柱侧凸

一般均有此征。视髓核突出部位与神经根之间的关系不同而表现为脊柱弯向患侧或健侧。例如，髓核突出部位位于神经根内侧，因为脊柱向患侧弯曲可使脊神经根的张力减小，所以腰椎弯向患侧；反之，突出物位于脊神经根外，则腰椎多向健侧弯曲（图 2－1）。

实际上此仅为一般规律，尚有许多因素，包括脊神经的长度、椎管内创伤炎症反应程度、突出物距脊神经根的距离及其他各种原因均可改变脊柱侧凸的方向。

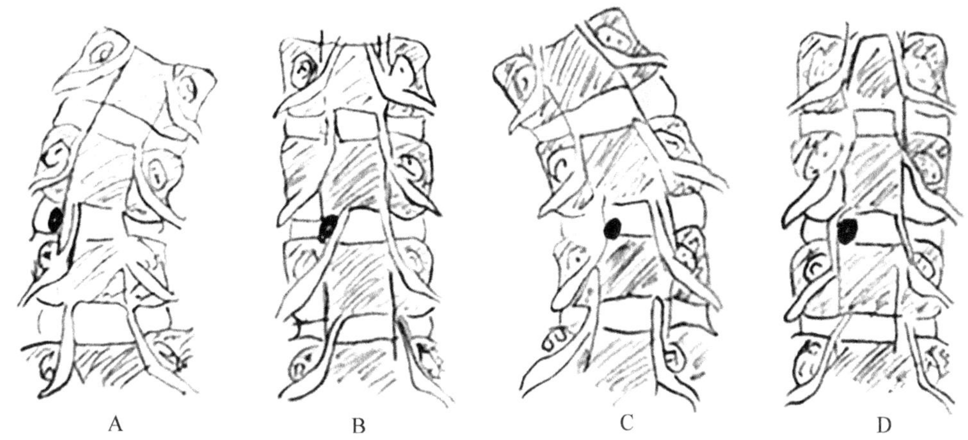

图 2－1　姿势性脊柱侧凸与缓解神经所受压力关系

A. 突出物在神经根外侧；B. 脊柱侧突向患侧而缓解；C. 突出物在神经根内侧；D. 脊柱侧突向健侧而缓解

4. 压痛及叩痛部位

压痛及叩痛部位基本上与病变的椎节相一致，80%～90%的病例呈阳性。疼痛以棘突处最为明显，系叩击振动病变部所致。压痛点主要位于椎旁相当于竖脊肌处。部分病例伴有下肢放射痛，主要是由于脊神经根的背侧支受了刺激。此外，叩击双侧足跟亦可引起传导性疼痛。合并腰椎椎管狭窄症时，棘间隙部亦可有明显压痛。

5. 腰部活动范围

根据是否为急性期、病程长短等因素不同，腰部活动范围的受限程度差别亦较大。轻者可接近于正常人，急性期腰部活动可完全受限，甚至拒绝测试腰部活动度。一般病例主要是腰椎前屈、旋转及侧向活动受限；合并腰椎椎管狭窄症者，后伸亦受影响。

6. 下肢肌力减弱及肌萎缩

视受累脊神经根的部位不同，其所支配的肌肉可出现肌力减弱及肌萎缩。临床上对此组病例均应常规行大腿及小腿周径测量和各组肌肉肌力测试，与健侧对比观察并记录，治疗后再加以对比。

7. 感觉障碍

其机制与前者一致，视受累脊神经根的部位不同而出现此神经支配区感觉异常。阳性率 80%以上，其中后型者达 95%。早期多表现为皮肤过敏，渐而出现麻木、刺痛及感觉减退。感觉完全消失者并不多见，因受累脊神经根以单侧为多，故感觉障碍范围较小；但如果马尾神经受累，则感觉障碍范围较广泛。

8. 反射改变

反射改变亦为本病易发生的典型体征之一。第 4 腰神经受累时可出现膝跳反射障碍，早期表现活跃之后迅速变为反射减退，临床上以后者多见。第 5 腰神经受累时对反射多无影响。第 1 骶神经受累时则跟腱反射障碍。反射改变对受累神经的定位意义较大。

（二）体征

体征指通过各种特殊检查所获得的征象。临床意义主要如下。

1. 屈颈试验

屈颈试验，又名 Lidner 征。嘱患者站立、仰卧或端坐，检查者将手置于头顶，并使其前屈。如患侧下肢出现放射痛则为阳性，反之则为阴。椎管型阳性率高达 95%以上。其机制主要是由于屈颈的同时，硬脊膜随之向上移位，致使与突出物相接触的脊神经根遭受牵拉。本试验既简单、方便又较为可靠，特别适用于门（急）诊。

2. 直腿抬高试验

患者仰卧，使患膝在伸直状态下向上举，测量被动抬高的角度并与健侧对比，此为直腿抬高试验。此试验自 1981 年 Forst 首次提出以来已为大家所公认。此试验对下方的神经根作用大，阳性检出率也愈高（抬举角度也愈小）。此外，突出物愈大，神经根袖处水肿及粘连愈广泛，则抬举角度愈小。在正常情况下下肢抬举可达 90°以上，年龄大者角度略下降。因此，患侧抬举角度愈小，其临床意义愈大，但必须与健侧对比。双侧抬高角度一般以 60°为正常和异常的分界线。

3. 健肢抬高试验

肢体直腿抬高时，健侧的神经根袖可牵拉硬脊膜囊向远端移位，从而使患侧的神经根也随之向下移动。当患侧椎间盘突出在腋部时，神经根向远端移动则受到限制，引起疼痛。如突出的椎间盘在其肩部，则为阴性。检查时患者仰卧，当健肢腿抬高时，患侧出现坐骨神经痛为阳性（图 2－2）。

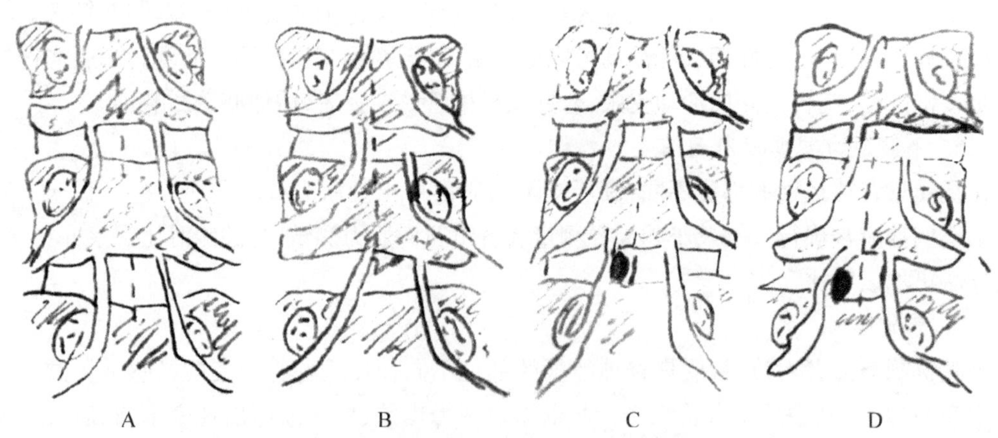

图 2－2　健侧直腿抬高试验对患者的影响

A. 正常情况；B. 右腿抬高时，对侧神经根离开椎间孔向对侧中线偏移；C. 左侧突出物在神经根内侧时；D. 直腿抬高试验可增加左侧神经根的压力

4. Lasque 征

Lasque 征即将髋关节与膝关节均置于屈曲 90°状态下再将膝关节伸直到 180°，在此

过程中如果患者出现下肢后方放射痛，则为阳性。其发生机制主要是由于伸膝时使敏感的坐骨神经遭受刺激、牵拉之故。

5. 直腿抬高加强试验

直腿抬高加强试验，又称 Bragard 征，即在操作直腿抬高试验达阳性角度时（以患者诉说肢体放射痛为准），再将患肢足部向背侧屈曲以加强对坐骨神经的牵拉。阳性者主诉坐骨神经放射痛加剧。此试验主要目的是除外肌源性因素对直腿抬高试验的影响。

6. 仰卧挺腹试验

患者取抬腹的动作，使臀和背部离开床面，此时，如果患者主诉患肢坐骨神经出现放射痛，则为阳性。

7. 股神经牵拉试验

患者取俯卧位，患肢膝关节完全伸直。检查者将伸直的下肢抬高使髋关节处于屈曲位，当过伸到一定程度出现大腿前方股神经分布区域疼痛时，则为阳性。此试验主要用于检查 $L_2 \sim L_3$ 和 $L_3 \sim L_4$ 椎间盘突出的患者。但近年来亦有人用于检测 $L_4 \sim L_5$ 椎间盘突出的病例，其阳性率可高达 85%以上。

8. 其他试验

诸如腘总神经或腓总神经压迫试验、下肢转内（或外旋）试验等，主要用于其他原因所引起的坐骨神经痛疾病。常见腰椎间盘突出症的临床表现见表 2－1，中央型腰椎间盘突出症的临床表现见表 2－2。

表 2－1　常见腰椎间盘突出症的临床表现

临床表现	$L_3 \sim L_4$	$L_4 \sim L_5$	$L_5 \sim S_1$
受累神经	第 4 腰神经根	第 5 腰神经根	第 1 骶神经根
肌力改变	伸膝无力	拇趾背伸无力	足趾屈及屈伸无力
疼痛部位	骶髂部、髋部、大腿前外侧、小腿前侧	骶髂部、髋部、大腿和小腿后外侧	骶髂部、大腿、小腿、足跟、足外侧
麻木部位	小腿前内侧	小腿外侧或足背，包括拇趾	小腿和足外侧，包括外侧三足趾
反射改变	膝跳反射减弱或消失	无改变	踝痉挛反射减弱或消失

表 2－2　中央型腰椎间盘突出症临床表现

临床表现	多系 $L_4 \sim L_5$ 和 $L_5 \sim S_1$ 椎间隙
受累神经	马尾神经
麻木部位	双侧大腿、双侧小腿、双侧足跟后侧、会阴部
反射改变	踝阵挛反射或肛门反射消失
疼痛部位	腰背部、双侧大腿及小腿后侧
肌力改变	膀胱或肛门括约肌无力

（三）分型

1. 按髓核突(脱)出的部位与方向分型

（1）椎体型：指变性髓核穿过下方或上方(少见)纤维环,再穿过软骨板呈垂直状斜向进入中部或椎体边缘的髓核突出。既往认为此型少见,实际上,如能对腰痛进行全面检查,此型患者不低于10%;尸体解剖材料表明所占比例高达35%。此型又可分为以下几种。

1）前型：指髓核穿入边缘(以下一椎体的前上缘为多见),使此边缘出现一个三角形骨块样外观(故临床上误诊为椎体边缘骨折者时有发生)。此型临床上较多见,在10位体操运动员中发现有2例,占20%,较一般3%~9%的发生率为高,可能与此组运动员的训练方式及活动量等有关。其发生机制主要是腰背部后伸,椎间隙内压力增高,髓核向前移位并突入椎体。视髓核突(脱)出后的病情而呈现不同形态,后期可构成椎体边缘骨质增生的一部分。

2）正中型：指髓核近垂直状向上或向下穿过软骨板进入椎体中,并形成Schmorl结节样改变。因临床上轻微或无症状而不易诊断,尸检发现者在15%~38%。突出物可大可小,大者易被X线片或CT、MRI检查发现,小者则常被遗漏。在正常情况下,变性髓核不易穿过软骨板上的小渗透孔,但如遇后天损害、软骨板变薄或恰巧穿至血管通道遗迹处,则可引起此型。

（2）椎管型(或称后型)：指髓核穿过纤维环向椎管方向突出者。突出的髓核停于后纵韧带前方者,称“椎间盘突出”;穿过后纵韧带抵达椎管内者,则称“椎间盘脱出”。根据突(脱)出物所处解剖位置不同而又可分为以下5型(图2-3)。

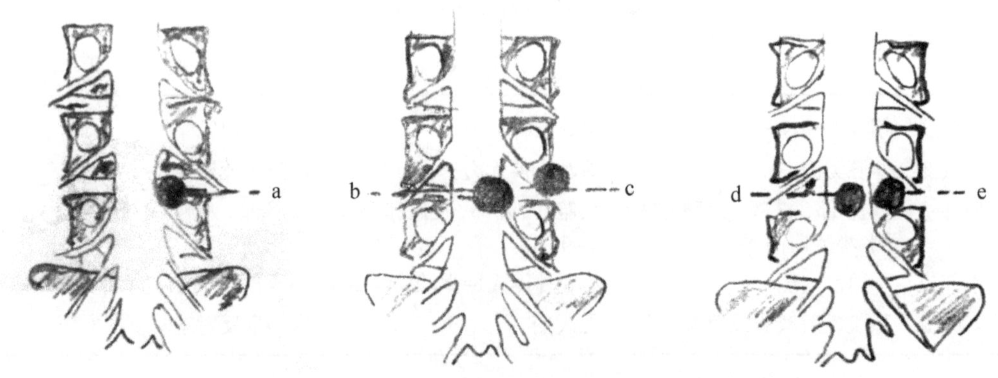

图2-3　后型腰椎间盘突出症分型

a. 外侧型;b. 中央旁型;c. 最外侧型;d. 中央型;e. 侧型

1）中央型：指突(脱)出物位于椎管前方正中央者,主要引起对马尾神经的刺激或压迫。个别病例髓核可穿过硬脊膜囊壁进入蛛网膜下腔。此型的临床主要表现为双侧下肢及膀胱、直肠症状。其发生率为2%~4%。

2）中央旁型：指突(脱)出物位于中央,但略偏向一侧者。临床上以马尾神经症状为主,同时可伴有根性刺激症状。其发生率略高于前者。

3）侧型：指突（脱）出物位于脊神经根前方中部者，可略有偏移。其主要引起根性刺激或压迫症状，在临床上最为多见者，占80%左右。故提及本病的症状、诊断及治疗等时，大多按此型进行阐述。

4）外侧型：突（脱）出物位于脊神经根的外侧多以“脱”形式出现，因此不仅有可能压迫同节（内下方）脊神经根，髓核亦有机会沿椎管前壁移行而压迫上节脊神经根。因此如行手术探查，应注意检查。临床上较少见，占2%~5%。

5）最外侧型：突（脱）出的髓核移行于脊椎前方，甚至进入脊神经根或椎管侧壁。一旦形成粘连易漏诊，甚至在术中检查时仍有可能被忽略，因此临床上需注意，所幸其发生率仅为1%左右。

2. 按病理变化及CT、MRI分型

（1）包含型：纤维环部分破裂，而表层尚完整。

（2）突出型：纤维环完全破裂，髓核突向椎管，仅有后纵韧带或一层纤维膜覆盖。

（3）脱游离型：破裂突出的腰椎间盘组织或碎块脱入椎管内或完全游离。

（4）施莫尔（Schmorl）结节型：髓核经上下软骨板的裂隙进入椎体松质骨内。

三、诊断

对典型病例的诊断一般多无困难，尤其是在CT与MRI技术广泛应用的今天。但对于非典型者或椎体型、中央型等病例则易误诊，应注意预防。

（一）一般病例的诊断

（1）详细的病史。

（2）仔细而全面的体格检查，并应包括神经系统检查。

（3）腰部的一般症状。

（4）特殊体征。

（5）腰椎X线片。

（6）酌情选用MRI、CT、超声波及肌电图检查等。

（7）非不得已情况下一般不宜选用脊髓、椎间盘造影，因其易将诊断引入歧途，原则上不采用。

（二）特殊类型腰椎间盘突出症的诊断

1. 中央型腰椎间盘突出症

临床上并非少见，但易与马尾部肿瘤相混淆。其诊断要点除前述各项外，主要依据以下特点。

（1）具有马尾神经受累症状包括双下肢的感觉运动及膀胱、直肠功能障碍。

（2）站立时白天症状明显，卧床时及夜晚症状缓解（与马尾部肿瘤相反）。

（3）腰椎穿刺显示奎氏试验多属通畅或不完全性梗阻，脑脊液检查蛋白定量正常（而马尾部肿瘤则多呈现完全性梗阻及蛋白含量增高等)。

(4) MRI或CT检查,均有阳性发现。

2. 前型腰椎间盘突出症

前型腰椎间盘突出症可根据下述特点进行确诊。

(1) 临床症状与腰椎间盘病相似,以腰背酸痛为主,垂直加压有加重感;一般无根性症状。

(2) X线片显示前型于侧位X线片上见椎体前缘有一三角形骨块;正中型则显示施莫尔结节样改变。

(3) CT及MRI检查有助于此型的确诊,应常规检查。

3. 高位腰椎间盘突出症

本病指 L_3 以上椎节即 L_1 和 L_2~L_3 者,其发生率占全部病例的1%~3%,主要诊断依据如下。

(1) 高位腰脊神经根受累症状:包括股四头肌无力、肌萎缩,大腿前方(达膝部)疼痛、麻木及膝跳反射障碍等,在所有病例中,此组症状占60%~80%。

(2) 腰部症状:80%以上病例出现,并于相应椎节的棘突处有叩击痛及传导痛,半数以上病例于椎旁有压痛。

(3) 截瘫症状:少见,约10%的病例可突然发生下肢截瘫症状。因其后果严重,必须重视。

(4) 坐骨神经症状:约20%的病例出现,主要因 L_3~L_4 椎节的脊神经受波及所致。

(5) 其他:一般多按常规MRI或CT检查进行确诊,并应注意与脊髓肿瘤相鉴别。

4. 腰椎间盘病

近年来发现腰椎间盘病并非少见,好发于腰椎椎管矢状径较宽的病例,其病理特点是腰椎退行性变严重,具有损伤性关节炎的特征,但少有刺激或压迫神经根者。临床主要表现如下。

(1) 盘源性腰痛:一般不伴有下肢坐骨神经症状,其机制系腰椎退行性变后对局部窦椎神经的刺激与压迫所致,病理性代谢产物亦参与其中。碎裂、后突的髓核可随着腰部活动而使症状加剧,尤其是过度前屈和仰伸时;脊柱垂直应力增加可使疼痛加剧。

(2) 不稳:在动力性腰椎X线片上可清晰地显示腰椎椎节的梯形变,并在临床上表现为腰部活动受限,但却少有下肢神经症状。

(3) 影像学检查:主要显示腰椎损伤性关节炎特征,尤以CT及MRI检查更为明显。早期MRI的 T_2 加权像显示后纤维环有高信号区。但其椎管矢状径大多较宽,少有根性受压征。

(4) 好发部位:以 L_4~L_5 椎间盘最多见,其次为 L_5~S_1,L_3~L_4 以上者甚为少见。

5. 其他

多节椎间盘突出、最外侧型腰椎间盘突出症及青少年或高龄腰椎间盘突出症等临床较少见者,如能注意检查,并按常规行MRI等特殊检查,一般均可确诊。

（三）定位诊断

通过病史与细致的体检不仅能诊断腰椎间盘突出症，而且基本上能做出定位诊断，这主要是根据不同神经根受突出椎间盘组织压迫所产生的特有定位症状和体征。95%以上的腰椎间盘突出症发生在 L_4 ~ L_5 椎间盘，其主要压迫第 5 腰神经根或第 1 骶神经根，主要产生坐骨神经痛的各种症状；另有 12%腰椎间盘突出症发生在 L_3 ~ L_4 椎间盘，其压迫第 4 腰神经根，可出现股神经痛症状。

（四）腰椎间盘突出症的诊断思路及要点

由于本病的分型及突（脱）出髓核在椎管内位置不同，以致症状与体征差异较大，因此所需鉴别的疾病亦较多。根据临床经验，建议如下。

（1）首先确定患者所表现出的疼痛特征是否属于根性痛。腰椎间盘突出症患者的疼痛应是根性痛，而非干性痛或丛性痛。

（2）据患者根性痛的性质特点、部位及影响因素等与其他相似疾病进行鉴别。如此，则不至于将诊断引入歧途。当然对个别特殊类型者，再另做辨认。有关根性痛、干性痛与丛性痛三者的鉴别如下。

1）屈颈试验阳性，可能是椎管内病变，此为根性痛。

2）棘突旁压及叩痛，椎管内病变多见，此为根性痛。

3）以环跳穴压痛为主而不伴有腰部及股压痛者，多为坐骨神经出口狭窄症，此为干性痛。

4）下腰部叩诊有舒适感的女性，多为妇科疾病，此为丛性痛。

5）股神经出口部压痛，以盆腔内病变居多，此为丛性痛。

以上项可在数分钟内完成，加上感觉测试、足底麻木区判定，以及膝、踝反射检查等一般均可在 10 min 内结束并为三者不同疼痛的鉴别提供依据，其可信度在 90%上。再辅以直肠指检、妇科会诊、X 线片检查、诊断性治疗试验等，一般不难鉴别。对下腰部症状明显并伴有锥体束阳性者，应考虑为颈腰综合征。掌握三者不同疼痛的鉴别是对每位矫形外科和神经科医师的基本要求，均需重视。否则，盲目依靠高精、尖等现代技术反而使诊断工作复杂化，此在临床上不乏先例。

四、鉴别诊断

现将临床上易与腰椎间盘突出症混淆的疾病鉴别如下。

（一）发育性椎管狭窄症与发育性椎管狭窄症伴发腰椎间盘突出症

发育性椎管狭窄症的基本症状虽与腰椎间盘突出症有相似之处，但其主要特点是三大临床症状。

1. 间歇性跛行

间歇性跛行即由于步行引起椎管内相应椎节缺血性神经根炎，以致出现明显的下肢跛行、疼痛及麻木等症状，稍许蹲下休息即可重新行走；之后再发作，又需再次休息方可继续行走。如此反复发作并有间歇期，故称为“间歇性跛行”，在腰椎间盘突出症合并本病时可发生。单纯腰椎间盘突出症虽有时也可出现相类似现象但其休息后仅稍许缓解，难以完全消失。

2. 症体不符

症体不符指此类患者主诉很多，而在体检前或候诊休息时可使缺血性神经根炎症状消失，以致无阳性发现。此与腰椎间盘突时出现的持续根性症状及体征明显不同。

3. 腰后伸受限，但可前屈

由于后伸时腰椎椎管内有效间隙减小而使症状加重并引起疼痛，因此患者腰部后伸受限，并喜欢采取能使椎管内容积增大的前屈位。由于这一原因患者可骑自行车，但难以步行。此与腰椎间盘突出症者明显不同。

以上几点一般足以鉴别个别不典型或是伴发者，也可采用其他辅助检查手段，包括MRI及CT检查等加以判定。

（二）坐骨神经盆腔出口狭窄症与腰椎间盘突出症

坐骨神经盆腔出口狭窄症为引起坐骨神经干性痛的常见病，且多见于因腰痛而行重手法推拿术后者，因此易与腰椎间盘突出症相混淆，需要鉴别（但有时两者可并存）。此病的主要特点如下。

1. 压痛点

此病压痛点位于坐骨神经自盆腔穿出的部位即环跳穴，并沿骨神经向下放射达足底部。有时腘窝与“腓点（腓骨颈处腓总神经的位置）”亦伴有压痛，而腰椎间盘突出症无此压痛。

2. 试验

双下肢内旋时可使坐骨神经出口部肌群处于紧张状态，以致此出口处狭窄加剧而引起坐骨神经放射痛，而腰椎间盘突出症则无此现象。

3. 感觉障碍

此病表现为范围较广的根性感觉异常，并多累及足底，使足底出现麻木感等；而腰椎间盘突出症则以单根性感觉障碍为主。

4. 其他

此病屈颈试验阴性，腰部多无阳性体征。对个别鉴别困难者可行其他特殊检查。

（三）马尾部肿瘤与中央型腰椎间盘突出症

两者共同的症状特点是多根性或马尾神经受损，双下肢及膀胱、直肠症状，腰部剧痛及活动障碍等，但马尾部肿瘤的以下特点可与腰椎间盘突出症相鉴别。

1. 腰痛

腰痛呈持续性，夜间尤剧，甚至一定要用强镇痛药才能入眠；而腰椎间盘突出症者平卧休息后腰痛即缓解，且夜间多明显减轻。

2. 病程

病程多呈进行性，虽经各种治疗仍无法缓解或停止进展。

3. 腰椎穿刺

腰椎穿刺多显示蛛网膜下腔呈完全性阻塞，脑脊液中蛋白含量增高。

4. 其他

必要时可行 MRI 或 CT 等检查以确诊及判断病变定位；对有手术指征者，可行椎管探查术。

（四）腰段继发粘连性炎与椎间盘突出症

腰段继发粘连性炎由于腰椎穿刺、蛛网膜下腔阻滞及脊髓造影在临床上的广泛应用近年来已非常少见，但其病变差别较大，可引起的各种症状易与多种腰部疾病相混淆。如粘连位于脊神经根处，则可引起与腰椎间盘突出症完全相似的症状，在鉴别时应注意此病的以下特点。

1. 病史

多有腰椎穿刺等病史。

2. 疼痛

多呈持续性，且逐渐加剧。

3. 体征

屈颈试验多为阴性，直腿抬高试验可为阳性，但抬举受限范围小。

4. X 线片

有碘油造影史者，可于 X 线片上显示烛泪状影或囊性阴影。此病可继发于腰椎间盘突出症后尤其是病程长者，应注意。

（五）下腰椎不稳症与腰椎间盘突出症

下腰椎不稳症为老年者多发，尤以女性为多，在鉴别时应注意此病的以下特点。

1. 根性症状

虽常伴有根性症状，但多属根性刺激症状。站立及步行时出现，平卧休息后即缓解或消失，检查时多无阳性体征。

2. 多发体型

以肥胖及瘦弱两类体型者为多发。

3. X 线片

动力性 X 线片可显示腰椎不稳及滑脱征（故此病又称为“假性脊柱滑脱”）。

4. 其他

屈颈试验、直腿抬高试验等多属阴性。

（六）腰增生（肥大性）脊椎炎与腰椎间盘突出症

腰增生（肥大性）脊椎炎亦属需要鉴别的常见疾病之一，在鉴别时应注意此病的以下特点。

1. 年龄

患者多系50岁以上的老年人，而腰椎间盘突出症则以中青年患者多见。

2. 腰痛

晨起活动时即消失或减轻，劳累后又复现。

3. 腰部活动

腰部呈僵硬状但仍可任意活动，无剧痛。

4. X线片

X线片显示典型退行性变。

此病不难鉴别，一般无须特殊检查。

（七）盆腔疾病与腰椎间盘突出症

一般性盆腔疾病为中年以上妇女的常见病，包括附件炎、卵巢囊肿、子宫肌瘤等，致使盆腔内压力增高，刺激或压迫盆腔内骶丛而出现多干性神经症状。在鉴别时应注意此病的以下特点。

1. 性别

90%以上病例见于中年以后女性。

2. 多个神经干受累

其中尤以坐骨神经干、股神经干及股外侧皮神经干为多见，阴部内神经及闭孔神经亦可受累。

3. 盆腔检查

对女性患者应请妇产科医师进行内诊检查以确定有无妇产科疾病。

4. X线片

患者易伴发髂骨致密性骨炎等疾病，应注意观察。

（八）盆腔肿瘤与腰椎间盘突出症

盆腔肿瘤虽属于腹部外的疾病但骨科亦常可遇到，尤其是压迫坐骨神经时易混淆，其特点与腰椎间盘突出症相似。

1. 症状

症状以多干性神经症状为主。

2. 体征

于盆腔内（直肠指检等）可触及肿块。

3. 其他

清洁后行X线检查或做钡剂灌肠检查以确定肿块部位，必要时行B超、CT或MRI等检查。

(九) 腰部扭伤与腰椎间盘突出症

腰部扭伤病例一般易于鉴别,伴有放射性坐骨神经痛者易混淆,鉴别要点如下。

1. 外伤史

外伤史较明确,但腰椎间盘突出症亦有可能见于腰部扭伤后,应注意。

2. 压痛

压痛多位于腰部肌肉附着点处且较固定,并伴有活动受限。

3. 诊断性治疗(阻滞)

对肌肉扭伤处封闭后不仅局部疼痛缓解,且下肢放射痛亦消失。

4. 其他

屈颈试验、直腿抬高试验等多为阴性。

(十) 腰肌筋膜炎与腰椎间盘突出症

腰肌筋膜炎中年人发病最多。肌肉过度运用,或因剧烈活动后出汗受凉而起病。亦可因直接受寒或上呼吸道感染之后而出现症状。患者主要感觉腰背疼痛,常见部位为附于髂嵴或髂后上棘的肌群,如竖脊肌和臀肌。其他部位的肌肉和肌筋、腱膜等也可受累。患腰肌筋膜炎时窦椎神经受到刺激,可引起局部和下肢牵涉痛。疼痛常因寒冷和较长时间不活动而加重,亦与天气变化和姿势相关,运动有助于减轻症状。因受累的肌肉疼痛,可使脊柱活动受限。此种腰背疼痛病程不一,短则几天长则可达数年,并且常在首次发病后反复发作。检查时因肌肉保护性痉挛而出现侧弯和运动受限。在多数患者能扪及痛性结节或有条索感,这在俯卧位检查时更为清晰。背部痛性结节常在 L_3 的横突尖、嵴部和髂后上棘处等。按压肌肉中的痛性结节,可引起局部疼痛并放射至其他部位,如引起下肢牵涉痛。用2%普鲁卡因局部封闭则疼痛消失。腰肌筋膜炎的主要表现如下。

(1) 局限、弥漫性边界不清的疼痛。

(2) 局限性软组织压痛点。

(3) 在软组织处可扪及结节或条索感。

(4) 区别于腰椎间盘突出症,屈颈试验、直腿抬高试验多为阴性。

(十一) 腰椎小关节紊乱与腰椎间盘突出症

腰椎小关节紊乱患者多发于中年人,女性尤为多见。既往无明显外伤史。多在正常活动时突然发病,患者常诉准备弯腰或转身取物时,突然腰部剧痛,不敢活动。这种疼痛首次出现后经常发作,1 年或 1 个月内可发作数次。有腰部慢性劳损或外伤史者发病较多,芭蕾舞、京剧演员等经常腰部练功者,常患腰椎小关节紊乱。某些患者间歇性发作可持续多年,检查时腰椎侧弯,腰段竖脊肌出现痛侧保护性痉挛,在 $L_2 \sim L_3$ 或 $L_3 \sim L_4$ 棘突旁点。骶髂关节有压痛,即骶髂关节不对称所致的腰椎小关节紊乱。反复发作的患者腰椎前屈不受限,而后伸或向健侧弯时即感疼痛加重。直腿抬高试验可感腰部放射痛而无坐骨神经放射痛，此试验为阴性。X 线片示腰椎侧弯或腰椎间盘退行性变等，但不能发现后关节半脱位、后关节间隙增宽等征象。CT 检查示腰椎小关节突有骨质增生形成、硬化，关节囊周围钙化和半脱位等改变。

相应腰椎间盘突出症试验，如屈颈试验、直腿抬高试验，多为阴性。

（十二）腰椎结核与腰椎间盘突出症

腰椎是骨关节结核发病率最高的部位，在天津市人民医院统计的 35 例骨关节结核中占 47.28%，其中半数发生在椎体。因此，腰痛为其常见症状之一；低位腰椎结核还可产生腿痛。腰椎结核患者多为全身中毒症状伴有较长期的腰部钝痛，多呈持续性疼痛。下肢痛因病灶部位而不同，可引起第 5 腰神经根、第 1 骶神经根支配区疼痛，且表现为一侧或两侧痛。检查可见腰部保护性强直，所有活动受限，且活动时疼痛加重。后期，椎骨楔形压缩，进而可出现后凸畸形。髂凹部或腰三角处能扪及寒性脓肿。有区域性感觉、运动障碍、腱反射改变、肌萎缩，但只影响一条神经根者很少见。化验检查亦发现血细胞沉降率增快。X 线片示椎体相邻缘破坏椎间隙使其变狭窄，腰大肌影增宽或边缘不清。对鉴别困难者应行 MRI 检查，即可确诊。

（十三）椎弓崩裂、腰椎滑脱与腰椎间盘突出症

除先天病例，因外伤或退行性变所致的椎弓崩裂、腰椎滑脱症发病率将随年龄增长而增加，患者中男性多于女性。发病部位以 $L_4 \sim L_5$ 椎间盘最常见，其次为 $L_5 \sim S_1$ 椎间盘。椎弓崩裂与腰椎滑脱主要表现为腰背、臀部或下肢痛，有下肢坐骨神经痛者占 5%，有间歇性跛行者占 20%。但在检查时疼痛部位无明显畸形，腰椎前屈运动正常，后伸受限。根据 X 线片及 MRI 检查，易于确诊，不难鉴别。

（十四）其他疾病与腰椎间盘突出症

其他疾病包括各种先天畸形、化脓性脊柱炎、腰椎骨质疏松、氟骨症、小损伤性关节炎、腰部脂肪脱垂伴神经支卡压、T_3 的横突过长畸形、棘间与棘上韧带损伤及全身各系统疾病的腰部症状，均需要注意鉴别诊断。

五、腰椎间盘突出症的中医病机分型

腰椎间盘突出症的中医病机分型可以概括为以下 3 个方面的内容。

1. 肝肾亏损，筋脉失养

中医学认为肾主骨生髓，肝主筋藏血，且肝肾同源，故腰椎间盘突出症与肝、肾关系最为密切。肾精充则骨髓充盈，骨骼得以滋养，方强劲坚固，动作敏捷；肝有所藏以养五脏六腑、四肢百骸，筋得血养则强健有力。肝肾亏虚则髓空精少，筋骨失养而筋骨不坚，经络不畅而发为腰痛。

2. 跌仆闪挫，气血瘀滞

脏腑功能衰退，肝肾亏虚，髓空精少，四肢百骸失之荣养，而致筋骨不坚易受损伤。特别是长期劳累过度，或有跌仆坠堕，损及肌肉筋脉，导致脉络阻痹，气血瘀滞，不通则痛。如《景岳全书》曰："跌仆伤后伤痛者，此伤在筋骨而血脉凝滞也。"王清任言："痛久必有瘀血。"此说明痹证即作，瘀血更为必然。

3. 寒湿内侵，阻遏经络

中老年人年高体衰，脏腑机能衰退，肝肾亏虚，气血不足，卫外不固，风、寒、湿邪易乘虚而入，内侵经脉，阻滞气血，肾失所荣，不荣则痛。《素问・痹论篇》曰："风寒湿三气杂至，合而为痹也。"《素问・举痛论篇》云："寒气入经而稽迟，泣而不行，客于脉外则血少，客于脉中则气不通，故卒然而痛。"

另外，腰椎间盘突出症的病机主要有"不通则痛"和"不荣则痛"这两种情况，前者为实，后者为虚，中老年人多为后者所致。

第三节　腰椎间盘突出症的中西医结合治疗

一、按急性期与慢性期选择治疗方案

（一）急性期

急性期患者应首先卧硬板床休息 3～5 天，除外腰椎骨折、肿瘤、结核等症。如出现大、小便失禁，应立即进行手术治疗。卧床休息期间，同时开展以下治疗。

1. 静脉滴注

具体静脉滴注方案见表 2－3。

表 2－3　静脉滴注方案

方案	药　　物	治疗天数/天	适　应　证
静脉滴注 A 组	0.9%氯化钠注射液 100 mL+氯诺昔康 16 mg，每天静脉滴注；20%甘露醇 250 mL，每天静脉滴注；地塞米松 5 mg（递减），每天静脉滴注	3～5	髓核突出，神经根明显受压，伴有水肿。表现：① 腰部疼痛剧烈，放射痛的同时伴有刀割样疼痛，夜间疼痛更甚，难以入睡，活动严重受限；② 腰椎明显畸形，腰肌、髋部有明显压痛；③ 直腿抬高试验小于 30°
静脉滴注 B 组	0.9%氯化钠注射液 100 mL+氯诺昔康 16 mg，每天静脉滴注；20%甘露醇 250 mL，每天静脉滴注	5～10	（1）急性期。用静脉滴注 A 组液治疗 5 次后，急性症状、体征明显好转后，改用本组液体 （2）慢性期。

2. 口服

口服维生素 B_1、维生素 B_6、维生素 B_{12} 等神经营养药物。B 族维生素都是水溶性维生素，它们具有协同作用，可调节新陈代谢，维持皮肤和肌肉的健康，增进免疫系统和神经系

统的功能，促进细胞生长和分裂（包括促进红细胞的产生，预防贫血的发生）。其中维生素 B_1、维生素 B_6、维生素 B_{12} 有助于保护神经组织细胞。

3. 针灸推拿

配合远端穴位，针灸（或电针）止痛或远端穴位按摩止痛，切忌在病变局部进行手法治疗。针灸（或电针）选穴：大肠俞、秩边、环跳、殷门、后溪、阳陵泉、委中、承山。按摩选穴：阳陵泉、手三里、承山、涌泉内侧压痛点。

4. 局部理疗

红外线照射、中药离子导入、局部肌肉电按摩（牵引除外）每天 1 次，发散式空气冲击波、内热式针灸治疗每周 1~2 次。

（1）红外线照射治疗装置：是以卤素光源为发光体的热疗设备，通过照射升高区域温度，增强局部血液和淋巴循环，促进药物吸收，改善病灶循环，加强组织代谢，卤素光源经威阀系统过滤后，大幅过滤了对皮肤易产生热效应的光，从而只保留了患者能够耐受且极具治疗价值的一种高能量光波，它能够轻松穿透人体皮下的 7~10 cm 以形成深层治疗。红外线照射治疗装置照射腰部，其光波可穿透皮下进行深层治疗，可扩张局部血管，促进血液循环，增加供血供氧，从而促进组织恢复。

（2）中药离子导入法：又称中药离子远红外脉冲透入疗法。此疗法治疗腰椎间盘突出症，是根据"痛则不通，通则不痛"的理论。中药组方具有活血化瘀、温经通络、祛湿散寒的作用。通过中频治疗仪将药物分子直接导入病变部位，同时还有热疗作用，可解除肌痉挛，改善血液循环，消除瘀血、水肿，解除其对神经根的刺激，促进病损组织修复。

这是一种综合运用物理热能、弱电流、强磁场、远红外线和磁化中药离子的方法，是一个现代物理技术、传统中药理论、人体组织解剖知识、生物化学知识、传统中医穴位经络学说协同作用的过程。热、电、磁、药、远红外线的超强作用力确保加速血液循环、增强新陈代谢、缓解疼痛、刺激穴位、疏通经脉、推送药物直达病灶，可快速发挥作用、高能吸收、高效利用。其中，经中频治疗仪导入人体的弱电流可使人体局部组织产生正负极，磁化的中药离子在正负极的作用下由阴极向阳极运动，因而中药离子活性增强，中药离子在运动的过程同时实现了高效透入皮肤的效果。磁在医学上已被普遍使用，"中药离子导入技术"产生的磁场具有消炎、镇痛、安定的作用。远红外线可加速血液循环、提升人体免疫能力、改善关节疼痛、调节自律神经、护肤美容、激活生物分子活性、消炎、镇痛等。

此疗法可使肌体组织快速重生、骨胶原快速愈合，从而起到消炎、镇痛、康复、治疗、调理、保健的效果。物理热能对人体具有重要作用，研究发现，体温每增加 1 ℃，人体代谢率将增加 8%~12%，免疫能力将增强 5~6 倍。"中药离子远红外脉冲透入技术"的物理热能可大幅度提升局部肌体组织的代谢率，加速药物的吸收和利用、促进代谢废物的排出和营养成分的吸收。

将川乌 30 mg，草乌 30 mg，红花 30 mg，透骨草 30 mg，延胡索 30 mg，川芎 30 mg，乳香 30 mg，没药 30 mg，天南星 30 mg，3 剂，加水浸泡半小时，水煎 2 次，取滤液 900 mL，用布垫（8 cm×10 cm）浸药液中，加热 40~50 ℃备用。患者取俯卧位，将两块药垫分别放置于腰部及病侧臀部，将两块电极板置于药垫上，放一块小塑料布，上面用小沙袋加压，然后接通电源，调试脉冲幅度，电流量在 10～20 mA，以患者能耐受为度。每次治疗 20 min，每天 1 次，12 天为 1 个疗程。治疗 2 个疗程后观察疗效。

（3）体外冲击波疗法：是近年来临床进行疼痛治疗的一种新方法，它是通过空气或气体传导的高能机械波疗法，经由专门的发生仪器将液电或电磁效应变为弹道式冲击波。通过治疗探头对患病部位准确定位，对人体内部组织和细胞进行一系列作用，从而达到治疗疼痛的目的。它的工作原理是利用凸透镜聚焦的圆筒式振膜作用，使它在水中震动后产生一种高能量冲击波。这种波采用抛物线的金属体聚焦以后，再通过水囊与人体接触，使聚焦点刚好集中于痛点上，即“扳机点”，从而达到镇痛、止痛的疗效；这种高能量冲击波不但可损坏疼痛感觉神经纤维，阻止痛觉信号的产生和传导过程，而且可以改变细胞周围的化学外环境，形成自由基，产生止痛、镇痛物质。另外，冲击波还具有明显的空化效应，此效应可使病变周围组织内产生大量一氧化氮，大量的一氧化氮再次与细胞里血红素的酶（多苷环化酶）发生一系列化学反应，达到放松局部紧张的肌肉组织、舒张小血管的作用，从而进一步改善红细胞的氧合能力，加速患病局部的微循环和促进细胞新陈代谢，从而减轻患者局部的一系列炎症反应，缓解疼痛。治疗前进行痛点定位，避开骨骼部位，治疗时选择疼痛部位处涂以耦合剂，要求皮肤和耦合剂间无空气，设定基础参数：压力 200～330 kPa，频次 5 次/s，单次治疗冲击次数 2 000 次，并于治疗过程中根据患者耐受程度适度调整冲击压力，每 2 天治疗 1 次，共治疗 5 次。

（4）内热式针灸疗法：又称内热针软组织松解术，是采用内热针对软组织病变区域进行密集针刺并加热。此疗法将针刺与热疗结合到一起，在损伤的骨骼肌区穿刺数个贯穿骨骼肌的小孔并进行加热，减轻痉挛变性肌肉的张力和无菌性炎症，从而使患者治疗区域疼痛减轻；另外，内热针促使骨骼肌再生和再血管化，从而使骨骼肌缺血情况得以改善，促进肌肉的自我修复，达到治疗目的。腰椎间盘突出症是由于椎间盘变性、纤维环破裂、髓核突出刺激或压迫神经所表现的一种综合征，是腰腿痛最常见的原因之一。有研究认为，其疼痛的病理基础之一是椎管外软组织，如骨骼肌、筋膜、韧带、关节囊、滑膜等骨骼附着处的无菌性炎症反应，炎性刺激导致疼痛，并引发肌肉痉挛，进一步加重炎症反应，形成恶性循环。有研究对等长收缩后的肌肉软组织内血流量、压力进行了观测，结果表明肌肉组织内血流量随着肌肉收缩力量的加大逐渐降低。因此，改善收缩痉挛的肌肉状态，增加组织血流量，是治疗腰椎间盘突出症的关键。

治疗方法如下。

1）体位：患者俯卧位或侧卧位，可腹部垫枕，暴露口、鼻，保持呼吸通畅。

2）仪器：连接心电监护。

3）定位

上腰段：确定 L_1～L_3 的棘突位置，平棘突向两侧距棘突 2 cm（约椎板处），于 L_1～L_3 棘突间向两侧距 3 cm（约椎板横突交界处）各定一进针点，共 10 个进针点。

下腰段：确定 L_4～S_1 的棘突位置，平棘突向两侧距棘突 2 cm（约椎板处），于 L_4～S_1

棘突间向两侧距 3 cm(约椎板横突交界处)各定一进针点,共 10 个进针点。

4）消毒、铺巾：暴露治疗部位,清除污垢,术者戴好口罩、帽子、无菌手套,消毒治疗部位周围 10 cm 皮肤范围,由内向外用 0.5%碘伏消毒液涂擦 3 遍。

5）麻醉：用注射器将 2%利多卡因沿已定进针点皮下注射形成皮丘,完成局麻。

6）进针：针刺部位麻醉成功后,根据具体情况可选择 0.7 mm×100 mm 或 1.1 mm×100 mm 规格的内热针,依次据麻醉部位刺入,常规直刺,针刺深度以达骨膜而不能进针为止。

7）加热：全部进针完毕后,将仪器导线接头与每根内热针连接,确认显示接通,手动设定温度 42 ℃,定时 20 min。

8）拔针：加热完毕,拔针并压迫止血,再次消毒,敷料贴于治疗部位。

9）观察：10~20 min,无异常后,可嘱其回病房休息。

（5）电按摩：是一种模拟人工按摩的低、中频电疗仪。采用模拟肌电信号技术,通过软件编程和智能化控制,输入具有与人体相同特征的模拟肌电信号,使肌细胞发生兴奋-收缩偶联。

5. 拔罐

现代中医学认为本病的病机为外感风寒湿邪,或慢性劳损后风寒湿诸邪乘虚而入,寒湿之邪阻塞脉络,引起经气不通,气血运行不畅,气滞血瘀,经脉痹阻,腰府失养,不通则痛。由此可见,“寒湿痹阻型”是常见的中医辨证分型,其治疗应当采用散寒祛瘀、温经通脉、活血化瘀的策略。拔罐的物理治疗效应即通过罐吸拔造成局部温热刺激,促进局部炎症水肿吸收,加快血液循环,改善局部微循环。患者取俯卧位,寻找压痛点(腰部压痛点为患椎旁的间隙部位,腿部压痛点沿坐骨神经区域分布)并做好标记。用长镊子将罐夹起,用毛巾将罐口擦干并甩净罐内沸水,趁热吸拔在标记的压痛点部位,起罐时用手按压罐边皮肤,漏气后罐即可脱下。每天 1 次,每次 20 min,5 次为 1 个疗程。

6. 穴位注射

穴位注射治疗主要选择夹脊,“夹背脊大骨之中,去脊各一寸”(晋·葛洪的《肘后备急方》)最早明确提出了夹脊的位置所在。夹脊位于 T_1 ~ L_5 的棘突下旁开 0.5 寸(同身寸),与背俞穴相平行,共 34 个,是十四经以外的经外奇穴,后世又有人加入颈夹脊。目前夹脊包括颈夹脊在内,共 46 个穴,多年临床实践证明夹脊具有安全性高、治疗范围广泛、疗效显著的特点,中医认为夹脊沿督脉伴太阳经而行,循腰背两侧,乃诸阳经会聚之处,取之能振奋一身阳气,调节腰背部肌肉及骨关节间阴阳平衡。夹脊所处之处是多条经脉、经筋所过之处,也是脏腑之气输注、汇聚于体表之处,针刺夹脊可使全身气血调和,阴平阳秘,从而调理多个脏腑的阴阳平衡。每个夹脊穴下都有相应椎骨下方发出的脊神经后支及其伴行的动静脉分布,且脊神经皆于交感神经干之间由交通支联系,交感神经干交通支与脊神经的连接点在体表的投影与夹脊密切相关。现代医学研究发现刺激腰夹脊可以促进去甲肾上腺素及乙酰胆碱的释放,通过影响交感神经末梢多种化学递质的释放,调节神经内体液的平衡,使其病变受累的腰椎关节、骨质韧带、肌肉等组织结构及神经血管邻近组织发生良性反应，调整改善脊柱内外环境，使之趋于平衡。选择病变腰椎椎体两侧的夹脊（病变椎体中间旁开1寸处），采用3.5寸毫针迅速垂直刺入穴位，当患者自感患侧下肢有放射感后，再将毫针拔出2 mm，手法宜轻且快，以避免损伤神经，采用平补平泻手法。留针20 min，每天1次，每周治疗5次，疗程为2个月。

7. 神经阻滞

在神经干、神经丛、神经节的周围注射局麻药，阻滞其冲动传导，使所支配的区域产生麻醉作用，称神经阻滞。神经阻滞只需注射一处，即可获得较大的麻醉区域。但有引起严重并发症的可能，故操作时必须熟悉局部解剖，了解穿刺针所要经过的组织，以及附近的血管、脏器和体腔等。常用神经阻滞有肋间、眶下、坐骨、指（趾）神经干阻滞，颈丛、臂丛阻滞，以及诊疗用的星状神经节和腰交感神经节阻滞等。神经阻滞治疗所达到的效果在医学上的依据至少有以下3个方面：一是阻止交感神经，使血管扩张、水肿减轻、疼痛缓解和由于病症所合并的交感神经紧张状态缓解；二是阻滞感觉神经，阻断疼痛的传导和抑制感觉神经刺激诱发的症状；三是阻滞运动神经，使肌肉松弛或暂时制动，使疼痛部位得到“休息”。神经阻滞是利用利多卡因或罗哌卡因等局麻药，配合类固醇、维生素注射到神经疼痛的部位来消除炎症、解除疼痛的一种治疗方法。

腰椎间盘突出症患者常采用椎旁神经阻滞治疗、侧隐窝神经阻滞治疗、硬膜外神经阻滞治疗及硬膜外置管治疗。

（1）椎旁神经阻滞治疗：指用穿刺针经椎板外侧缘针刺到椎间孔外口，经穿刺针将局麻药注射到椎间孔外口，让镇痛药物充分作用在所阻滞的脊神经根的阻滞方法，适用于颈部、胸部和腰部的各类疼痛。腰神经的前支，由上而下逐渐粗大。第1～4腰神经的前支组成腰丛。第4腰神经的另一部分和第5腰神经合成腰骶干，再与第1～3骶神经组成坐骨神经。腰丛位于腹膜后腰大肌后面，腰椎横突前面，腰方肌的内侧缘。腰部椎旁解剖学关系，主要由脊椎与其周围肌肉构成。竖脊肌也称骶棘肌，位于脊椎棘突纵脊的两侧，上起自枕骨，下抵达骶骨的长肌。腰大肌位于腰部脊柱两侧，上部位于腰方肌的内侧，中部位于髂腰肌的内侧，起自 T_{12}～L_4 椎体和椎间盘侧面，以及全部腰椎横突。腰方肌起自髂嵴，止于第12肋骨和 L_1～L_4 椎体横突。就腰部椎旁神经阻滞治疗穿刺靶点的解剖关系而言，位于两椎板之间椎间孔外侧，其前后分别为腰大肌和竖脊肌，其外侧为腰方肌。腰段的椎间孔外侧平交处的间隙平面即椎旁神经阻滞治疗的穿刺靶点。穿刺要点：确定腰部棘突后，常规消毒铺治疗巾。距棘突旁2.0～2.5 cm处做一皮丘，用带有刻度标记的12 cm长7号穿刺针垂直刺入，直到触及同侧椎板外侧部位。一旦触及椎板，移动套在针体的刻度标记至距皮肤1.0～1.5 cm处。退针且向外移动0.5 cm，再次沿着椎板外侧缘进针1.5 cm，或一直进针超过椎板，此时穿刺针刻度标记刚好触及皮肤，针尖位于椎间孔外口。尽管腰神经粗大，但规范操作也很难触及并诱发神经放射性异感，故回抽无血或无脑脊液才可注药。

（2）侧隐窝神经阻滞治疗：侧隐窝在侧椎管位置，其前面为椎体后缘，后面为上关节突前面与椎板和椎弓根连结处，外面为椎弓根的内面，将镇痛药液注射到此处的治疗即侧隐窝神经阻滞治疗，其主要用于侧隐窝狭窄卡压神经根或此处有炎症水肿等引起的腰腿痛。侧隐窝穿刺的操作要领：患者腹卧位，腹部垫枕，使腰部平直，取 $L_1 \sim L_5$ 间隙上缘或 $L_5 \sim S_1$ 上缘旁开 1 cm 为穿刺点，局麻后，刺皮针穿刺，应用专用侧隐窝穿刺针直刺，触及骨面，可给予少许局麻药，针尖向内调整进针方向刺入，透过黄韧带有落空感，即进入硬膜外隙，回抽无脑脊液，注射 0.9%氯化钠注射液无阻力，即标志侧隐窝硬膜外隙穿刺成功。

（3）硬膜外神经阻滞治疗：将镇痛药液注入椎管内的硬膜外隙，使脊神经根阻滞的治疗方法。其主要适用于包容型、神经根型腰椎间盘突出症，但对巨大突出、脱垂及盘源性腰痛疗效不理想。穿刺技术如下。

1）穿刺前准备：硬膜外神经阻滞治疗时必须备有全部气管插管、复苏的设备与药物，并能随时取用。告知可能出现的情况能最大限度地减少患者的焦虑，实施椎管内阻滞治疗所需的监护与麻醉相同，硬脊膜外注射类固醇激素（无局麻药）进行疼痛治疗，通常无须进行持续监护。

2）穿刺体位及穿刺部位：穿刺体位有侧卧位及坐位两种。临床上主要采用侧卧位，取左侧或右侧卧位，两手抱膝，大腿贴近腹壁。头尽量向胸部屈曲，使腰背部向后弓成弧形，棘突间隙张开，便于穿刺。背部与床面垂直，平齐手术台边沿。穿刺点应根据病变部位选定，一般取相应棘突间隙。

3）穿刺方法：硬膜外隙穿刺术有直入法和旁入法两种。腰椎的棘突相互平行，多主张用直入法，穿刺困难时可用旁入法。老年人棘上韧带钙化、脊柱弯曲受限制者，一般宜用旁入法的穿刺手法。① 直入法：用左手拇指、示指固定穿刺点皮肤。将穿刺针在棘突间隙中点，与患者背部垂直，针尖稍向头侧做缓慢刺入，并仔细体会针尖处的阻力变化。当针穿过黄韧带时，有阻力突然消失“落空”感觉，提示已到达硬膜外隙。② 旁入法：于棘突间隙中点旁开 1.5 cm 处做局部浸润。穿刺针与皮肤呈 75°，对准棘突间隙刺入，经黄韧带到达硬膜外隙，本法可避开棘上韧带及棘间韧带，特别适用于韧带钙化的老年患者或脊椎畸形与棘突间隙不清楚的肥胖患者。此外，当直入法穿刺未能成功时，也可改用本法。针尖所经的组织层次也与脊椎麻醉时一样，判断进入硬膜外隙有两种方法：阻力消失法和悬滴法。大多数医师更喜欢采用阻力消失法。操作时，穿刺针带着管芯穿过皮下组织直至棘间韧带，此时会感到组织阻力增加；然后去除管芯或引导器，并在穿刺针座接带有约 2 mL 液体或空气的玻璃注射器。如果穿刺针尖端位于韧带内则轻推注射器时会遇到阻力而无法进入。缓慢地，一毫米一毫米地推进穿刺针，同时持续或间断轻推注射器试注射。当穿刺针尖端进入硬膜外隙时，可有突然的阻力消失感，注射也变得非常容易。悬滴法需要在穿刺针进入棘间韧带并去除针芯以后，将穿刺针座充满液体并溢出一滴悬于外口处，然后再缓慢推进穿刺针。当穿刺针尖端位于韧带组织中，水滴会保持悬吊状态。一旦穿刺针尖进入硬膜外隙，就会形成负压，此时液滴会被吸入到穿刺针内。如果此时穿刺针发生了阻塞，液滴未被吸入到穿刺针内，提示硬脊膜可能已被意外刺穿。

（4）硬膜外置管治疗：通过适当的节段进行硬膜外隙穿刺后将导管置入硬膜外隙，通过适当方法将镇痛药液缓慢持续注入病变部位的一种方法，主要用于其他疗法难以奏效、硬膜外隙注射药物无效的患者。以下情况不宜做硬膜外置管治疗,宜尽早手术解除压迫：① 巨大的中央型腰椎间盘突出症;② 破裂型腰椎间盘突出症,巨大髓核突出;③ 突出的椎间盘钙化和后纵韧带骨化者;④ 合并严重的神经根管或腰椎椎管狭窄者,黄韧带明显增厚者;⑤ 病程长,反复发作,牵引或绝对卧床休息后疼痛更重者;⑥ 神经根严重受压,需要减压疼痛才能缓解者;⑦ 腰椎间盘突出症术后复发,仍遗有疼痛者;⑧ 小腿肌肉明显萎缩者;⑨ 疼痛持续 3 个月以上的慢性腰椎疾病者;⑩ 神经根与硬膜周围粘连严重者。

腰椎的棘突相互平行,硬膜外隙穿刺时多主张用直入法,穿刺困难时可用旁入法,在病变部位上一个椎间隙穿刺,穿刺成功后,向尾侧放置硬膜外导管,置管深度为 3~4 cm,固定并保留导管 5~7 天。

(二) 慢性期

1. 急性期过后的主要临床表现

(1) 腰腿部疼痛尚能忍受,翻身、行走等活动无明显受限。

(2) 腰椎伴有不同程度的侧弯畸形;腰部活动功能某些方位受限,如前屈或后伸。

(3) 挺腹试验、腰部叩击试验、直腿抬高试验、背伸试验,上述 4 项试验 1~2 项呈阴性,其中直腿抬高试验大于 30°、小于 60°。

2. 慢性期应采用以下治疗方法

(1) 静脉滴注：0.9%氯化钠注射液 100 mL+氯诺昔康 16 mg,每天静脉滴注;20%甘露醇 250 mL,每天静脉滴注,5~10 天。

(2) 推拿

1) 在腰部、髋部及下肢部做揉、拿手法以放松肌肉。

2) L_1~L_5 椎体两侧连续按压(以压痛点为主)。髋部重点以梨状肌走行部位做按法、拔法。下肢后侧、小腿后外侧以坐骨神经走行做按法、拔法。

3) 按压肾俞、志室、大肠俞、椎旁压痛点(阿是穴);髋部巨髎、上环跳、腰眼、秩边,以及下肢承扶、殷门、委中、阴谷、阳陵泉、承山、昆仑、涌泉等穴。

4) 根据腰椎侧弯、后突、棘突偏弯的病理现象,有针对性地采取矫正畸形法,如腰椎侧扳法、腰椎定位旋转法。

5) 适当运动。

(3) 中药内服

1) 血瘀气滞证

治法：行气活血,祛瘀止痛。

推荐方药：身痛逐瘀汤加减。川芎、当归、五灵脂、香附、甘草、羌活、没药、牛膝、秦艽、桃仁、红花、地龙等。饭后半小时温服,100 mL,每天 3 次。

中成药：七厘胶囊、腰痹通胶囊等。

2) 寒湿痹阻证

治法：温经散寒,祛湿通络。

推荐方药：独活寄生汤加减。独活、桑寄生、杜仲、牛膝、党参、当归、熟地黄、白芍、川芎、桂枝、茯苓、细辛、防风、秦艽、蜈蚣、乌梢蛇等。饭后半小时温服，100 mL，每天 3 次。

中成药：小活络丹等。

3）湿热痹阻证

治法：清利湿热，通络止痛。

推荐方药：大秦艽汤加减。川芎、独活、当归、白芍、地龙、甘草、秦艽、羌活、防风、白芷、黄芩、白术、茯苓、生地黄、熟地黄等。饭后半小时温服，100 mL，每天 3 次。

中成药：二妙散等。

4）肝肾亏虚证

治法：补益肝肾，通络止痛。

推荐方药：① 阳虚证，右归丸加减。山药、山茱萸、杜仲、附子、桂枝、枸杞子、鹿角胶、当归、川芎、狗脊、牛膝、续断、桑寄生、菟丝子等。② 阴虚证，虎潜丸加减。知母、黄柏、熟地黄、锁阳、龟甲、白芍、牛膝、陈皮、当归、狗脊等。饭后半小时温服，100 mL，每天 3 次。

中成药：独活寄生胶囊、健步虎潜丸等。

（4）中药熨烫：中药由当归、红花、没药、海桐皮、续断、牛膝、骨碎补、独活、川木瓜、乳香、川乌、桂枝、草乌、宽筋藤、防风、姜黄等 16 味中药组成，放入布袋内。扎紧袋口，置入锅内，隔水蒸热至 70 ℃。用法：将备好的药熨袋（70 ℃）置于患者腰骶部用力来回推熨。开始时温度高可以采用提起放下用力轻、速度快，随着药熨袋温度降低，减慢提起稍加用力，患者适应后敷于患处。温度过低时更换药熨袋，同时注意患者的皮肤情况及效果。防止烫伤，每天 1 次，每次 30 min。药熨袋用后清洗消毒备用，中药可连续用 2~3 天。

（5）中药熏洗：用活血止痛洗剂（羌活、伸筋草、舒筋草、艾叶、鸡血藤、石楠藤、丁香、红花、川牛膝）熏洗。功用：舒筋活血，消肿止痛。适用于腰腿痛、各种关节扭伤等病症。用法：煎汤趁热熏洗患处（先用热气熏蒸患处，待水温稍减后用药水浸洗患处），不宜内服。

（6）中药外敷：可用活血散、金黄散。用法：活血散与金黄散按 1∶1 比例用蜂蜜加茶水调成糊状备用；选肾俞、阿是穴敷贴，3~5 天换 1 次，1 个月为 1 个疗程。

（7）针灸（或电针）：中医学认为腰椎间盘突出症因风、寒、湿三邪合而为病，以气血不通、经络不通为主要症状，故主张以行气活血、疏通经络为主要治疗原则。腰部、下肢是腰椎间盘突出症高发的疼痛位置，肾俞补益肾气，委中通络止痛，大肠俞疏理筋脉，秩边舒筋通络，环跳调气止痛，总之诸穴合用，共奏调气止痛、疏经通络、补肾强腰之功。选穴：大肠俞、肾俞、环跳、阴市、委中、承山、昆仑等穴。疼痛局部采用艾条灸，每天 1 次。针灸方法：找到大肠俞、环跳、腰眼、夹脊、肾俞、阿是穴、委中、阳陵泉及患侧的秩边，针灸时，患者保持俯卧位或侧卧位，将腰部、患肢显露出来，对穴位位置皮肤进行消毒处理，针刺得气后，针感顺着经络，慢慢传到下肢，再将电针仪连接，根据患者可承受的刺激量调整疏密波，留针时间控制在 30 min，不间断治疗 5 天，休息 2 天，此 7 天为 1 个疗程，共 2 个疗程。

（8）拔罐：根据病因及临床表现特点不同将腰椎间盘突出症分为寒湿型、瘀血型及肾虚型 3 型。

1）寒湿型

症状：腰部冷痛、重着，每遇阴雨天或腰部感寒后加剧，痛处喜温，转侧不利，静卧痛势不减，或伴有下肢肢体麻木、重着、疼痛，体倦乏力，或肢末欠温，食少腹胀。

定位：选穴肾俞、腰阳关、阴陵泉、委中。肾俞：在腰部，当 L_2 棘突下，旁开 1.5 寸[与肚脐中相对应处即 L_2，其棘突下缘旁开约二横指（示指、中指）处]。腰阳关：在腰部，当后正中线上，L_4 棘突下凹陷中（俯卧位，在腰部，两髂嵴连线与后正中线相交处）。阴陵泉：在小腿内侧，当胫骨内侧髁后下方凹陷处[坐位，用拇指沿小腿内侧骨内缘（胫骨内侧）由下往上推，至拇指抵膝关节下时，胫骨向内上弯曲之凹陷处]。委中：在腘横纹中点，当股二头肌肌腱与半腱肌肌腱的中间。

方法：采用针刺后拔罐法。先用毫针刺入，得气后留针 10 min，出针后，再进行拔罐，留罐 10 min，起罐后对腰部及沿着下肢疼痛部位加温和灸 20 min，以皮肤潮红、人体感觉舒适为度，每天 1 次，5 次为 1 个疗程。

2）瘀血型

症状：腰痛如刺，痛处固定，日轻夜重，痛处拒按，轻者俯仰不便，重者不能转侧，面晦唇暗，伴有下肢肢体麻木疼痛，或时有短暂针刺样加剧，下肢活动后疼痛加重，或伴血尿，病势急暴，突然发病者，有闪挫跌打外伤史。

定位：选穴为膈俞、肾俞、次髎、血海、委中。膈俞：在背部，当 T_7 棘突下，旁开 1.5 寸[由平双肩胛骨下角之椎骨（T_7），其棘突下缘旁开约二横指（示指、中指）处]。肾俞：同前。次髎：在骶部，当髂后上棘内下方，适对第 2 骶后孔处骨盆后面[从髂嵴最高点向内下方骶角两侧循摸一高骨突起（即髂后上棘），与之平齐，髂骨正中突起处是 S_1 棘突，髂后上棘与 S_2 棘突之间即第 2 骶后孔]。血海：屈膝，在大腿内侧，髌骨内侧端上 2 寸，当股四头肌内侧头的隆起处（坐位，屈膝呈 90°，医者立于患者对面，用左手掌心对准右髌骨中央，手掌伏于其膝盖上，拇指尖所指处）。委中：同前。

方法：刺络拔罐法。采取三棱针点刺委中，出血量以 3～5 mL 为宜，余 4 穴用梅花针轻叩刺，以皮肤微微发红为度，再进行拔罐，留罐 10 min，每天 1 次，5 次为 1 个疗程。

3）肾虚型

症状：腰痛以酸软为主，喜按喜揉，遇劳更甚，常反复发作，伴有腰膝无力，或见心烦失眠，口燥咽干，或见手足不温，少气乏力。

定位：选穴为肾俞、大肠俞、次髎、委中、承山。肾俞：同前。大肠俞：在腰部，当 L_4 棘突下，旁开 1.5 寸[两侧髂前上棘之连线与脊柱之交点即 L_4 棘突下，其旁开约二横指（示指、中指）处]。次髎：同前。委中：在腘横纹中点，当股二头肌肌腱与半腱肌肌腱的中间。承山：在小腿后面正中，委中与昆仑之间，当伸直小腿或足跟上提时腓肠肌肌腹下出现尖角凹陷处（腘横纹中点至外踝尖平齐处连线的中点）。

方法：灸罐法。可隔附子片灸或艾条直接温和灸各穴 15 min，再进行拔罐，留罐 10 min，每天 1 次，5 次为 1 个疗程。

注意事项：拔罐治疗本病可明显改善症状，治疗期间应睡硬板床，并注意腰背防寒保暖，对重症患者需要中西医配合综合治疗。

（9）牵引疗法、中药离子导入法、Hydrosun 疗法、TDP 灯疗法：一般需配合其他疗法使用，单独使用治疗疗效有局限性，每天 1 次。

1）牵引疗法：是应用力学中作用力与反作用力之间的关系，通过特殊的牵引装置在腰椎间盘突出症中达到治疗目的的一种方法。首先，牵引对腰部有固定和制动作用。牵引时，在作用力和反作用力的平衡状态下，受牵拉的腰部处于一个相对固定的正常列线状态，腰部的运动范围及幅度较卧床休息和佩戴腰围时更进一步得以限制，以便于减轻或消除局部的充血、渗出、水肿等炎症反应。其次，由于脊神经的受压或受刺激，多伴有腰背部肌肉痉挛，这样不仅导致了腰背部的疼痛症状，而且还会构成腰椎的列线不正。牵引疗法，可以逐渐使腰背部肌肉放松，解除肌肉痉挛；在牵引时，若将患者腰椎放置在生理曲线状，随着牵引时间的延长，列线不正的现象可以逐步恢复至正常；对于腰椎间盘突出症轻型或早期的患者，可使椎间隙逐渐被牵开，有利于突出物的还纳；对于病程相对较长的患者，牵引可将粘连组织和挛缩的韧带、关节囊牵开使椎管间隙相应增宽，两侧狭窄的椎间孔也可同时被牵开，从而缓解或消除对神经根的压迫与刺激，对减轻下肢麻木和疼痛有较好效果。此疗法同时配合推拿及自我锻炼等方法疗效更佳。

2）中药离子导入法：通过药物的渗透作用，有温经散寒、祛风通络、活血止痛之功。通过治疗使局部血管扩张，促进血液循环，缓解皮肤紧张及肌肉痉挛强直，减轻或缓解疼痛，加上适时的心理、饮食起居调护、正确的康复指导，可取得较好的效果。作为腰椎间盘突出症的一种配合治疗，中药离子导入法可减少患者痛苦，增强疗效。基本方由白芷 15 g、延胡索 30 g、白芍 30 g、狗脊 30 g、桃仁 15 g、杜仲 15 g、续断 15 g 组成。辨证加减：血瘀证加三棱、莪术；寒湿证加川乌、独活；湿热证加黄柏、薏苡仁、秦艽；肝肾亏虚证加补骨脂、骨碎补。煎煮取浓汁，于患处垫浸入药汁的药垫，以脉冲直流叠加电疗仪为治疗仪器，将电极板插入极板套，并保证药垫与皮肤的接触，随后将正极置于环跳、秩边，负极置于下肢，通电开启仪器。每天 1 次，每次 30 min，持续 5 天为 1 个疗程，连续开展 2 个疗程。

3）Hydrosun 疗法：是一种新型光治疗系统，处理过的 780~1 400 nm 的光能量可激活病灶部位的免疫功能，促进病灶部位蛋白合成，协助免疫系统清除局部组织中沉积的免疫复合物，加速局部血液循环以减少致痛物质的刺激，减轻腰椎周围的炎症反应，可有效降解代谢产物，能降低病灶局部交感神经紧张度，减轻血管痉挛，建立良好的侧支循环，改善局部组织营养状况，起到修复的作用。操作方法：患者俯卧位，充分暴露患处。调整光源，选择合适的波长，距离患处皮肤 20~25 cm，注意询问患者的感觉，治疗过程中若产生灼烧感时，可调整距离至合适位置，持续辐照 20 min 后结束。每天 1 次，每周 5 次，连续治疗 8 周。

4）TDP 灯疗法：TDP 灯的治疗板，是根据人体必需的几十种元素，通过科学配方涂制而成。在温度的作用下，能产生出带有各种元素特征信息的振荡信号，故被命名为“特定电磁波谱”，它的汉语拼音缩写为“TDP”。

治疗板受热产生出的各种元素的振荡信号，随红外线进入机体后，与机体相应元素产生共振，使元素所在的原子团、分子团的活性得以大幅度提高，激活体内各种酶的活性，增强对缺乏元素的吸收，调整体内元素的相对平衡，抑制体内自由基的增多，修复微循环通道等，提高人体自身免疫功能和抗病能力。所以，TDP 灯是一种高效、安全、简单的理疗型医疗器械。目前已确切、肯定的作用有两方面：① TDP 灯的红外线热辐射对机体的治疗，能有效地疏通被阻塞或阻滞的微循环通道，促使机体对深部瘀血块和深部积液（水分子）的吸收。② TDP 灯产生的各种元素的振荡信息，随红外线进入机体的同时，被带入机体，与相同元素产生共振，使机体中各元素的活性被激活，元素所在的原子团、分子团和体内各种酶的活性得到提高，增强机体对缺乏元素的吸收，提高机体自身的免疫能力和抗病能力。由于腰椎间盘突出症会引起腰背部肌肉放射性痉挛，TDP 灯疗法作为一种辅助治疗手段可以提高病变局部的温度，并达到温通经络和运行气血的效果，配合拔罐可以活血化瘀、祛除湿气、改善局部的新陈代谢；配合电针可以提高治疗效果。

二、按微创手术与非手术方式选择治疗方案

（一）微创手术治疗

根据症状、体征及影像学表现，开展相应的微创手术治疗，如经皮穿刺椎间盘射频靶点消融术、胶原酶髓核化学溶解术、经皮穿刺椎间盘等离子消融术、经皮穿刺椎间盘髓核摘除术、经皮激光腰椎间盘髓核摘除术、三氧髓核消融术、经皮穿刺椎间孔镜术等。

1. 经皮穿刺椎间盘射频靶点消融术

经皮穿刺椎间盘射频靶点消融术，亦称微创椎间盘射频消融术、椎间盘射频靶点热凝术，是指将射频针穿刺到突出椎间盘之突出物内加温，使突出物发生蛋白凝固、突出物内压力降低而回缩，同时修复纤维环，缓解对神经的压迫与刺激，从而不影响椎间盘内的髓核。经皮穿刺椎间盘射频靶点消融术主要用于盘源性腰痛、膨隆性椎间盘突出和包容性椎间盘突出，对椎间盘突出较大，髓核脱出、游离则无效。用于疼痛治疗的射频仪器专门设置有神经刺激功能，可发现和准确定位感觉神经和运动神经，用射频电流阻断或改变神经传导，可达到解除疼痛的目的。这种物理性神经热凝技术能极好地控制热凝灶的温度及范围，治疗后能减轻或消除疼痛而保持本体感觉、触觉和运动功能。与现有的其他神经破坏技术相比，射频技术的主要优点是可获得定量和可预测的神经热凝灶。

（1）适应证：只要椎板没有先天变异或小关节严重增生，一般均可以穿刺到椎间盘突出物的靶点，所以一般的椎间盘膨出、椎间盘突出均是适应证。特别是对一般的盘源性腰痛更具有其独特优势；对于中央型突出或突出物较大，突出椎间盘基底宽阔的可选择 2 个或以上的靶点进行射频治疗；对于突出物较硬，CT 值较高的病例，可叠加射频或等离子治疗，极个别的患者可进行 2 次治疗；对于游离型或钙化型的也可选择治疗。但对于有严重马尾神经受压症状或严重足下垂者被列为禁忌证。

（2）体位：患者俯卧于介入手术床上，腹部垫一薄棉枕，按脊柱外科手术程序常规垫枕以使腰椎过伸椎间隙加大。

（3）操作：术前确定的治疗靶点及设计的穿刺途径在C臂机下确定皮肤穿刺点并标记。常规消毒、铺巾。一般采取安全三角入路，$L_5 \sim S_1$ 椎间盘因髂骨翼影响采取小关节内侧缘入路，从脊柱中线旁开约1 cm处进针，尽量靠近小关节突边缘，如硬脊膜囊巨大，穿破黄韧带后，可先注入5 mL过滤后的空气，将硬脊膜囊推向对侧椎间盘，采取后外侧入路。了解针尖所在位置的组织，一般电阻为150～250 Ω，分别给予频率为2 Hz、电压为1～2 V运动测试的电刺激；频率为50 Hz、电压为0.5～1.0 V感觉测试的电刺激，确认神经支配区无运动神经和感觉神经刺激症状，即开始射频热凝治疗。在C臂机引导下射频针穿刺，调整至靶点，测电阻，给予电刺激，低频电刺激时患者臀部及大腿肌肉无搐动，高频电刺激时，上述部无异感及疼痛，后依次给予从60°～70°、70°～80°、80°～90° 3个周期。

2. 胶原酶髓核化学溶解术

将胶原酶或木瓜蛋白酶注入椎间盘内或硬脊膜与突出的髓核之间，选择性溶解髓核和纤维环（不损伤神经根），以降低椎间盘内压力或使突出的髓核变小从而缓解症状。但此方法有产生过敏反应的风险。病变的椎间盘中主要成分是胶原纤维蛋白，利用胶原酶可选择性溶解胶原纤维蛋白的三维螺旋结构，而对其他组织不起作用的特性，采用介入方法，将胶原酶注入突出部位，将突出物溶解、吸收，从而解除对神经根的压迫，达到治疗的目的。椎间盘髓核主要由黏多糖、胶原蛋白构成，而胶原酶利用其对胶原蛋白特异而专一的降解作用，对其他非胶原蛋白无水解作用，对椎间盘髓核组织进行溶解，并分解为可吸收的氨基酸，从而减轻对神经根的压迫。但颈椎间盘突出因颈椎间盘容量较小，注入时增加椎间盘压力，且退针后因颈椎活动，会加重症状，胶原酶流出可引起颈部不适，一般少用。

（1）操作方法

1）盘内注射：① 从侧方入路，术前标记 $L_3 \sim L_4$、$L_4 \sim L_5$ 椎间隙位置，沿标记线棘突患侧旁开8～12 cm，与冠状面30°～45°夹角将导针刺入椎间盘内的后1/3处，因突出的髓核一般于椎体后1/3处，应尽量接近突出物。注意导针进入椎间盘后，要经正侧位透视下确认导针在椎间盘内无误，方可注入胶原酶600单位（1～2 mL）。② 从后方入路，$L_5 \sim S_1$ 椎间盘突出，因髂骨阻挡经侧方入路困难而需从后方入路，在CT引导下进行。从小关节内侧进针穿过黄韧带后观察针与硬膜及神经根的关系，避开硬脊膜囊进入椎间盘内，注入造影剂观察有无进入蛛网膜下腔或注入利多卡因5 mL观察有无脊髓麻醉症状，确认后注入胶原酶600单位（1～2 mL）。

2）盘外注射：硬膜外溶解术（经椎间孔、棘突间、骶裂孔入路穿刺进行注射），因方法较多，可以此术用其他方法替代，故较少用。

3）重叠，即切吸+盘内压管溶解、后纵韧带下溶解、硬膜外椎间孔溶解。

（2）适应证：经影像学和病史、体征、造影确认的单纯腰椎间盘突出症。

（3）禁忌证：① 既往有腰椎手术史，特别是伴有术后硬脊膜纤维化；② 穿刺部位及其周围有软组织的感染；③ 腰椎退行性变严重者，如椎间隙严重狭窄、侧隐窝狭窄、黄韧带肥厚、小关节严重退行性变。

(4) 并发症：① 过敏反应。临床使用必须采取抗过敏措施，对同一患者重复使用宜慎重。② 神经损伤。临床上用胶原酶行盘内、盘外注射治疗腰椎间盘突出症，只要脊神经根鞘膜及神经外膜完整时即便胶原酶与脊神经根接触也不会损伤脊神经根，但脊神经根屏障受到破坏或直接注入脊神经根鞘膜内就有损伤神经的可能，若胶原酶漏入或误注入蛛网膜下腔会发生严重神经系统并发症，故绝对不能注射到蛛网膜下腔内。③ 椎间隙感染。

(5) 副作用：① 疼痛反应。这种疼痛反应多呈单波峰曲线，即注药后基本无痛，随着溶解物的增加，疼痛反应逐渐加重直至达到高峰，随着溶解物的吸收，椎间盘内压逐渐减低，疼痛反应也逐渐减轻直至消失。多见于椎间盘内注射的患者，一般当天出现症状减轻，直腿抬高试验抬高角度增加，2~3 天后症状有所加重，一般 1 周左右自行缓解。其原因是椎间盘内注射 400~600 单位的胶原酶 1.5~2.0 mL，使椎间盘增加内容积，致使椎间盘内压力升高，神经根刺激增加，另外，髓核与胶原酶的降解反应及反应后的产物积于椎间盘内，均可升高椎间盘内压力，加重对神经根的刺激，引起症状的加重，同时椎间盘内无血管，完全靠渗透作用慢慢吸收，因此，疼痛时间长。② 尿潴留和肠麻痹。这两种偶见于椎间盘内注射后的患者，其机制是椎间盘内压力升高后窦椎神经受到刺激而引起自主神经系统功能紊乱。③ 脊柱失稳性腰背痛：椎间盘被溶解后椎间隙变窄，小关节将出现重叠，关节突关节的关节囊有窦返神经分布，而窦返神经对牵拉反应较为敏感，这样就会出现放射性的腰背部不适感和疼痛。

(6) 影响疗效的相关因素：胶原酶溶解髓核的多少与胶原酶的量和接触时间长短呈正比，与适应证的选择有关，与注射部位的准确性有关。

(7) 穿刺术前准备：① 告知患者术后可能出现的情况，如腰背部酸痛症状短时间内可能会加重。在药物起作用的同时会出现上述情况时不必紧张，一般会逐渐减轻或消失，极个别会持续数周。② 充分和患者沟通。穿刺是一种介入治疗，有其优点及相关的缺点，应让患者知晓。③ 告诉患者手术疗效。介入治疗不同于开刀手术治疗，术后效果可能不佳。④ 术前练习在床上大小便，告知意义。

术后坚持功能锻炼，出院后佩戴腰围 6 周，并且长期坚持腰背肌功能锻炼，防止复发及巩固疗效。

3. 经皮穿刺椎间盘等离子消融术

椎间盘等离子消融术，即将热凝与消融相结合以去除部分髓核，利用低温等离子消融术实时气化椎间盘的部分髓核组织，达到减小髓核体积的目的；然后再利用精确的热皱缩技术将刀头接触到的髓核组织加温至 70 ℃，使髓核的总体积缩小，降低椎间盘内的压力，以达到减压治疗目的。通过椎间盘等离子消融术将射频能量作用在导电介质（通常是 0.9%氯化钠注射液）上，在具有激发能量的电极周围形成高度汇聚的低温等离子体薄层。等离子体薄层由高度电离的粒子组成，具有足够的动能，打断组织中大分子的肽键，使其分解成低分子量的分子和原子，生成一些基本的分子和低分子量惰性气体（如 O_2、N_2 等），并从穿刺通道排出体外，从而产生实时、高效和精确的切割和消融效果。

（1）适应证：① 盘源性腰痛。椎间盘造影阳性、椎间盘高度≥75%和中央型腰椎间盘突出症。② 腰椎间盘突出。腰痛大于腿痛，MRI 显示包容型腰椎间盘突出症，椎间盘造影阳性。应用髓核成形术治疗腰腿痛的患者，应在严格掌握上述适应证的基础上，结合临床特点，如腰痛伴有下肢放射痛症状的患者，将能提高其疗效。这说明病变对神经根或神经末梢的刺激较大，减压后能明显减少对神经根的刺激。③ 影像学上表现为侧方小的椎间盘突出，此类患者的症状是以神经根刺激为主，一旦椎间盘内的压力减小，症状会得到明显的改善。

（2）禁忌证：此法适应证要求较为严格，只有在纤维环和后纵韧带无破裂，即包容型腰椎间盘突出症时才有效，而椎间盘脱出、髓核游离、侧隐窝狭窄、椎间隙狭窄、椎体明显唇样增生或钙化型腰椎间盘突出症等则应为禁忌证。其包括：① 曾有腰椎手术史；② 腰椎间隙明显狭窄或有明显的骨质增生；③ CT 检查发现有骨性椎管狭窄、小关节退行性变、黄韧带肥厚等其他原因所致的腰腿疼痛；④ CT 检查示突出的椎间盘钙化、骨化或脱出呈游离状；⑤ 神经损害症状较重；⑥ 椎间隙感染；⑦ 椎体结核、肿瘤等。因此，采用等离子消融术治疗应严格选择适应证。

（3）操作规程及注意事项：① 椎间盘造影能够复制出原疼痛症状；② 完善术前检查，完善腰椎 X 线片、MRI；③ 俯卧位，腹下垫枕，暴露腰背部，穿刺点皮下浸润麻醉；④ 在 C 臂机定位下用 Perc－DLE 套装的 6 in*、17 号穿刺针（腰椎）从后外侧入路穿刺；⑤ 通过正、侧位及斜位 X 线片的影像确定穿刺针在椎间盘内合适位置即可；⑥ 在穿刺针内置入等离子刀头，连接等离子体手术系统主机；⑦ 测试患者反应，确定无神经受累后行椎间盘等离子消融术；⑧ 手术结束后取出刀头及穿刺针，常规给予抗生素；⑨ 若术中出血则立即停止操作并压迫止血。

术后佩戴腰围 1 周；睡觉时宜平卧硬板床，腰部可适当垫枕，保持腰椎正常生理曲度，避免长期弯腰工作，勿久站久坐，腰部保暖。注意饮食，适当补钙。

4. 经皮穿刺椎间盘髓核摘除术

通过特殊器械在 X 线监视下进入椎间隙，将部分髓核绞碎吸出，从而减轻椎间盘内压力达到缓解症状目的。

（1）经皮穿刺椎间盘髓核摘除术的治疗机制：① 减压，经皮穿刺椎间盘髓核摘除术吸出约 30%的髓核组织，明显降低了椎间盘内压力，使原突出部分的压力降低并相对还纳，可缓解突出物对神经根的刺激与压迫；② 取出髓核，人为地改变了突出髓核的方向，从而避免了向后方再突出的可能性，此穿刺孔在术后 2 个月才能封闭，可获得较长时间的减压作用；③ 减少突出椎间盘的内容物，不但可以切除椎间盘中央部位的髓核，也可以切除椎间盘突出部位中的部分髓核，甚至是较大髓核碎裂块，从而获得部分类似切开手术直接减压的效果；④ 阻止腰椎间盘突出症的发展过程。

（2）适应证：影像学检查证实椎间盘为轻到中度的局限性突出或膨出及滑动脱出，

* 1 in＝2.54 cm。

或虽有椎体后缘骨质增生与关节突增生，但椎间盘突出或膨出及滑动脱出为主要的压迫因素。

（3）禁忌证：椎间盘髓核脱出或游离；椎间盘纤维环钙化；腰椎明显不稳；腰椎退行性变严重；合并有马尾神经受损；肌力严重减退，足下垂，常规手术后复发者。

（4）操作：患者俯卧位，腹部垫枕使腰部前屈，椎间隙后侧增宽以利穿刺，在X线监视荧光屏下选定病变椎间隙平面，穿刺点选后正中线旁开8～12 cm病变椎间隙水平，先将术野皮肤常规消毒后铺手术巾，用1%利多卡因局麻，生效后进行穿刺，将导针与矢状面呈60°～80°（如为L_5～S_1椎间隙呈30°～60°角针尖朝下）刺入皮肤，经皮下在腰后部诸肌达纤维环后1/3处刺入髓核内，通过观察导针进入位置是否正确；若患者下肢麻木有放射痛时，应及时调整进针点，确认进针点合适后，再用尖刀片在皮肤进针处做0.5 cm横切口，然后依次沿导针旋入1.5～5.6 cm以扩张套管，置于纤维环内固定套管，若患者患肢无放射痛、烧灼感，保留5.6 cm之外套管，拔出内套管，沿外套管送入环锯切割，用环锯在纤维环上形成减压孔，并在髓核内旋转粉碎髓核，便于下一步夹取髓核，伸入髓核钳夹取足够髓核，观察髓核之颜色、形状，切吸髓核，置入套管式内自动切割器，连接冲洗用0.9%氯化钠注射液瓶与负压吸引器，切割、冲洗和负压吸引同时进行。一般以400～500 r/min的转速切吸髓核组织，通过负压吸引器收集瓶观察有无髓核吸出。通过观察吸引器收集瓶证实无髓核吸出时退出自动切割器。

（5）术后处理及治疗：术后静脉滴注抗生素3天，卧床休息3～5天，5天后离床活动或出院，1个月后恢复正常工作与活动。物理治疗：可根据临床情况给予中药或波谱治疗。波谱仪照射能消除水肿，修复创伤，防止血肿形成；中药热敷可活血祛瘀、消肿止痛、舒筋活络、促进创伤愈合。由于术后椎间盘内压力降低，解除了对神经根的压迫，术后直腿抬高练习可牵拉神经根，增加其活动度，使症状、体征消失，功能恢复。

5. 经皮激光腰椎间盘髓核摘除术

在X线机的引导下，经皮穿刺至病变椎间盘中心位置，通过针芯导入光纤，并发射激光，将病变椎间盘髓核气化，降低椎间盘内压力，使突出的椎间盘回缩，解除对神经根压迫，达到恢复其正常生理功能的作用。

（1）作用机制：目前各家认识比较一致，即激光气化一定量的髓核组织后，椎间盘内压力显著降低，从而缓解其对神经根及周围痛觉感受器的压迫和刺激，同时，椎间盘内压力的降低，加上髓核气化烧灼的热效应作用，使椎间盘的纤维环有一定程度的回缩，从而使相应部位的神经根的压迫得到缓解，使腰腿痛症状得到缓解或消除。有学者认为，这一治疗作用的基础是由于椎间盘具有明显的体积弹性模量（bulk modulus）特征。体积弹性模量概念是指某一特定空隙内压力与体积间变化关系的函数：明显的体积弹性模量特征性即很小的体积改变便可导致较大的压力变化。

（2）操作：患者平卧，在C臂X线机上或数字化减影血管造影（digital subtraction angiography，DSA）机引导下，于胸锁乳突肌前缘进针点，腰椎可采用俯卧位或侧卧位，进针点于椎旁8～10 cm处。X线定位，局麻下，以穿刺针与正中矢状面呈45°进针，针尖终端位置为正位像在椎间隙中央(或稍偏患侧),侧位像在椎间隙后1/3。穿刺针位置良好后,拔出针芯,将直径400 μm的光纤导入,采用半导体激光连续烧灼椎间盘。一般使用功率为15 W,采用发射1 s、间歇1 s的方法进行操作,总能量800~1 500 J。如果患者有疼痛或热胀感则可停止烧灼,用注射器进行负压抽吸,以降低椎间隙内压力,术后平卧3~4 h。由于经皮激光腰椎间盘髓核摘除术不损害椎管结构,不损伤腰背肌肉,术后康复较快,是介于保守治疗与切开手术之间的一种治疗技术。

(3) 适应证：目前尚无统一的适应证,而适应证的选择直接关系到治疗的成效。目前较为认同的适应证：① 单侧神经根受压迫症状(表现为放射减弱,运动受损,节段性痛觉分布,Laseqne征阳性);② CT、MRI、脊髓造影或椎间盘造影呈现典型的腰椎间盘突出征象,且突出的髓核组织仍被纤维环或后纵韧带所包绕,并未形成游离的碎块脱落于椎管内;③ 至少有2个月的神经受损症状及经过2个月的保守治疗无效者。只要同时具备上述3个条件,便适合PLDD疗法。有学者指出,单纯性椎间盘膨出或局限性突出,无骨性椎管或侧隐窝狭窄,无后纵韧带或椎间盘钙化,以腰痛为主,肢体症状较轻者,经保守治疗无效,均适合本疗法。有学者指出,应严格选择包含型腰椎间盘突出症。王晨光等指出,椎间盘突出引起的腰腿痛,保守治疗6周无效,影像学检查为包含型髓核突出,无髓核钙化和游离(髓核突出平面必须与症状和体征吻合等)。杨茂伟等指出,PLDD主要适合<40岁,病程<2年,椎间盘突出<6 mm,疗效与上述因素成反比。

(4) 禁忌证：目前认识比较一致,除常规手术禁忌证外,还有游离型腰椎间盘突出症;脊椎椎管狭窄症;伴有腰椎脱位;有明显的椎间隙狭窄者;有严重的腰椎骨质增生、骨桥形成者;影像学示有椎节失稳者。

(5) 术后处理及治疗：术后静脉滴注抗生素3天,卧床休息3~5天,5天后离床活动或出院,1个月后恢复正常工作与活动。物理治疗方面,可根据临床情况给予中药或波谱治疗。波谱仪照射能消除水肿,修复创伤,防止血肿形成;中药热敷可活血祛瘀、消肿止痛、舒筋活络、促进创伤愈合。由于术后椎间盘压力降低,解除了对神经根的压迫,术后直腿抬高练习可牵拉神经根,增加其活动度,使症状、体征消失,功能恢复。

6. 三氧髓核消融术

在X线机的导引下,经皮穿刺至病变椎间盘中心位置,通过针芯注入适当浓度臭氧(即三氧,O_3),将病变椎间盘髓核溶解,降低椎间盘内压力,使突出的椎间盘回缩,解除对神经根的压迫,达到恢复其正常生理功能的作用。

(1) 作用机制：臭氧是一种强氧化剂,它通过破坏髓核基质中的蛋白多糖导致髓核失水萎缩,可解除突出髓核对神经根的压迫。臭氧同时还能破坏髓核细胞,引起髓核内蛋白多糖产生和分泌减少,且具有较强的抗菌、抗病毒作用。现将临床应用情况报告如下。臭氧本身具有极强的氧化能力、抗炎和镇痛作用,在X线机定位下,将其注入突出的椎间盘髓核组织,充分氧化分解髓核组织内的蛋白多糖等大分子聚合物,使髓核体积缩小,从而降低椎间盘内压力,消除对神经根压迫而产生的疼痛和无菌性炎症反应,达到缓解病情和治疗的目的。

（2）适应证：有典型的临床病史、症状和体征，如持续性腰腿痛、跛行，查体有神经根受压体征者（直腿抬高试验阳性）；经 CT 或 MRI 检查确诊为腰椎间盘突出症，影像学表现与临床症状一致；经保守治疗 4 周以上效果不佳或症状有所缓解但病情反复者；急性腰扭伤及腹压增高造成的腰椎间盘突出症者。

（3）操作：穿刺定位。一般取俯卧位，患者腹部垫一枕头。$L_5 \sim S_1$ 椎间盘突出患者可取侧卧位，患侧在上，下侧肢体屈曲，上侧向后伸直，腰下垫一枕头，髂骨可下移 1～2 cm，穿刺容易成功。在高频 C 臂机监视下，通常取椎间隙向后水平线和患侧脊柱中线旁开 7～10 cm 处为穿刺点（平均 8 cm）。常规消毒铺无菌巾，以 1%利多卡因行穿刺点及穿刺通道局麻，深部麻醉时禁止针头超越小关节突注射，以保持神经根的敏感性。用 18～21 号穿刺针自穿刺点行椎间盘穿刺，穿刺针与躯干矢状面呈 40°～60°角，缓慢刺入病变椎间盘。行 $L_5 \sim S_1$ 椎间盘穿刺时，穿刺针需要向尾端倾斜 20°～30°进针。正侧位双向透视证实针尖位于椎间隙中央或后 1/3 区域，通过臭氧发生器调节臭氧浓度为 60 μg/mL，拔出穿刺针针芯，用 5 mL 注射器加压取气 5 mL 匀速注入椎间盘内，每个椎间盘注入 5～20 mL，以推注无明显阻力，气体不向病变间隙外弥散为度。推注时注意要反复注射和抽吸，并不断调节穿刺针的深度和角度，以便使髓核充分氧化。一般包容型腰椎间盘突出症患者推注时阻力较高。

（4）禁忌证：严重心、肺系统疾病，身体虚弱不能耐受者；病变椎间盘发生钙化，合并脊柱结核、肿瘤等病变的患者均不宜采用此技术。

（5）术后处理及治疗：术后静脉滴注抗生素 3 天，卧床休息 3～5 天，5 天后离床活动或出院，1 个月后恢复正常工作与活动。物理治疗方面，可根据临床情况给予中药或波谱治疗。

7. 经皮穿刺椎间孔镜术

通过光学纤维将光束传到内镜物镜前端，投照被观察物体，依靠透镜的成像、放大以获得清晰的图像，从而观察深部微小病变，除去突出的髓核组织、肥厚的黄韧带及增生内聚的关节突等神经致压因素，从而获得根治。

（1）适应证：① 腰椎间盘突出症的症状严重，腿痛重于腰痛，经严格的保守治疗 6～8 周无效或已造成急性神经功能障碍者，包括中央旁型、外侧型腰椎间盘突出症的突出、破裂、游离的椎间盘，最佳适应证为单节段的外侧型突出；② 尽管保守治疗有效，但症状很快复发，且反复发作 2 次以上，发作时症状严重，影响工作和生活，病史超过半年以上者，或者虽然症状、体征都不是十分严重，但病史较长，诊断明确，患者有手术治疗要求者；③ 无论病史长短，一旦出现神经根麻痹损害者，如拇趾伸肌肌力Ⅳ级以下；④ 中央型腰椎间盘突出症合并马尾神经受损，如大小便功能障碍，CT 显示椎间盘或后纵韧带无明显钙化者；⑤ 合并侧隐窝狭窄的椎间盘突出；⑥ 突出物有钙化的椎间盘突出；⑦ 有神经根受压的阳性体征，如直腿抬高试验阳性、拇趾伸屈试验阳性、膝或跟腱反射减弱等；⑧ 影像学检查与临床症状、体征相一致；⑨ 愿意接受椎间孔镜手术并承担穿刺失败需转行开放手术风险者。

（2）操作

第一步：患者体位如果采取侧卧位，则患侧朝上，背部朝向术者，在腰部放一个枕头或支架，髋关节和膝关节保持屈曲；如果采取俯卧位，则患侧朝向术者，在腹部、额部、膝部各放一支架，踝部垫一软枕，髋关节和膝关节保持微屈。

第二步：确定进针路线。首先沿着棘突标记正中线，然后标记髂脊。如果要进入 $L_5 \sim S_1$，进针点一般在正中线旁开 12～14 cm。当 C 臂机取侧位时，用一个长的器械（如抓钳），帮助确定进针路线；当达到突出的髓核时，画一条进针路线；然后在水平距离线上再画交叉点，即进针点。

第三步：消毒、铺巾、连接（调试）椎间孔镜手术系统。严格按照外科手术消毒、铺巾规范进行，并连接（调试）椎间孔镜手术系统以备用。

第四步：麻醉、穿刺置管。① 手术采用静脉镇静（镇痛）+局麻：在麻醉医生采用静脉镇静（镇痛）的基础上，患者俯卧位或侧卧位，由手术医师行穿刺点局部浸润麻醉，再经穿刺点插入 18 号的穿刺针，穿刺路径上逐层注射 0.5%利多卡因做局部浸润麻醉，直至穿刺侧的相应上关节突肩部，并行局部浸润麻醉。② 放置导丝：经 18 号的穿刺针放置导丝，沿着导丝退出 18 号的穿刺针，导丝保留在原位，沿导丝切开皮肤 7 mm。③ 于皮肤切开处沿导丝插入一级扩张器达上关节突肩部。④ 缓慢退出一级扩张器，沿导丝插入二级扩张器达上关节突肩部。⑤ 缓慢退出二级扩张器，沿导丝插入 1 号尖头 TOM 针，拔出导丝，然后用无痛锤进行敲击至关节突穿透或半透状，而后退出尖头 TOM 针芯，插入钝头 TOM 针芯，缓慢进针达靶点，退出钝头 TOM 针芯，插入导丝。⑥ 缓慢退出钝头 TOM 针，沿导丝插入 4.0 mm 骨钻，将孔扩大到 4.0 mm。⑦ 缓慢退出 4.0 mm 骨钻，沿导丝插入 6.0 mm 骨钻，将孔扩大到 6.0 mm。⑧ 缓慢退出 6.0 mm 骨钻，沿导丝插入 7.0 mm 骨钻，将孔扩大到 7.0 mm。⑨ 缓慢退出 7.0 mm 骨钻，沿导丝插入 8.0 mm 骨钻，将孔扩大到 8.0 mm。⑩ 缓慢退出 8.0 mm 骨钻，沿导丝插入二级扩张器，再沿二级扩张器插入工作套管。

第五步：放置椎间孔镜。① 打开光源，再次调节白平衡，达到最佳彩色效果；② 把椎间孔镜放入工作套管，调节合适的水流量和压力。

第六步：摘除突出的髓核。在整个手术过程中，患者必须保持清醒和配合。通过椎间孔镜的工作通道进行操作，直接摘除突出的髓核。全部摘完突出的髓核后，通过椎间孔镜可以清楚地看到神经根。转动工作套管观察周围组织并检查是否还有游离的髓核碎片。

第七步：应用双极射频。采用独特设计的可伸屈和（或）转向的双极射频电极，可以通过椎间孔镜的工作通道达到工作区域，用于止血、消融髓核，以及通过组织收缩的作用封闭纤维环。

第八步：注射臭氧消除无菌性炎症反应和组织水肿，防止手术感染。

第九步：缝合伤口。在皮肤切口处采用外科缝合方法缝合。

第十步：无菌纱块保护、固定，腰围固定，整体搬运，护送回病房。

（3）禁忌证

1）有脊柱畸形、肿瘤或曾行化学溶盘术者，以及腰椎滑脱等节段性不稳定表现者。

2）合并有严重内脏功能异常或其他身体状况异常不能承受手术者。

3）严重肌力下降、足下垂或马尾综合征者。

4）凝血功能障碍、出血性疾病或正使用抗凝药物者。

5）妊娠妇女及女性月经期间者。

6）术前感染者。感染包括手术部位的感染，即手术切口及附近（15 cm 内）有感染；非手术部位的感染，如泌尿系统感染、呼吸系统感染等，常通过血运发生椎间盘炎及硬膜外感染；潜在感染，如糖尿病患者血糖控制不佳，免疫力低下，长期使用糖皮质激素或免疫抑制剂引发的感染。

7）有严重心理障碍、手术恐惧等心身性疾病者。

8）症状、体征表现与影像学检查不一致者。

9）术前经过充分的交流沟通，患者及家属期望值仍过高者。

（4）注意事项

1）严格把握适应证、禁忌证，做好术前有效沟通及健康教育并签署相关文书。

2）摆放体位时需注意胸部、腹部压力的变化及骨突部位的保护。

3）穿刺前必须先将椎间孔镜系统进行连接并调试，设备正常方可进行穿刺。

4）插入尖头 TOM 针后，如发现位置不准确，可在定位下重新进行调节。

5）插入尖头 TOM 针穿刺，如未穿透关节突可换尖头 TOM 针穿刺；一旦穿透关节突必须换钝头 TOM 针穿刺，否则易损伤神经。

6）插入骨钻时应逆时针旋转进入，顶到关节突后再顺时针旋转进入，以减少对软组织的损伤。

7）置入工作套管时正确的位置应该是开口正对靶点或神经根下方，斜面开口朝向硬脊膜囊或神经根。

8）镜下操作手法宜轻柔，勿盲目钳夹，做到操作区域充分止血，必要时放置引流管。

9）术后 6 h 可适时进行坐骨神经牵张训练。

8. 微创手术适应证和禁忌证

（1）微创手术适应证

1）有慢性或持续性腰痛及下肢疼痛症状，久坐、久站或行走时诱发，平卧缓解。

2）保守治疗效果不佳。

3）神经系统体检无异常发现（如病理征、二便功能正常）。

4）影像学检查腰椎椎管无明显狭窄，突出椎间盘无钙化，MRI 检查显示脊髓无受压。

5）影像学检查显示受累神经根符合患者疼痛区域。

6）椎间盘高度应保持正常的 40%～50%。

（2）微创手术禁忌证

1）椎间盘感染、椎间盘钙化。

2）有脊柱手术史。

3）严重的椎管狭窄。

4）脊髓或马尾神经受压。

5）椎体滑脱。

6）严重的椎间盘退化，椎间盘高度小于正常的40%。

7）重度椎间盘突出或游离。

8）高龄患者，有严重出血倾向者。

9）广泛的后路骨性坚固融合，经皮穿刺不能进入椎间盘等。

9. 围手术期中医治疗方案

（1）术前：根据病情选用推拿法、针灸法、拔罐法、中药离子导入法、中药熏洗法、中药外敷法、穴位贴敷法、灸法、辨证论治等。

1）针灸疗法：常用穴位有肾俞、环跳、委中、承山等。

2）按摩法：术者可用两手拇指或掌部自肩向下按摩脊柱两侧膀胱经，至患肢承扶处改用揉捏，下抵殷门、委中、承山，反复数次。

3）灸法：温经散寒，可选用温针灸、温灸器灸、隔姜灸等。

中药熏洗法：舒筋活血，消肿止痛，煎汤趁热熏洗患处。

拔罐法：通经活络，行气活血，祛风散寒，可选用留罐、走罐、散罐等。

4）辨证论治

寒湿腰痛：散寒祛湿，温经通络。甘姜苓术汤加减：干姜10 g，桂枝15 g，甘草5 g，川牛膝20 g，茯苓10 g，白术15 g，杜仲15 g，桑寄生15 g，续断10 g。寒邪偏盛，腰部冷痛，加附子、细辛；湿邪偏盛，加苍术、薏苡仁。年老体衰或久病不愈者，宜独活寄生汤加附子。

湿热腰痛：清热利湿，舒筋止痛。四妙丸加减：苍术15 g，黄柏10 g，薏苡仁20 g，木瓜10 g，络石藤15 g，川牛膝20 g。小便短赤不利，加栀子、萆薢、泽泻、木通；湿热蕴结，耗伤阴津，酌加生地黄、女贞子、墨旱莲。

肾阴虚：滋补肾阴，濡养筋脉。左归丸加减：熟地黄20 g，枸杞子15 g，山茱萸15 g，山药15 g，龟板10 g，菟丝子15 g，鹿角胶10 g，川牛膝20 g。肾阴不足，常有相火偏亢，可酌情选用知柏地黄丸或大补阴丸加减；虚劳日久不愈，阴阳俱虚，阴虚内热者，可选用杜仲丸。

肾阳虚：补肾壮阳，温煦经脉。右归丸加减：肉桂10 g，附子5 g，鹿角胶15 g，杜仲15 g，菟丝子15 g，熟地黄20 g，山药15 g，山茱萸15 g，枸杞子15 g。肾虚及脾，脾气亏虚，应补肾为主，佐以健脾益气，升举清阳，加黄芪、党参、升麻、柴胡、白术。

气滞血瘀：行气舒筋活血。舒筋活血汤加减：羌活6 g，防风9 g，荆芥6 g，独活9 g，当归12 g，续断12 g，青皮5 g，牛膝10 g，五加皮9 g，杜仲9 g，红花6 g，枳壳6 g。

术中暂停中医类治疗，术后根据患者病情开展相应中医治疗方案。

（2）术后：视患者康复状况，可酌情选用温针灸法、灸法、中药熏药法、穴位贴敷法活血通络，嘱患者以卧床康复为主，辅以康复训练。

中药治宜补益肝肾、温经通络。六味地黄丸加减：熟地黄 25，山药 12 g，茯苓 10 g，泽泻 10 g，山茱萸 15 g，牡丹皮 10 g，川牛膝 20 g。

（二）非手术疗法

1. 按摩疗法

（1）松解手法：包括点法、压法、摇法、㨰法、推法、掌揉法、拍法、弹拨法等放松肌肉类手法，适用于急性期或者整复手法之前的准备手法。松解类手法要求均匀、持久、有力、柔和、深透，要做到“柔中有刚、刚中有柔”。

（2）整复类手法：包括俯卧拔伸法、斜扳腰椎法、牵引按压法、腰椎旋扳法等，适用于缓解期及康复期。可根据患者具体情况及耐受性，以及医师的治疗体会单项或者多项组合各类整复手法。急性期可根据医师的经验及患者的具体情况慎重选择整复类手法。

1）俯卧拔伸法：术者一手按压患者腰部，另一手托住患者双腿或者单腿，使其下肢尽量后伸。两手相对用力，有时可听到一声弹响。可做 1~2 次。

2）斜扳腰椎法：患者健侧侧卧，患侧在上，患侧的下肢屈曲，健侧下肢伸直。术者站于其面前，肘部弯曲，用一手前臂上端搭在患侧肩前方向外推动，另一手上臂下端搭在臀部向内扳动，以臀部的位置调整患者肩部，使患者腰椎逐渐旋转，扭转中心正好落在病变腰椎节段上。当将脊柱扭转至弹性限制位时，术者可感受到抵抗，适时做一突发有控制的扳动，扩大扭转幅度 3°~5°，可听到“咔哒”声响，一般表示复位成功。注意切不可使用暴力，扳动要“轻巧、短促、随发随收”，关节弹响虽常标志手法复位成功，但不可追求弹响。

3）牵引按压法：患者俯卧，一助手于床头抱住患者肩部，另一助手拉患者两踝，对抗牵引数分钟。术者用拇指或掌根按压压痛点部位。按压时结合两助手牵引力，增加按压的力量。

4）腰椎旋扳法：患者坐位，腰部放松。以右侧为患侧为例，助手固定患者左侧下肢及骨盆，术者坐于患者右后侧，左手拇指抵住需扳动的棘突右侧方，右手从患者右侧腋下穿过，向上从项后按压患者左侧肩部，令患者主动缓慢弯腰至最大限度后，再向右侧旋转至一定限度时，术者左手拇指从右向左顶推棘突，右手扳肩右旋，而右肘同时上抬。上述 3 个动作同时协调进行，使腰部旋转到最大限度，常可感到左手拇指下棘突滑动感或听到腰部发出“咔哒”声响。

（3）其他特色手法治疗：可根据各自的治疗体会使用一些相关手法，如麻醉下推拿等。

有下列情形之一的，忌用或慎用手法治疗：

1）影像学显示巨大型、游离型腰椎间盘突出症，或病情较重，神经有明显受损者，慎用。

2）骨质疏松、肿瘤、结核、骨折等腰椎骨质病变者忌用。

3）严重心脏病、高血压、肝肾等疾病患者，慎用。

4）体质较弱，或者孕妇等，慎用。

5）体表皮肤破损、溃烂或皮肤病患者；有出血倾向的血液病患者，忌用。

6）腰椎间盘突出症者中央型（马尾神经压迫者），慎用。

手法治疗期间需注意：

1）患者应卧硬板床休息，注意腰部保暖。

2）如患者出现大、小便失禁，应立即进行手术治疗。

2. 牵引疗法

（1）适应证：腰椎间盘突出症，尤其是造成脊神经损伤者；腰椎退行性疾病；腰椎小关节功能障碍；腰椎肌肉疼痛导致痉挛或紧张者等。

（2）禁忌证：下胸腰段脊髓受压、马尾神经综合征、腰椎感染、恶性肿瘤、风湿性关节炎、急性拉伤或扭伤、腹疝、裂孔疝、动脉瘤、严重痔疮、严重骨质疏松、急性消化性溃疡或胃食管反流、心血管疾病（尤其是未控制的原发性高血压）、严重的呼吸系统疾病、心肺功能障碍、孕妇。

（3）操作规范要求

1）牵引体位：根据患者的病情和治疗需要，选择仰卧位和俯卧位等体位。

2）腰椎的角度：通常以髋/膝的位置改变腰椎的角度，髋/膝的位置可在全伸展位到90°屈曲范围内调节。

3）应用模式：根据需要选择持续牵引或间歇牵引。间歇牵引可使患者更为舒适些。

4）牵引力量：其范围应是患者可以接受的范围。通常首次牵引力量选择>25%体重，适应后逐渐增加牵引力量。常用的牵引力量范围为20~60 kg。

5）治疗时间：大多为10~30 min。

6）频度和疗程：频度为每天1次或每周3~5次，疗程为3~6周。

7）辅助理疗：在牵引治疗前或治疗中可用超短波、红外线等放松局部肌肉。

（4）操作方法

1）治疗前：① 根据处方，确定选择患者牵引体位，并使患者体位处于正确的牵拉力学列线上；② 固定牵引带，骨盆牵引带的上缘应恰好处于髂前上棘，反向牵引带固定于胸廓（或双侧腋下），分别将牵引带系于牵引弓和牵引床头。

2）治疗中：① 设定参数，包括牵引力量、牵引时间、间歇牵引时的牵引间歇时间及断续比例；② 治疗调整，每次牵引后，可根据患者牵引后症状、体征的改变，调整相应牵引力量、时间。力量一般渐增，并根据牵引力的大小相应调整时间，如牵引力大则时间要短。

3）治疗后：① 牵引绳完全放松、控制参数回零后关机；② 患者状况再估价；③ 记录此次牵引的参数，作为下一次治疗的依据。

（5）注意事项：① 患者应尽量使自己放松，症状加重或有不良反应时及时告诉治疗师。② 术者应注意，为减少摩擦力可选择滑动的分离式牵引床，骨盆置于滑动部分；治疗前后，锁定分离或牵引床，治疗时再开启。另外，可采用脚凳、枕头等调整患者腰椎角度。

3. 针灸疗法

（1）穴位主要采用腰椎夹脊、膀胱经穴和下肢坐骨神经沿线穴位，可辅助脉冲电治疗。急性期每天行针 1 次，以泻法为主；缓解期及康复期可隔日 1 次，以补法、泻法相互结合，配合患者辨证取穴。

（2）腹针及平衡针治疗，根据急性期、缓解期、康复期辨证取穴。

（3）灸法包括直接灸、艾条灸、温针灸、雷火灸等。

4. 物理疗法

物理疗法包括蜡疗、激光、红外线照射、电磁疗法等，可根据患者情况每天予以单项或者多项选择性治疗。

5. 运动疗法

运动疗法可明显增强患者腰腹肌肌力和腰部协调性，增加腰椎的稳定性，有利于维持各种治疗的疗效。

在急性期，腰椎间盘突出症患者保持正确的姿势，可明显减轻疼痛症状和稳定病情。在恢复期，进行必要的功能锻炼，有利于病情的康复，以及预防腰腿痛症状的复发。

（1）急性期

1）休息时，腰椎间盘突出症患者应睡较硬的床垫。仰卧时膝微屈，腘窝下垫一小枕头，全身放松，腰部自然落在床上；侧卧时屈膝屈髋，一侧上肢自然放在枕头上。

2）下床时，从卧位改为俯卧位，双上肢用力撑起，腰部伸展，身体重心慢慢移向床边，一侧下肢先着地，然后另一侧下肢再移下，手扶床头站起。

3）坐时，尽量腰部挺直，椅子要有较硬的靠背。椅子腿高度与患者膝到足的高度相等。坐位时，膝部略高于髋部，若椅面太高，可在足下垫一踏板。

4）从座位上站起时，一侧下肢从椅子侧面移向后方，腰部挺直，调整好重心后站起。

（2）恢复期：做自我锻炼，使腰背部肌力增强，一可增加腰椎活动度，二可增加腰椎的稳定性。常用方式：① 游泳疗法，每天可游 20~30 min，注意保暖，一般在夏季执行。② 仰卧架桥，即仰卧位，双手叉腰，双膝屈曲至 90°，双足掌平放于床上，挺起躯干，以头后枕部及双肘支撑上半身，双足支撑下半身，呈半拱桥形，当挺起躯干架桥时，双膝稍向两侧分开，每天 2 次，每次重复 10~20 次。③ "飞燕式"，即患者俯卧，依次做以下动作：两腿交替向后做过伸动作；两腿同时做过伸动作；两腿不动，上身躯体向后背伸；上身与两腿同时背伸；还原，每个动作重复 10~20 次。除此之外还可以进行以下的运动。

1）仰卧抬起骨盆：仰卧位，双膝屈曲，以足和背部作支点，抬起骨盆，然后慢慢落下，反复 20 次。此动作能矫正骨盆前倾，增加腰椎曲度。

2）抱膝触胸：仰卧位，双膝屈曲，手抱膝使其尽量靠近胸部，但注意不要将背部弓起离开床面。

3）侧卧位抬腿：侧卧位，上侧腿可伸直，下侧膝微屈，上侧腿侧抬起，然后慢慢放下，反复数十次。

4）爬行与膝触肘：双膝及上肢撑起俯卧，腰部放松，重复 10 次后，一侧下肢伸直，屈膝使其尽量触及同侧肘关节，重复 15 次。

5）直腿抬高：仰卧位，将双手压在臀下，慢慢抬起双下肢，膝关节可微屈，然后放下，重复 15 次。

6）压腿：坐在床面上，一腿膝关节微屈，另一腿下肢伸直，躯干前倾压向伸直的下肢，然后交换成另一下肢。此动作也可在站位进行，下肢放在前面的椅背上。

7）屈膝仰卧起坐：仰卧位，双膝屈曲，收腹使躯干抬起，双手触膝。

8）其他锻炼方法

动髋：仰卧位，先以右腿向脚的前方猛然一伸，同时髋部向右一摆，再换左腿重复上述动作。动作要协调而有力，两腿交替做 20~30 次。

蹬腿：仰卧位，尽量屈曲髋膝关节，足背背屈，然后足跟用力向斜上方（约 45°）蹬，将大小腿肌肉绷紧，再放下还原，两腿交替做 20~60 次。

昂胸：俯卧位，用双手支撑床，先从头部后仰开始，同时支撑手渐渐撑起，把胸部向上昂起，最后使劲后仰，力度达到腰部为止，平卧休息，重复 5~10 次。

鱼跃：俯卧位，两手放在腰部，把上身和两腿同时后伸抬起，呈弓状。注意膝部不要弯曲。尽量维持这一姿势一段时间，时间越长越好。

下腰和后伸：直立位，两腿分开约肩宽，足尖向内。弹动性地向前弯腰，使手触地。然后复位再向后伸腰，也要弹动性地后伸到最大限度。反复 5~10 次，病情好转后加大动作幅度，注意循序渐进。

退步行走：挺胸倒走，双手自然前后摆动，步子宜大些，默数 500 步。腰椎间盘突出症是长期不合理姿势积累的结果，医学界一致认为矫正姿势是康复治疗的关键和核心，退步行走是目前最有效的方法。退步行走需注意：穿平底鞋慢走，让脚跟踩实。倒走能强制人体重心后移，矫正腰椎的过度弯曲。站立时也可以强制重心后移；赤足或穿平底鞋站立，前脚掌踩一本 20 mm 左右厚的书，同样可以强制重心后移。或者使用负跟鞋（即鞋底是前高后低的），同样可强制人体重心后移，矫正骨盆前倾和腰椎前凸，穿着负跟鞋正常行走就相当于倒走（和倒走原理相同），但比倒走更安全，更容易坚持。负跟鞋在某些三甲医院可以买到。

拱动腰部：两腿并拢站定，使劲将腰部、臀部往前拱动、挤压，直到极限，然后收回，如此反复 15 次。

捶击腰部：取站立式，两腿稍分开，左右手半握拳，轮流朝后捶击腰椎间盘突出之处。做 50 次，力度以能忍受为宜。

悬垂锻炼：利用门框或单杠等物进行悬垂锻炼。每天早晚各 1 次。悬垂锻炼实际上是继续进行的牵引治疗，它不仅使腰等部位得到放松，而且还增强了局部血液循环和新陈代谢。悬垂时注意：① 放松腰部及下肢，使重量自然下垂，以达到牵引腰椎的目的；② 悬垂的动作一定要轻，避免因动作过重而损伤腰椎，加重病情。

弯腰、转腰锻炼：包括前后大弯腰、左右侧弯腰、左右转腰等锻炼，每天早、晚各做 1 次。按中等速度、稍用力的要求进行，同时要循序渐进。运腰时注意，在进行弯腰或转腰时动作要缓慢而轻柔，避免剧烈的大幅度活动造成新的损伤。

按摩：以按摩肾俞（两侧腰眼）为主，每天 2 次。按摩到有酸痛并有向下肢扩散的感觉为度。中医认为,肾俞属肾经,常按摩它既能壮肾又能祛腰痛等病。

保养法：主要是把医生治疗与日常保养有机结合起来,达到事半功倍之效。注意做到：①“十不”,即不久坐、不久站、不负重、不弯腰(急性期)、不抱小孩、不穿高跟鞋、不低头、不坐矮板凳、不劳累、不着凉(腰部)。②“两护”,即护腰(冬季用纸样薄的塑料、泡沫等围腰,保暖并吸潮湿),护背(穿毛背心和棉背心等)。

保健操：可分为床上运动和直立位运动。

A. 床上运动分五节。

第一节：伸腿运动。仰卧位,双下肢交替屈膝上抬,尽量贴近下腹部,重复 10~20 次。

第二节：挺腰运动。仰卧位,屈曲双膝,两手握拳,屈双手置于体侧,腰臀部尽量上抬,挺胸,缓慢进行 10~20 次。

第三节：后伸运动。俯卧位,两臂及两腿自然伸直,双下肢交替向上尽力抬起,各重复 10~20 次。

第四节：船行运动。俯卧位,两肘屈曲,两手交叉置于腰后,双下肢有节奏地用力向后抬起、放下,同时挺胸抬头,重复 10~20 次。

第五节：俯卧撑。俯卧位,两肘屈曲,两手置于胸前按床,两腿自然伸直,两肘伸直撑起,同时全身向上抬起,挺胸抬头,重复 10~20 次。

B. 直立位运动分六节。

第一节：颠脚运动。直立位,双脚并拢,脚跟有节奏地抬离地面,然后放下,如此交替进行,持续 1~2 min。

第二节：踢腿运动。双手叉腰或一手扶物,双下肢有节奏地交替尽力向前踢、向后伸,各持续 10~20 次。

第三节：伸展运动。双手扶物,双下肢交替后伸,脚尖着地,尽力向后伸展腰部,各持续 10~20 次。

第四节：转腰运动。自然站立位,两脚分开与肩同宽,双上肢肘关节屈曲平伸,借双上肢有节奏地左右运动,带动腰部转动,持续 1~2 min。

第五节：悬挂运动。两手抓住单杠或门框,两脚悬空,腰部放松或做收腹、挺腹运动,尽量坚持,但不要勉强。

第六节：打太极拳。动作缓慢柔和,最适于腰椎间盘突出症者。

另外,注意平时保持正确姿势与体位。预防重于治疗：① 卧床要求卧硬床,具体就是木板床上铺薄褥或薄垫子,较硬的棕床也可以。② 仰卧位时,可在腰部另加一薄垫或令膝、髋保持一定的屈曲,这样可使肌肉充分放松。俯卧位时,床垫要平,以免腰部过度后伸。睡觉仰卧时,只要卧具合适,四肢保持自然伸展,脊柱曲度变化不大。侧卧位一般不必过于讲究左侧还是右侧,因为人在睡眠中为了求得较舒适的体位,会不断翻身,一夜 20~45 次。俯卧位时胸部受压,腰椎前凸增大,易产生不适感。所以,一般以采取仰卧位和侧卧位为宜。有条件的患者,仰卧位时应在双下肢下方垫一软枕,以便双髋及双膝微屈,全身肌肉放松,椎间盘内压力降低,减小椎间盘后凸的倾向,同时也降低髂腰肌及坐骨神经的张力,这样能有效地防止腰椎间盘突出症的复发,是腰椎间盘突出症患者的最佳体位。③ 严格坚持卧床休息。即使在症状缓解一段时间后可佩戴腰围下床,也不能做任何屈腰动作。④ 卧床休息中最难坚持的是在床上大、小便。如果不能接受平卧位大、小便,可以扶拐或由人搀扶下地去厕所。切忌在床上坐起大、小便。⑤ 注意劳逸结合,避免超负荷搬运东西,最好不超过 5 kg;不要做弯腰且用力的动作(如拖地板);提重物时不要弯腰,应该先蹲下拿到重物,然后慢慢起身,尽量做到不弯腰。⑥ 注意腰部保暖和保健,夏季也不要贪凉。⑦ 平时应加强腰背肌锻炼,加强腰椎稳定性;不要做长时间按摩,因为长时间按摩易引起黄韧带增生肥厚,导致椎管狭窄。⑧ 治疗期间,绝不能通宵打扑克或麻将,不能长途开车,长途旅游需要坐卧铺等。急性期尽量卧床休息,疼痛缓解后也要注意适当休息,不要过于劳累。⑨ 平时不要穿带跟的鞋,任何带跟的鞋都会加重骨盆前倾和腰椎前凸,加重腰痛。平时注意保持良好的姿势,不要久坐、久站,不要长时间保持一个固定的姿势,如一个姿势维持超过 20 min,肌肉就会开始紧绷。

人的坐姿并不完全取决于人的本身,坐具对坐姿的正确与否也起到一定的作用,如坐具不合适,同样也可以引起腰痛。坐凳子时,因无靠背,人们或自然弯腰坐着,或直腰坐着。自然弯腰坐着可使腰椎保持自然屈曲状态,腰背肌肉相对处于松弛状态,此时腰椎的稳定由腰椎周围的韧带维持,久坐后腰椎周围韧带易发生劳损;直腰坐时,腰肌处于收缩状态,久坐后腰背肌持续收缩,易发生劳损,以上两种情况都可产生腰痛。老年人和有腰椎间盘突出症病史患者的腰背肌肉、韧带的弹性及耐力较差,有不同程度的退行性变或损伤,不合适坐凳子,尤其不合适坐太低的凳子。青壮年则由于肌肉、韧带的弹性及耐力良好,较适合坐凳子。椅子由于有靠背,可以承担躯体的部分重力,使腰背肌肉处于相对松弛的状态,并不会加重腰椎周围韧带的负担,可减少劳损机会。坐椅子时,应注意尽量将腰背部贴紧椅背;工作时,应将椅子尽量拉向桌子,缩短桌椅间的距离。

既然坐具与腰椎间盘突出症有一定关系,那么什么样的坐具更合适呢?相关研究表明,腰背部休息时的角度和腰部有无支撑物依托,与椎间盘压力有直接关系。由直角状态的坐姿改为向后倾斜 120°时,可以使椎间盘内压力明显降低,此时再于腰部加 3 cm 厚之支撑物,可使椎间盘内压力进一步降低,如将此支撑物加大至 5 cm 厚时,则椎间盘内压力可降低至-0.3 MPa。因此,较为合适的坐具要求高低适中,并有一定倾角的靠背,如在腰部有 3~5 cm 厚的依托物则更佳。此姿势适合汽车驾驶员。

另外,由地面提起重物,姿势不正确,如直腿弯腰双臂握紧重物后,以腰部的力量将重物提起后放下,容易造成腰椎间盘损伤的动作。尤其是提物同时再加上身体旋转,那时腰椎的损伤就更为严重。正确的动作应是先下蹲,然后双臂握紧重物后起立,再移动双腿搬运到指定地点,再下蹲放下重物。

6. 其他疗法

在急性期根据疼痛程度,选择性使用脱水、止痛、消除神经根炎症药物等以对症治疗(如甘露醇、塞来昔布、双氯芬酸钠、地塞米松、甲泼尼龙等)。

第四节　腰椎间盘突出症常见并发症的防治

椎体发生病变就会导致椎间盘突出的发生，正常人一旦患此病后，生活及工作都面临着各种困扰，因此此病不容忽视，同时腰椎间盘突出症还将伴有以下并发症。

一、关节退行性变与骨质增生

腰腿痛时间较长的腰椎间盘突出症患者多合并关节退行性变和骨质增生。一方面，腰椎间盘突出及退行性变可导致椎间隙变窄、椎间盘松弛；另一方面，关节突的骨质增生可使椎间孔进一步狭窄，增加神经根受压的概率。对于关节退行性变和骨质增生的患者，可以应用中医针刺、艾灸、拔罐及辅助补益肝肾的中药对症治疗，也可行相关的神经阻滞治疗以缓解症状；对于退行性变严重及椎间孔狭窄、神经受压的患者，可以考虑椎间孔镜或开放手术治疗。

二、黄韧带肥厚、钙化

慢性腰肌劳损可使黄韧带肥厚>1 cm，椎板间黄韧带肥厚可使椎管狭窄而压迫硬脊膜囊；关节囊部黄韧带肥厚可压迫神经根，产生类似椎间盘突出的征象。对于黄韧带肥厚、钙化较轻的患者，可以应用中医针刺、艾灸、拔罐及辅助补益肝肾的中药对症治疗，也可行相关的神经阻滞治疗以缓解症状，近年来对肥厚较小的患者采用射频热凝治疗；对于椎管狭窄严重的患者，可以考虑椎间孔镜或开放手术治疗。

三、退行性腰椎椎管狭窄

腰椎间盘突出或退行性变造成的椎间隙狭窄、纤维环松弛后突、黄韧带肥厚、椎体后缘和关节突关节的骨质增生都可使原来较小的椎管产生狭窄，属继发性椎管狭窄。长期反复的腰痛、酸困，继而出现间歇性跛行。对于症状较轻的患者，可以应用中医针刺、艾灸、拔罐及辅助补益肝肾的中药对症治疗，也可行相关的神经阻滞治疗以缓解症状；对于椎管狭窄严重的患者，可以考虑椎间孔镜或开放手术治疗。

四、退行性腰椎滑脱症

椎间盘突出和退行性变可导致腰椎不稳和腰椎小关节骨关节炎，这两者是退行腰椎滑脱症的主要原因，都会出现各种腰腿症状。此类患者可以根据病情轻重情况考虑中医传统疗法，或手术治疗。

五、马尾综合征

马尾综合征常导致膀胱直肠症状（大、小便失禁）、不完全性双下肢瘫痪。此类患者可根据情况立即进行椎间孔镜或开放手术，治疗后行传统中医针刺、艾灸、拔罐及口服中药汤剂治疗。

六、神经损伤

当腰椎间盘突出的症状出现后，椎间盘突出会压迫神经组织，导致髓核出现充血、水肿、粘连等损伤，手术可加重神经症状，常见的神经损伤分为硬膜内马尾神经损伤、多根神经损伤、神经根损伤、硬膜外单根神经损伤等。此类患者应该根据情况立即行椎间孔镜或开放手术，治疗后行传统中医针刺、艾灸、拔罐及口服中药汤剂与康复锻炼治疗。

七、脏器感染

椎间盘摘除手术，会影响周围的脏器，如阑尾、膀胱、输尿管、回肠等，还会导致很多部位出现感染，椎间隙感染会出现腰痛和下腹部抽痛等症状。此类患者可根据情况立即手术治疗以缓解病情，康复期可行传统中医针刺、艾灸、拔罐及口服中药汤剂与康复锻炼治疗。

八、血管损伤

腰椎间盘突出症手术时，血管损伤主要发生在经后入路手术摘除椎间盘时。因为经前入路腹膜内或腹膜外摘取椎间盘时，由于暴露了腹主动脉和下腔静脉或髂总动静脉，反而不易误伤这些大血管。血管损伤的原因多系用垂体钳过深地向前方摘除椎间盘组织时，垂体钳穿过前侧纤维环钳夹大血管后造成血管撕裂伤。一旦发生此类并发症应立即进行止血处理或使用面纱加压处理后并迅速邀请相关科室会诊。

九、腰椎不稳

一部分行腰椎间盘切除术的患者有坐骨神经痛消失而腰痛持续存在的情况，其中一部分原因是腰椎不稳，表现为腰椎前屈时出现异常活动，所以对腰痛症状严重的，在功能性运动腰椎摄片显示有明显脊柱异常活动的患者应行脊柱融合术以解决脊柱不稳定所致的腰痛。术后根据情况行中医针刺、艾灸法及口服中药汤剂与康复锻炼治疗。

十、脑脊液瘘或硬脊膜假性囊肿

此类并发症多由于经硬膜内手术时硬膜缝合不严或硬膜切口处不缝合而用明胶海绵覆盖硬膜切口造成。此类患者脑脊液瘘多在术后第 3~40 天时发生，除应用大剂量抗生素及保持切口敷料干净外还可局部采取加压包扎措施，即在更换敷料后将其用宽胶布加压固定，2~3 天后可停止。硬脊膜假性囊肿患者多在术后几个月内出现腰腿痛，在手术处或腰骶部有球形囊样物，与硬膜粘连肿物囊壁薄而发亮，呈粉红色，肿物边缘增厚，有微孔和椎管与硬膜下腔相通，压迫囊样肿物可引起坐骨神经痛。发现硬脊膜囊样肿物时应防止其破溃引起蛛网膜下腔感染，应行硬膜修补术，术后卧床取头低足高位7~8天以待硬膜修补处愈合，手术效果良好。可口服活血化瘀中成药蛭龙活血胶囊。

第五节　腰椎间盘突出症的基础研究

一、腰椎间盘突出症发病因素的基础研究

近年来，腰椎间盘突出症在基础研究方面发现其发病的相关因素主要集中在以下几个方面。

（一）退行性变

腰椎是人体负重、活动的枢纽，呈生理性前凸，椎间盘后薄前厚，随年龄增长，纤维环及髓核的含水量逐渐降低，蛋白黏多糖的量也逐年下降，胶原纤维逐渐溶解，髓核也会失去弹力及膨胀性能，这样就造成在受到外力时，腰椎间盘易发生萎缩、弹性减弱等退行性变，髓核也可能从纤维环薄弱处突出。近年研究发现，椎间盘退行性变主要受以下因素影响。

1. 蛋白聚糖的影响

（1）蛋白聚糖的结构功能：椎间盘内的聚集蛋白聚糖（aggrecan）主要分布在髓核，可以使椎间盘总离子数大于血浆而形成椎间盘内高渗透压，控制带电溶质在组织内的分布和转运，保证椎间盘的营养供应。聚集蛋白聚糖还可通过核心蛋白的作用与Ⅰ型、Ⅱ型胶原纤维结合，改变胶原纤维的表面性质，使胶原纤维形成延迟或形成较细的纤维，从而防止椎间盘等结缔组织的钙化，是椎间盘保持黏弹性、抵抗外来压力、吸收震荡的生物力学特征的生理基础。

（2）聚集蛋白聚糖与椎间盘退行性变的关系：椎间盘退行性变始于椎间盘基质的退化，聚集蛋白聚糖损耗则是基质退化最早的表现，会导致以髓核为主的椎间盘基质含水量减少、黏弹性下降，导致Ⅱ型胶原的合成减少，增加弹性较差的Ⅰ型胶原的合成，分泌蛋白酶增多；随着胶原等蛋白质成分的改变，基质网状结构遭到破坏，髓核弹性进一步丧失，引发纤维环的劳损，整个椎间盘组织的退行性变就此形成。总之，聚集蛋白聚糖的含量和成分变化是诱发椎间盘退行性变，导致椎间盘与椎体生物力学功能紊乱和丧失的一个重要原因。

2. 细胞凋亡作用

大量研究表明，退行性变腰椎间盘组织中存在大量凋亡的软骨细胞，当软骨细胞死亡增加，其合成细胞外基质的能力下降，不能有效地维持椎间盘基质的渗透压，从而导致椎间盘脱水及退行性变。Fas蛋白是由椎间盘细胞膜表达，其功能增强可导致组织细胞破坏的加剧。研究发现，在退行性变腰椎间盘组织中，Fas、FasL表达增强，椎间盘细胞可通过自分泌或旁分泌FasL的方式激活表达Fas的椎间盘细胞，造成细胞凋亡作用增加。在退

行性变椎间盘组织中，某些细胞因子如 IL-1、IL-6、TNF-α、PGE_2 等可能上调 Fas 的表达水平，产生超常的凋亡作用，导致椎间盘组织中细胞数量减少，进而引起椎间盘基质成分的改变，最终表现为椎间盘生理功能的受损和破坏，即椎间盘组织退行性变。

3. 营养作用

退行性变的发生与营养供应的改变密切相关。椎间盘的营养主要依靠软骨板通路和纤维环外周通路供应，当椎间盘周围血供减少时，导致降解的基质大分子聚集和椎间盘内水含量降低，细胞代谢功能障碍或者死亡，椎间盘内压力明显增高且引起软骨板破裂，椎间盘物质通过裂口进入椎体，妨碍了椎间盘营养的供应，加快了椎间盘退行性变和突出。由上可知，乳酸脱氢酶(lactate dehydrogenase，LDH)的产生是腰椎间盘的退行改变发生的一个重要基础。

(二) 生物力学

1. 生物力学特性

由于腰椎间盘在支撑体重、缓冲外力中起很重要的作用，生物力学因素对椎体生长板有着重要的影响。Thompson 等发现，椎间盘受压时表现为向四周膨出，在脊柱前屈、后伸或侧弯时，都会承受一定的张应力，且纤维环在不同方向上强度不同。由于腰椎经常会处于不同程度的前屈、侧屈及扭转，会增加椎间盘的应变量，如在人椎间盘中，以 L_4~L_5、L_5~S_1 负重最大、活动最多，且它们相对水平面的角度较大，是躯干活动剪切应力的中心。而随着年龄的增长椎间盘即出现退行性变，纤维环和髓核退行性变不平衡，纤维环的软骨纤维变性较为明显，其韧性也随之减低。

2. 生物力学与椎间盘退行性变的关系

正常力学环境对软骨板蛋白聚糖代谢影响较小，各组分含量保持相对稳定，而异常生物力学环境则可直接导致软骨板蛋白聚糖含量的不断减少和成分比例的改变，进而导致椎间盘的损伤。力学负荷主要在以下几个方面对椎间盘存在影响。

(1) 椎间盘基质环境的变化：异常生物力学通过影响水分含量、离子组成、渗透压等在很大程度上改变了椎间盘细胞的代谢。

(2) 静水压：因椎间盘细胞代谢异常而发生改变。

(3) 基质金属蛋白酶(MMPs)：异常的机械负荷能促进 MMPs 的合成，抑制基质金属蛋白酶组织抑制剂(TIMPs)，造成 MMPs/TIMPs 失衡。同样表明适当的剪切应力刺激能促进基质的合成，剪切应力丧失或异常增高则出现椎间盘细胞合成基质成分减少，分解加速，椎间盘发生退行性变。

(4) 细胞凋亡：体内动物实验研究表明，异常剪切应力作用可引起椎间盘细胞凋亡；并且不同作用时间和不同作用强度对椎间盘中不同类型细胞的影响亦不相同。

(三) 自身免疫

椎间盘是人体最大的无血管封闭结构，组织被纤维环包绕，自出生以来与自体血循环隔绝,因而具备自身抗原性。髓核中的隔绝抗原与机体免疫系统接触引起的自身免疫反应是引起椎管内组织炎症反应的主要原因。

1. 体液免疫

周则美等研究发现,腰椎间盘突出症患者血清和脑脊液 IgG、IgM 增高,随着腰椎间盘突出症病程的加重,患者脑脊液和血清 Ig 逐渐增高,严重者可出现中枢神经系统内合成 Ig。其可能的机制为神经根遭受突出的椎间盘机械性压迫和自身免疫反应性炎症改变,导致血脑屏障被破坏,神经根内的毛细血管、微血管通透性增加,血浆蛋白渗入到脑脊液中。

2. 细胞免疫

椎间盘组织中的Ⅰ型胶原、Ⅱ型胶原、糖蛋白和软骨板基质是潜在的自身抗原,可激发机体产生由迟发超敏反应性 T 细胞和细胞毒性 T 细胞介导的细胞免疫反应,导致椎间盘的早期退行性变。T 细胞、B 细胞及椎间盘抗原的不断作用会产生体液免疫反应,表现为血清 Ig 的升高;同时神经根受损引起的脱髓鞘变性物质和椎间盘抗原物质进入脑脊液,可刺激中枢神经系统免疫活性细胞产生 Ig。正常椎间盘中无巨噬细胞存在,腰神经根被压迫后,椎间盘髓核组织作为自身抗原引发自身免疫反应,很多巨噬细胞出现在脱髓鞘神经纤维中,由巨噬细胞分泌某些活性物质可对 IL－1、TNF－α、COX－2 等的活化起促进作用,可介导自身免疫反应,引起椎间盘和神经根的损伤。另有研究证明,Ⅳ型胶原也参与了椎间盘组织的免疫反应,是椎间盘退行性变的早期指标之一。以上提示免疫机制在腰椎间盘突出症发病中有一定作用,但其确切机制及与临床的相关性有待进一步研究证实。

(四) 细胞因子

1. MMPs

椎间盘基质主要由胶原、蛋白多糖、水和弹性蛋白构成,腰椎间盘突出症也主要表现为基质内蛋白多糖、胶原和弹性蛋白等生物大分子的结构、功能、含量及类型的变化。实验证明,MMPs 与椎间盘退行性变有关。MMPs 的功能:一是几乎能降解除多糖以外的全部细胞外基质成分;二是使其他 MMPs 激活,形成瀑布效应。其中,MMP－1 是降解Ⅰ型胶原的主要蛋白酶,主要由结缔组织细胞、内皮细胞、巨噬细胞产生,其作用底物主要是间质胶原(Ⅰ、Ⅱ、Ⅲ型胶原),除Ⅳ型胶原外,可降解Ⅶ型胶原、明胶、蛋白多糖。MMP－3 是 MMPs 中的另一重要成员,它能降解蛋白多糖,层粘连蛋白,纤维连接蛋白及Ⅱ、Ⅲ、Ⅳ、Ⅴ、Ⅸ型胶原等成分,还能活化以酶原形式分泌的 MMP－1、MMP－2、MMP－3、MMP－4,随着椎间盘的退行性变或老化,髓核中 MMP－3 活性升高。MMP－9 是主要来源于中性粒细胞、巨噬细胞、软骨细胞等,主要作用底物为Ⅳ、Ⅴ、Ⅶ、Ⅹ、Ⅺ型胶原,纤维粘连蛋白,弹性蛋白和蛋白多糖,能够有效降解明胶和胶原降解的初级产物。MMP－7 可以水解包括Ⅱ、Ⅲ、Ⅳ型胶原,蛋白多糖,弹性蛋白,纤维连接蛋白,层粘连蛋白,它的另一功能是激活胶原酶包括已发现存在于椎间盘内的其他 MMPs,如 MMP－1、MMP－3、MMP－2 和

MMP－9。综上所述，MMPs与椎间盘退行性变有关。此外，还存在一种可以消化聚集蛋白聚糖的金属蛋白酶——ADAMTS4，研究证明ADAMTS4与椎间盘退行性变有关。

2. IL－1、IL－6、TNF－α

IL－1、IL－6、TNF－α作用于腰椎间盘突出过程是通过影响MMPs的生物活性及抑制基质中蛋白多糖的合成来完成。在手术摘除的突出椎间盘组织中，发现含有IL－1α和IL－1β免疫反应细胞，且这些细胞的数量与腰椎间盘突出的程度有一定相关性。IL－1α可以刺激腰椎间盘基质中蛋白多糖的降解，显现明显的时间和浓度依赖性，能刺激滑膜细胞和软骨细胞产生PGE_2，还能刺激滑膜细胞和软骨细胞合成过量金属蛋白酶，破坏软骨基质，抑制软骨细胞合成蛋白多糖。IL－6是一种重要的炎症介质，在多种免疫反应中均有增高，退行性变的椎间盘组织可自发分泌IL－6，造成局部组织的炎症反应。TNF－α是强有力的炎症因子，突出腰椎间盘细胞可产生TNF－α。由于椎间盘内蛋白多糖主要是蛋白聚糖，TNF－α可以通过影响蛋白聚糖含量的变化来导致椎间盘的退行性变，在关节软骨中，TNF－α促进MMPs的产生和分泌，引起软骨基质的降解，并可抑制软骨细胞合成具有透明软骨特性的蛋白聚糖和Ⅱ型胶原，促进生成有成纤维细胞特性的Ⅰ型胶原，从而使软骨细胞变性死亡，从某种程度上说明TNF－α表达越高，椎间盘细胞退行性变进程越快。由上可知，促炎因子TNF－α和IL－6可能共同加剧椎间盘的退行性变，在椎间盘退行性变过程中起着重要的作用；而IL－4作为一种常见的抗炎因子，可强烈抑制TNF－α、IL－6等促炎因子的合成。

3. 生长因子

椎间盘退行性变不仅与上述因子有关，生长因子亦可能为椎间盘退行性变的重要原因。生长因子可以促进椎间盘细胞增殖和基质合成，在椎间盘组织发育和成熟过程中可能具有一定的调节作用，不同生长因子可以作用于不同的椎间盘区域或细胞，但随年龄增加，其表达量逐渐减少，如转化生长因子－β（transforming growth factor－β，TGF－β）和碱性成纤维细胞生长因子（basic fibroblast growth factor，bFGF）。在突出的腰椎间盘组织中，TGF－β、bFGF、胰岛素样生长因子－2等合成代谢因子减少，TGF－β和表皮生长因子（epidermal growth factor，EGF）及其受体的表达很少或没有，而IL－2、IL－6、TNF－2α等分解代谢因子则增加。其中，血管内皮生长因子（vascular endothelial growth factor，VEGF）是一种重要的血管生长刺激因子，可通过促进血管生长及提高血管通透性的作用来加速突出椎间盘组织的吸收，在突出髓核组织的血管形成中成为增效剂，对椎间盘退行性变的演化过程有着重要作用。在与腰椎间盘突出症有关的细胞因子中，有些细胞因子（如5－羟色胺、组胺、磷脂酶2、磷酸二酯酶2、磷酸二酯酶6、PGE1α、细胞外调节激酶等）主要起致炎因子作用，在纤维蛋白的诱导下，它们含量增加必然会促进椎间盘细胞外基质降解及椎间盘中的炎症反应，最终导致腰椎间盘突出症及相关症状的发生。另外，大量研究已经证明髓核增加了脊神经根中一氧化氮合成酶活性，从而也说明一氧化氮与髓核的病理生理效应有关，参与了腰椎间盘突出症的发病。近年研究还发现，遗传因素在椎间盘退行性变中也具有一定影响作用。针对以上病因，目前临床上已经通过如调解和干预聚集蛋白聚糖代谢、免疫与细胞凋亡抑制、MMPs 抑制等途径来治疗腰椎间盘突出症，均在不同程度上取得较好疗效。

综上所述，目前对于腰椎间盘突出症的病因及发病机制已经有了令人瞩目的成果，但还有待进一步深入研究，为临床预防、治疗提供更加有力的依据。

二、腰椎间盘突出症临床治疗的基础研究

近年腰椎间盘突出症治疗方面，通常采用正规保守治疗→微创介入治疗→手术的治疗阶梯模式。中医饮片治疗及中西医保守治疗效果欠佳。西医保守治疗主要是抗炎脱水和激素疗法，此法有效但易反复。通常经正规保守治疗无效的患者只能通过手术解决痛苦，无论传统开窗髓核摘除术或射频、等离子及显微内镜下髓核摘除术（microendoscopic discectomy，MED），术后均有复发风险。外科手术疗法效果不稳定，手术失败容易造成下肢瘫痪；即使手术成功，有些人也易产生一定的后遗症。中医推拿、针灸、牵引、按摩、小针刀均有效，但治标不治本，容易复发，无论哪种治疗方式均有复发风险。据 Suk 等的文献报道，单纯椎间盘髓核摘除患者的术后复发率高达 5%～10%，且多发生于原切口处或破裂口处。

（一）中医治疗

目前临床常用的中医治疗方法主要包括针灸、推拿、刮痧、拔罐、中医热疗等。现将近几年来中医治疗腰椎间盘突出症的研究进展概述如下。

1. 针灸

针灸包括了针刺和艾灸。针刺是指在中医理论的指导下将毫针按一定角度刺入患者皮肤内，采用旋转、提捏等手法对穴位加以刺激，从而达到缓解疼痛和治疗疾病的目的。艾灸是利用艾草或艾绒燃烧产生的温热效应对相应穴位进行刺激以预防或治疗疾病。

（1）针刺：可以通经活络、行气活血，改善腰部微循环，帮助调节腰椎神经功能，还能通过降低血清炎症因子 IL－6、TNF－α 含量，抑制血浆血栓素 B2 来缓解疼痛。赵丽云等采用随机实验方法选取雄性大鼠建立腰椎间盘突出症模型，观察针刺对疼痛及神经根形态变化的影响，发现针刺可以提高腰椎间盘突出症大鼠痛阈并促进脊神经根的修复。孙义喆等采用针刺阳陵泉配合牵引、推拿治疗腰椎间盘突出症，结果显示临床疗效优于单纯牵引、推拿治疗，认为其操作简便、疗效较显著，值得在临床广泛开展。针刺可疏经通络，调理阴阳，小针刀加强针刺感应的同时能够松解剥离局部粘连组织，刺激脊神经，加快局部血液循环，促进神经根水肿的吸收，从而缓解疼痛。韦晔等应用随机试验方法采用针刀松解术结合针刺治疗腰椎间盘突出症下肢症状，常规针刺治疗配合针刀松解术的有效率及治愈率明显高于常规针刺治疗，认为两者结合比常规针刺效果更好，有助于缓解腰椎间盘突出症下肢症状。

（2）艾灸：产生的热量能促进血液循环，加快炎性物质和水肿的代谢吸收，从而缓解局部疼痛。同时艾灸还具有消瘀散结、温通经络、活血行气、调和脏腑的作用。唐福宇等

将患者进行分经辨证再施以通阳灸，先灸百会、涌泉，再温灸腰背及下肢热敏化腧穴，结果疗效显著。付勇等选取一侧大肠俞—腰俞—另一侧大肠俞区域热敏强度最强的2个腧穴实施艾条温和悬灸，在改善腰椎间盘突出症患者腰痛与功能障碍方面的疗效明显优于传统艾灸和常规西医配合针刺。Chen等研究发现，穴位在机体患有疾病的时候会由休息状态转化为感热状态，在这些特殊的穴位进行艾灸对治疗腰椎间盘突出症疗效更好。魏新春等的研究发现，热敏灸法对治疗腰椎间盘突出症具有良好的疗效，灸位和灸量的选择应个体化，且艾灸刺激面积在一定的阈值时效果最佳。

2. 推拿

推拿疗法是运用推、拿、点、揉、提、捏等手法作用于人体相应部位，以达到治疗疾病的目的。推拿疗法可以疏通经络、行气活血、理筋散结，加快患部血液循环，促进炎性水肿的吸收消散，同时深部肌肉组织按摩可以提高疼痛阈值，缓解肌肉痉挛，降低疼痛强度。胡艳采用循经点穴推拿治疗腰椎间盘突出症，沿夹脊、足太阳膀胱经自上而下点穴推拿，再用点揉法按摩环跳、气海、委中、大肠俞、关元等穴，其疗效优于单纯电针疗法。韩雪等采用冯氏手法治疗腰椎间盘突出症，以一手拇指逆偏歪方向抵住受累棘突，另一手旋转躯干，在定位拇指感受到棘突发生纠偏复位方向的旋转移动时停止旋转并返回，在缩短治疗周期、提高治愈率、纠正受累椎体位移方面疗效确切。杨传崇等的研究也发现"脊柱(定点)旋转复位法"可以调节脊柱骨关节力学紊乱，解除突出物的压迫，缓解肌肉痉挛，减轻炎性物质刺激，改善椎体血供，促进受累椎体的修复。

3. 刮痧

刮痧疗法是用边缘光滑的工具如铜钱、硬币、瓷器片等蘸取植物油或其他介质后在相应部位进行反复刮拭以治疗疾病的方法。中医学认为，刮痧可以活血化瘀、舒经理气、祛邪散寒、消肿止痛，对治疗气血瘀滞和感受风寒湿邪引起的腰腿痛疗效显著。西医学认为，刮痧主要有抗氧化、抗感染、提高免疫力和调节神经等作用。Jiang等通过建立腰椎间盘突出症模型观察刮痧对大鼠血清IL-1的影响，认为刮痧可以降低血清IL-1的水平，抑制髓核引起的自身免疫及免疫炎症反应。Kwong等探讨刮痧机制时发现，刮痧还可改变血红素加氧酶、TNF-α的含量。李中秋等在腰背部施以揉法后点按昆仑、后溪、太溪、环跳，再沿膝后太阳经、督脉及夹脊进行刮痧治疗，发现刮痧结合推拿治疗腰椎间盘突出症急性期患者的疗效优于单纯推拿疗法。范俊驰等先采用泼尼松125 mg加利多卡因10 mL进行硬膜外封闭治疗，再从大椎开始沿督脉至腰俞加以刮痧治疗，发现刮痧能提高硬膜外封闭治疗的效果，更好地改善腰椎间盘突出症症状。

4. 拔罐

拔罐疗法是以罐为工具，利用燃烧、排气等方法使罐内形成负压，从而使罐口吸附于相应部位，使局部充血以达到治疗的目的。其主要通过负压吸引和温热刺激疏经通络、祛湿逐寒、调理经血，促进血液循环，从而调节新陈代谢，改善局部营养状态，增强机体抵抗力，促进受损组织的修复。宋书昌等选取患侧华佗夹脊穴进行针刺，再用三棱针快速刺破血络瘀滞处并留罐放血，对治疗腰椎间盘突出症疗效显著，认为刺络拔罐能祛滞消瘀、畅通经脉，达到“通则不痛”的效果。于志强选取腰突、髂上（主穴）与委中、阳陵泉（配穴）进行刺血拔罐治疗腰椎间盘突出症，结果显示针刺结合刺络拔罐法临床疗效优于单纯针刺法，认为刺络拔罐可以释放部分炎性物质和致痛因子，促使经脉畅通，加快血管舒缩功能的恢复，消除肿胀和疼痛，利于受损神经的修复。

5. 中医热疗

中医热疗主要包括中药热熨、熏蒸、蜡疗等方法，是以中医理论为指导，利用热疗时产生的热效应，将药物蒸汽通过皮肤透入人体特殊部位以达到祛湿除寒、疏通腠理、活血通络的目的。缪心朗等在牵引、推拿治疗的基础上选取祛风散寒、活血化瘀的中药进行熏蒸，对治疗腰椎间盘突出症的疗效较好，认为中药熏蒸可以通过蒸汽将药物直接渗透到患处，能够有效消除炎性水肿，从而缓解疼痛。黄裕等运用中药蜡疗缓解气滞血瘀型腰椎间盘突出症的疼痛，以田七跌打酒浸透的大棉垫敷于患处，将制成的医用蜡饼置于棉垫上进行热敷，临床疗效显著。袁红网等采用吴茱萸对寒湿痹阻型腰椎间盘突出症患者进行热熨治疗，将热力和药力更好地渗入经脉气血，达到温经散寒、行气活血的目的，能有效缓解患者腰腿痛症状。

6. 其他疗法

戴金花等将冬青膏涂抹于肾俞、大肠俞、小肠俞并进行穴位按摩，同时施以热熨疗法，临床疗效优于仅涂抹冬青膏加以热熨疗法，认为穴位按摩可提高机体免疫力，缓解肌肉疲劳，加快炎性水肿吸收，减轻腰腿痛强度。刘文洪等取气海、关元、肾俞、大肠俞及患侧环跳、委中、承山、四髎、秩边等穴，以活血化瘀的中药制剂进行穴位注射，充分发挥了药物和穴位刺激的协同作用，提高了治疗腰椎间盘突出症的疗效。除此之外，将中医治疗综合运用于腰椎间盘突出症的治疗也取得了较好的疗效。

（二）西医治疗

近年来，富血小板血浆（platelet-rich plasma，PRP）是研究的热点，其具有来源于自身、无免疫排斥、制备简便、成本低、对机体损伤小等优点。PRP 是自体全血经离心后获得，富有大量生长因子，如血小板衍生生长因子、TGF－β、胰岛素生长因子、EGF、VEGF 等，可以促进不同类型细胞的迁移和增殖，为多种软组织再生修复提供了良好微环境。多项研究表明，PRP 具有促进椎间盘退行性变的修复作用，临床应用前景广阔。在体外细胞实验方面，Chen 等 2006 年研究了 TGF－β1 和 PRP 在椎间盘再生中的作用，结果发现，含浓度 1 ng/mL TGF－β1 的 PRP 可显著促进髓核细胞增殖，Sox9、Ⅱ型胶原和蛋白聚糖基因表达增高，作用 7 天后黏多糖表达为最高水平。胡新锋等通过观察自体 PRP 干预兔早期椎间盘退行性变，结果发现，和对照组相比，PRP 干预后实验组髓核细胞及软骨样基质增多，基质纤维化少，Ⅱ型胶原表达增加。此研究认为，椎间盘内注射自体 PRP 可终止甚至一定程度逆转兔早期椎间盘退行性变，可能与 PRP 含有多种生长因子调控细胞功能、改善组织微环境、促进组织再生修复有关。在体内动物实验方面，Nagae 等采用髓核摘除的兔椎间盘退行性变模型，比较了同种异体 PRP 结合明胶凝胶微囊与单纯 PRP 对椎间盘退行性变的治疗作用。结果显示,治疗 8 周后单纯 PRP 可抑制椎间盘的进行性退行性变,而同种异体 PRP 结合明胶凝胶微囊治疗可显著抑制椎间盘退行性变。Chen 等于 2009 年应用木瓜凝乳蛋白酶消化诱导的猪椎间盘退行性变模型,对间充质干细胞、PRP 及两者联合治疗椎间盘退行性变的作用进行研究。全椎间盘组织培养体外模型结果显示,PRP 注射可以促进髓核再生,髓核组织中成软骨分化基因表达增高,细胞外基质增加。体内模型结果也进一步验证了 PRP 对髓核再生的促进作用。基于细胞实验和动物实验的科研成果,人们应用 PRP 椎间盘内注射治疗椎间盘退行性变也取得满意的疗效,研究证实 PRP 能够缓解椎间盘退行性变。Bodor 等将 PRP 注入有明显下腰痛病史患者的椎间盘内,有 2/3 患者表示症状得到改善。试验证明,PRP 注射可以有效治疗椎间盘退行性变。Tuakli-Wosornu 等在 47 例腰椎间盘退行性变患者中,试验组椎间盘注射自体 PRP,对照组注射造影剂。两组患者都接受功能评分指数(functional rating index,FRI)来评估其疼痛和功能状态,采用疼痛数字评分法(NRS)来量化疼痛程度,生活质量量表(SF-36)和神经症状量表(NASS)来评价生活质量。8 周后对照组如果疼痛控制不佳,可接受椎间盘内 PRP 注射治疗,随访 1 年。8 周后 PRP 注射组的 NRS 评分、FRI 评分和 NASS 评分显著优于对照组。对照组中 68.2%的患者 8 周后要求接受 PRP 注射治疗,发现在长期随访中 PRP 注射组 NRS 评分、FRI 评分、SF-36 评分优于对照组。PRP 注射组未发生任何不良反应。PRP 注射治疗腰椎间盘突出症的近期临床疗效满意,可在一定程度上抑制椎间盘退行性变。但研究观察样本量和随访时间均有限,结果仍需大样本、多数据、长期的随访研究来进一步证实。

第六节　腰椎间盘突出症的护理

腰椎间盘突出症是由于腰椎间盘纤维环出现破裂,髓核等突出物对椎管周围相应的神经、脊髓或血管等进行压迫或有所累及而形成的证候群。青壮年较为多发,以腰痛伴下肢放射痛、腰肌痉挛、间歇性跛行、神经功能受损、脊柱畸形和(或)活动受限等为主要临床表现,给患者的生活带来了严重影响。

一、疾病分期

1. 急性期

腰腿痛剧烈,活动受限明显,不能站立、行走,肌肉痉挛。

2. 缓解期

腰腿痛缓解,活动好转,但仍有痹痛,不耐劳。

3. 康复期

腰腿痛症状基本消失,但有腰腿乏力,不能长时间站立、行走。

二、证候诊断

1. 血瘀气滞证

近期腰部有外伤史，腰腿痛剧烈，痛有定处，刺痛，腰部僵硬，俯仰活动艰难，痛处拒按，舌质暗紫，或有瘀斑，舌苔薄白或薄黄，脉沉涩或脉弦。

2. 寒湿痹阻证

腰腿部冷痛重着，转侧不利，痛有定处，虽静卧亦不减或反而加重，日轻夜重，遇寒痛增，得热则减，舌质胖淡，苔白腻，脉弦紧、弦缓或沉紧。

3. 湿热痹阻证

腰筋腿痛，痛处伴有热感，或见肢节红肿，口渴不欲饮，苔黄腻，脉濡数或滑数。

4. 肝肾亏虚证

腰腿痛缠绵日久，反复发作，乏力、不耐劳，劳则加重，卧则减轻。此证包括肝肾阴虚证及肝肾阳虚证。肝肾阴虚证症见心烦失眠，口苦咽干，舌红少津，脉弦细而数；肝肾阳虚证症见四肢不温，形寒畏冷，筋脉拘挛，舌质淡胖，脉沉细无力等。

三、常见症状及中医治疗护理

（一）腰腿痛

（1）对腰腿痛的诱因、性质、下肢感觉、腰部活动和运动情况等进行评估。

（2）处于急性期的患者必须严格卧床休息，卧硬板床，使脊柱保持平直。处于恢复期的患者，下床活动时要佩戴腰托，以起到支撑与保护的作用，起床姿势要注意，应先翻身侧卧，再用力用手臂支撑后缓慢起床，腰部切记用力，防止突然改变体位。

（3）做好腰部、腿部保暖，防止受凉。

（4）遵医嘱腰部给予中药贴敷、中药熨烫、拔罐、中药熏蒸、中药离子导入法等治疗，观察治疗后的效果，及时向医生反馈。

（5）给予骨盆牵引，牵引重量是患者体重的1/3~1/2，也可根据患者的耐受进行牵引重量调节。

（6）遵医嘱使用耳穴贴压（耳穴埋豆），减轻疼痛。常用耳穴：神门、坐骨神经、臀、腰骶柱等。

（二）肢体麻木

（1）评估麻木部位、程度及伴随的症状，并做好记录。

（2）协助患者用适中的力度对麻木肢体进行按摩拍打，使其舒适度得以增加，并对患者的感受加以询问。

（3）做好麻木肢体的保暖措施，教会患者进行双下肢关节屈伸运动，以加快血液循环。

（4）在医嘱指导下给予患者中药塌渍、中药熏洗和艾灸等治疗，在治疗过程中要避免损伤和烫伤皮肤，对临床疗效进行观察。

（5）遵医嘱予穴位注射，常见穴位有足三里、环跳、委中、承山等。

（三）下肢活动受限

（1）对其双下肢肌力与步态进行评估，做好肌力下降与步态不稳患者的安全防护措施，避免发生跌倒及其他意外情况。

（2）做好健康教育，向患者详细讲解起床活动的相关注意事项，让其学会在行走时对辅助工具加以使用。

（3）若患者处于卧床期间或存在活动困难，要指导其做四肢关节主动运动及腰背肌运动，提高肌肉强度和耐力。

（4）保持病室环境安全，物品放置有序，协助患者料理生活。

（5）遵医嘱予物理治疗如中频脉冲、激光、微波等；或采用中药热熨、中药熏洗、穴位贴敷等治疗。

（四）中医治疗护理

1. 腰椎整复的护理

（1）整复前告知患者整复方法及配合注意事项。

（2）整复后注意观察患者腰部疼痛、活动度、双下肢感觉运动及大小便等情况。

（3）卧床休息，定时双人直线翻身，增加患者舒适度，仰卧时腰部加腰垫，维持生理曲度。

（4）复位3天后，在医护人员指导下佩戴腰托下床。下床时先俯卧位，在床上旋转身体，脚着地后缓慢起身，上床则反之。下床后扶好患者，观察有无头晕等不适，上厕所时避免久蹲，防止引起直位性低血压而发生跌倒。

（5）复位3天后逐渐进行腰背肌功能锻炼。

2. 腰椎牵引的护理

（1）牵引治疗前做好解释工作，告知患者注意事项以取得配合。

（2）遵医嘱选择合适的体位（三屈位、仰卧位、俯卧位）及牵引重量、牵引角度，牵引时上下衣分开，固定带松紧适宜，使患者舒适持久。

（3）牵引时嘱患者全身肌肉放松，以减少躯干部肌肉收缩抵抗力，疼痛较甚不能平卧的患者可在其膝下垫一三角枕，以使其不适得到缓解。

（4）牵引时要对患者的感受随时进行询问，对患者有无心慌、胸闷等不适进行观察，以便能够及时做出调整。若患者有疼痛加重等不适出现时要马上停止治疗，及时向医生报告做出处理。

（5）加强防寒保暖措施，将患者身体用大毛巾或薄被覆盖住。

（6）腰椎牵引后取平卧位，保持20 min，再进行翻身活动。

3. 特色技术的护理

（1）血瘀气滞证

1）艾灸：选取阿是穴（压痛点）、腰阳关、大肠俞、腰背部夹脊、委中，施灸距离2~

3 cm，以患者主诉施灸部位皮肤感觉温热为宜，目测施灸部位皮肤颜色红晕为度，每天2次，每次施灸时间20～30 min。注意事项：① 注意施灸穴位定位准确性；② 治疗中使用屏风或隔帘遮挡，保护患者隐私，注意防寒保暖；③ 及时去除艾灰，防止艾火脱落发生烫伤；④ 在施灸过程中，如发生心慌、气短、头晕、恶心、呕吐等不适，应立即停止治疗，遵医嘱对症处理；⑤ 嘱患者艾灸治疗结束后多喝温开水，以利于毒素排出。

2）中药熏蒸：熏蒸方剂由川芎30 g、羌活30 g、苍术20 g、透骨草30 g、秦艽20 g、益母草30 g、当归20 g、桂枝20 g、桑枝20 g、鸡血藤30 g、红花15 g、防已20 g、雷公藤30 g、木瓜30 g、威灵仙30 g、独活30 g、甘草20 g、舒筋草30 g等组成。将药物加水至2 000 mL浸泡，30 min后进行煎煮，将煮好的药汁放入熏蒸床，根据年龄、病情及耐热的程度调节适当温度，熏蒸时充分暴露熏蒸部位，每天2次，每次30 min。注意事项：① 保护患者隐私，治疗时使用屏风或隔帘遮挡，注意防寒保暖；② 调节适宜温度，避免发生烫伤；③ 治疗结束，用毛巾擦净熏蒸部位水渍，防止风寒入侵；④ 熏蒸过程中，如发生心慌、气短、头晕、恶心等不适，应立即停止治疗，遵医嘱对症处理。

3）中药热奄包：中药包括当归、红花、桂枝、桃仁、牛膝、威灵仙、桑寄生、桂枝、独活、花椒、透骨草、赤芍。将中药热奄包微波炉加热2 min（注意加热时，在微波炉中放一杯清水，使热奄包保持湿润状态，避免加热过程中热奄包变干），加热后，取干净的毛巾包裹住热奄包热敷于患者腰部，每天热敷2次，早晚各1次，14天为1个疗程。注意事项：① 留药20～30 min勿剧烈活动，留药时间结束揭开被子去除药包擦干局部；② 温度适宜，不宜过烫，一般温度为50～70 ℃，用药时间每次间隔5 h；③ 冬季注意保暖；④ 沟通有效，关爱患者，注意保护患者隐私；⑤ 询问患者情况有无不适及时处理。

4）拔罐：刺络拔罐法。选穴：膈俞、肾俞、次髎、血海、委中。委中采取三棱针点刺出血，出血量以3～5 mL为宜，余4穴用梅花针轻叩刺，以皮肤微微发红为度，再进行拔罐，留罐10 min，每天1次，5次为1个疗程。

（2）寒湿痹阻证

1）蜡疗：将医用石蜡制成长25 cm、宽20 cm、厚度1 cm的蜡饼，用无菌治疗巾包裹后直接外敷于患处，每天1次，每次30 min。

2）中药熏蒸：熏蒸方剂由羌活5 g，独活5 g，姜黄5 g，白芷5 g，乳香5 g，没药5 g，细辛3 g，当归5 g，川芎5 g，桃仁5 g，红花5 g，狗脊5 g，鸡血藤5 g，牛膝5 g，伸筋草5 g，干姜5 g，麻黄5 g，肉桂5 g，白附子5 g组成。方法及注意事项同前。

3）拔罐：采用针刺后拔罐法。选穴肾俞、腰阳关、阴陵泉、委中。先用毫针刺入，得气后留针10 min，出针后，再进行拔罐，留罐10 min，起罐后腰部及沿着下肢疼痛部位加温和灸20 min，以皮肤潮红、人体感觉舒适为度，每天1次，5次为1个疗程。

4. 其他中医治疗的护理

（1）中药贴敷：急性期用定痛膏及其他活血止痛类膏药；缓解期及康复期用狗皮膏及其他温经通络的膏药。每天1贴。患处有破溃、瘙痒及红肿者忌用。若患者在使用后引起瘙痒、红肿等，需及时询问医护人员。

（2）中药离子导入法：根据不同的辨证分型，将煎煮好的中药汤剂，用离子导入的方式，深透入腰部。每天 1 次，每次 15~20 min。高热、出血性疾病、妊娠、严重心功能不全等患者禁用此法。

（3）药熨：将籽类药物（白芥子、紫苏子、吴茱萸、菟丝子、补骨脂各 100 g 组成）混合后装入药袋内，放入微波炉中使用中火加热 3~4 min 后，在患者腰背部进行药熨治疗，药熨时手法宜轻柔，注意预防烫伤皮肤；每天 1 次，每次 20 min，连续治疗 3 周。

（4）艾灸：主穴选取阿是穴、命门、肾俞、腰阳关及委中等。根据患者的临床症状加减配穴：阳陵泉、阴陵泉、环跳、昆仑等。采用艾条对准应灸的腧穴或患处行温和悬灸，距皮肤 2~3 cm，进行熏烤，以患者可以耐受为宜，每次 10~30 min，每天 1 次，10 次为 1 个疗程。治疗过程中局部皮肤若出现烫伤、水疱等情况，应立即停止治疗。凡属实热证或阴虚发热者，颜面部、大血管处及孕妇腰骶部和腹部禁用此法。

四、健康指导

（一）生活起居护理

（1）患者在急性期时应卧床休息，保持所取体位舒适。下床活动时要佩戴腰托，以起到支撑与保护的作用，不能久坐。

（2）将腰部保护措施做好，避免受外伤，尽可能不弯腰提重物，让腰部负荷得以减轻。抬捡物品时应保持腰部挺直、双腿下蹲，缓慢进行。

（3）告知患者在平日的工作和生活中，要加强腰部保健，宜坐硬板凳，卧硬板薄软垫床。保持正确的腰部姿势，注意劳逸结合，避免疲劳过度，还要对寒冷等不良因素的刺激加以避免。

（4）教会患者进行正确的咳嗽、打喷嚏，让其对腰部加以保护，以免引起疼痛或使其加重。

（5）本病病程较长、恢复较慢，应告知患者保持心情愉快，在疾病面前保持积极乐观的态度。

（6）运动疗法可明显增强患者腰腹肌肌力和腰部协调性，增加腰椎的稳定性，有利于维持各种治疗的疗效。急性期后，即可开始腰背肌运动疗法。对腰背肌功能锻炼进行加强，并且要持之以恒。锻炼的方法主要包括飞燕式的腰背肌功能锻炼、五点支撑腰背肌功能锻炼、脊柱活动度训练、卧位直腿抬高及交叉蹬腿等锻炼，针对患者的实际情况给予相应的指导。

1）游泳疗法：可每天游泳 20~30 min，注意保暖，一般在夏季执行。

2）飞燕式锻炼：取其俯卧位，让患者伸直双下肢，双手在身体两旁贴好，保持下半身不动，抬头时向后背伸上半身，3~10 次/组。逐渐同时进行抬头上半身后伸与双下肢直腿后伸锻炼。尽可能使腰部背伸形似飞燕，5~10 组/h。

3）五点支撑锻炼：取其卧位，将双手叉腰作支撑点，双腿半屈膝呈 90°，将脚掌放在床上，上半身以头后部与双肘进行支撑，下半身用双腿进行支撑，呈半拱桥形，将躯干挺起架桥时，向两旁稍将膝部分开，速度由慢而快，3～5 组/h，10～20 次/组。以后逐渐增加至每天 10～20 组，30～50 次/组，以对腰、背、腹部肌肉的力量进行锻炼。

4）脊柱活动度训练：详见图 2－4。

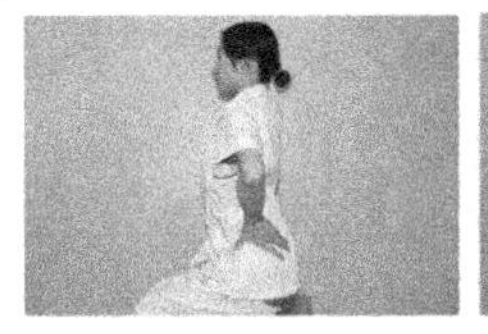
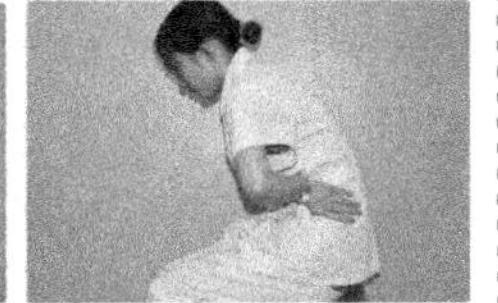

第一节 屈伸运动。双手叉腰，先弓背后挺胸，弓背时两肘向前，挺胸时肘向后。

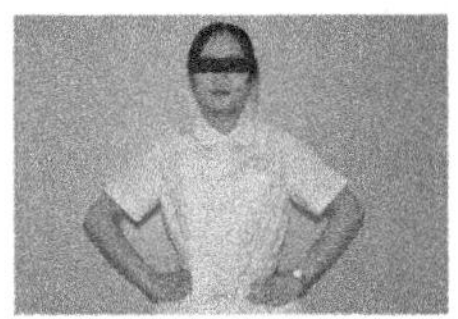
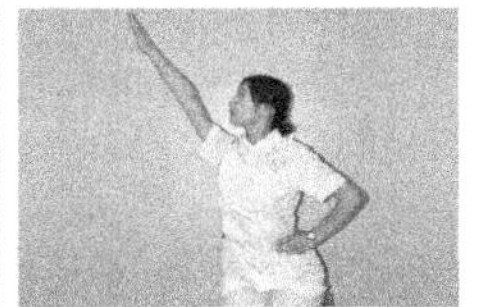

第二节 上举运动。转体，叉腰，左手经前方、侧方向后斜上举，目视左手向左转腰，还原，两侧轮流。

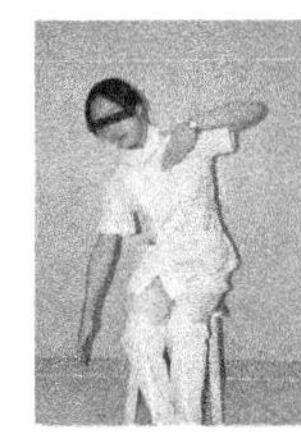
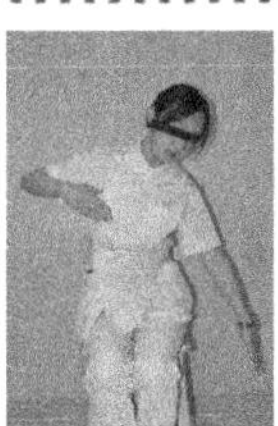

第三节 侧弯运动。双手叉腰，向左弯腰，左手垂直下伸沿胸壁向上滑移，还原，两侧轮流。

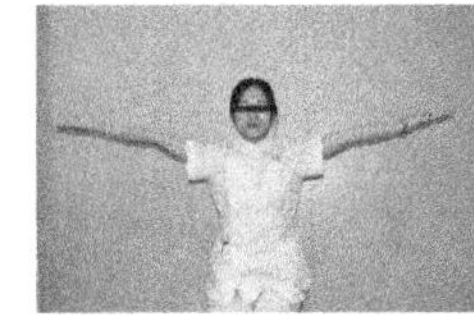
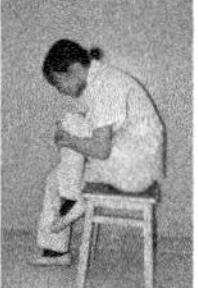

第四节 抱膝运动。两手侧平举，手向上挺腰，弯腰以右手触左足，左手右上举，还原，两侧轮流。

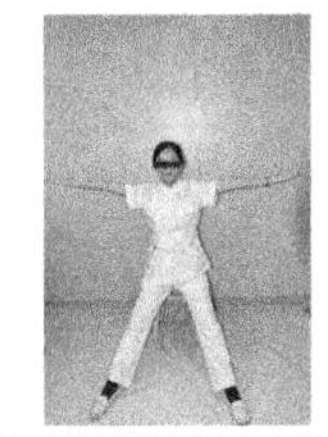
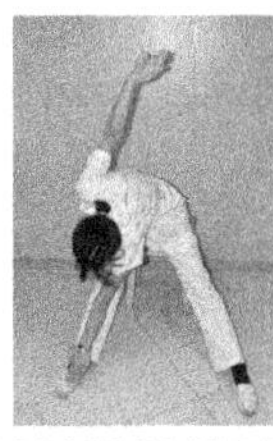

第五节 弯腰转体运动。两手侧平举，两腿伸直分开，弯腰以右手触左足，左手右上举，还原，两侧轮流。

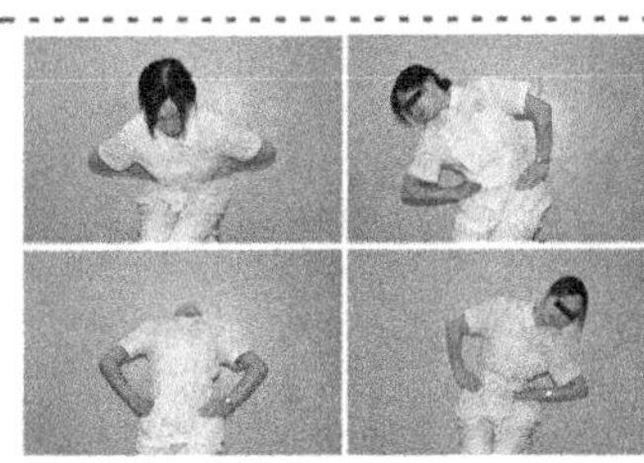

第六节 多维弯腰运动。双手叉腰，以时钟方向1、2、3、4点依次向左、后、右、前方弯腰，时钟方向5、6、7、8点反方向运动。

图 2－4 脊柱活动度训练

（7）使用腰托的健康指导

1）选用和佩戴：腰托的规格应适合于自身腰的长度与周径，其上缘一定要达肋下缘，下缘至臀裂，佩戴的松紧宜无不适感。

2）佩戴时间：针对病情对佩戴时间加以掌握。若患者的腰部症状较重，则需要随时佩戴；若患者的腰部症状较轻，则可在外出或长时间站立及坐位姿势固定时使用，睡眠及休息时取下。

3）使用腰托时应逐渐增加腰背肌锻炼，防止和减轻腰部肌肉萎缩。

4）还可采用综合中药外用、磁疗和腰部支具制成的药磁腰托。药磁腰托是应用磁片间接贴敷法治疗腰椎间盘突出症。磁片由稀土永磁材料制成，磁性能好，重量轻，使用方便。磁片不仅可直接作用于患处，还可通过作用于经络穴位，调节神经功能。由于磁场可以改善病灶局部的血液循环，具有良好的镇痛、镇静、消炎、消肿、增强机体的免疫力等作用，有利于加强局部组织营养，促进组织细胞生长，加速神经肌肉组织修复，并能促进渗出物的吸收和消散，降低组织间的张力，明显减轻椎间盘的压力，解除突出物对神经根的机械压迫，从而使肿胀减轻或消除，消除炎症，故可有效地缓解患者的临床症状。磁场有一定的穿透力，可深达内层的肌肉、筋膜组织。药磁腰托由两部分组成：腰托和药磁袋。其中腰托的前后部分由帆布制成，两侧由宽松紧带连接；佩戴在腰背部的部分内含 4 根钢片，保证腰骶部的支撑强度，并在其正中部位放置一特制的药磁袋；腹部是黏合扣，便于根据患者的不同体型调整松紧程度。药磁袋则由薄且柔软透气的棉布制成，内含磁片和中药粉末；磁片共 6 片，药磁袋的左右侧各 3 片，分别对准腰部后正中线两旁的腧穴。而正中的中药主要由丹参、干姜、薄荷脑等碾磨的粉末按一定的比例混合均匀制成。佩戴方法为白天佩戴于腰骶部，药磁袋的正中线对准腰椎棘突，夜间取下垫于腰下。

（二）饮食护理

针对患者不同的营养状况与辨证分型，对其饮食给予科学合理指导。在指导过程中，对其胃纳与舌苔变化情况进行动态观察，并对饮食计划进行随时更改。

1. 血瘀气滞证

多摄行气活血化瘀之品，如黑木耳、桃仁等。按顺时针方向进行按摩腹部，以加快患者的排便。

2. 寒湿痹阻证

应摄祛湿通络、温经散寒之品，如砂仁、蛇酒等，药膳方有肉桂瘦肉汤等。冷饮、生冷瓜果和凉性食物等应忌食。

3. 湿热痹阻证

多摄清热利湿通络之品，如丝瓜、赤小豆等。药膳方为丝瓜瘦肉汤。辛辣燥热之品应忌食。

4. 肝肾亏虚证

肝肾阳虚者应摄温壮肾阳、补精髓之品，如核桃、杏仁等。药膳方为干姜煲羊肉。寒凉食物与生冷瓜果应忌食。肝肾阴虚者应摄滋养肝肾、滋阴填精之品，如枸杞子、黑白木耳等。药膳方为莲子百合煲瘦肉汤。辛辣香燥之品应忌食。

（三）情志护理

（1）对患者的情绪加以了解，同时做好安慰工作，告知患者保持平和的情绪。

（2）采用移情疗法，对患者的情绪与意志进行转移或改变，舒畅气机、怡养心神，对患者的身心健康有促进作用。

（3）患者在疼痛时若有烦躁的情绪出现，可对安神静志法加以使用，让其闭目静心、放松全身，保持平静的呼吸，以使周身气血流通舒畅。

五、腰椎间盘突出症微创治疗的相关护理

（一）急性期的护理

急性期的患者因疼痛较剧烈，常需住院治疗。

（1）告知患者急性期应以卧床休息为主，减轻腰椎负担，避免久坐、弯腰等动作。

（2）配合医生做好各种治疗后，向患者讲解各种治疗的注意事项，如腰椎牵引后患者宜平卧 20 min 再翻身活动；药物宜饭后 30 min 服用，以减少胃肠道刺激。

（3）注意保暖，防止受凉。受凉是腰椎间盘突出症的重要诱因。防止受凉可给予腰部热敷和频谱仪照射。

（4）做好心理护理，介绍相关知识，讲解情绪对疾病的影响，使患者保持愉快的心情，建立战胜腰痛病的信心。

（二）缓解期及康复期的护理

（1）指导患者掌握正确的下床方法。患者宜先滚向床的一侧，抬高床头，将腿放于床的一侧，用胳膊支撑自己起来，在站起前坐在床的一侧，把脚放在地上，按相反的顺序回到床上。

（2）减轻腰部负荷，避免过度劳累，尽量不要弯腰提重物，如需拾捡地上的物品宜双腿下蹲，腰部挺直，动作要缓。

（3）加强腰背肌功能锻炼，要注意持之以恒。

（4）建立良好的生活方式，生活有规律，多卧床休息，注意保暖。

（5）应树立战胜疾病的决心。腰椎间盘突出症病程长，恢复慢，患者应保持愉快的心情，用积极乐观的人生态度对待疾病。

（三）围手术期的护理

1. 术前护理

（1）做好术前宣教与心理护理，告知手术注意事项及相关准备工作，取得患者的配合。

（2）术前 2 天指导患者进行床上大、小便练习及俯卧位训练。

（3）对于吸烟者，应劝其戒烟，预防感冒；指导患者练习深呼吸、咳嗽和排痰的方法。

（4）为患者选择合适腰托，指导正确佩戴方法。

（5）常规进行术区皮肤准备、药物过敏试验及交叉配血等。

2. 术后护理

（1）术后妥善安置患者，搬运患者时，脊柱应保持一条直线，防止扭曲，使用过床板平托过床。翻身时，采取轴线翻身方法。

（2）根据不同的麻醉方式，让患者学会正确进食，应摄入含有营养丰富且容易消化的食物。

（3）对患者生命体征的变化情况要进行严密监测，对其双下肢感觉、肌力、运动等神经功能的变化情况进行密切观察。

（4）对伤口敷料是否有渗出进行观察，伤口负压引流管应保持通畅，引流液定时倾倒，严格执行无菌操作规范。对引流液色、质、量的变化进行观察，并正确记录，如引流液为淡黄色液体，怀疑脑脊液，应通知医生及时处理，并将引流球负压排空，暂停负压引流。

（5）指导患者进行足趾、踝部等主动活动，促进血液循环。评估患者下肢疼痛改善情况，循序渐进地指导患者进行蹬腿、直脚抬高、五点支撑及飞燕式功能锻炼。

（6）根据手术方式，术后 1～3 天协助患者佩戴腰托取半坐卧位或坐于床边，适应体位变化后，慢慢练习下地行走，行走时姿势正确，抬头挺胸收腹，护理上做好安全防护。

（7）积极进行护理干预，预防肺部感染、尿路感染及下肢静脉栓塞等并发症的发生。

（8）若患者有排尿困难，艾灸穴位可为关元、气海、中极等，或予中药热熨下腹部，与按摩相配合，以对其排尿加以促进。对于便秘患者，艾灸穴位可为神阙、关元、天枢等，或给予腹部按摩，每天 4 次，时间为晨起、午睡醒后、早餐及晚餐后 1～3 h 进行。

（9）卧床期间协助患者做好生活护理，满足其各项需求。

参考文献

陈飞，2005. 突出腰椎间盘组织 VEGF 的表达及其意义[J]. 中国医师杂志，7(10)：13，14.

戴金花，张孝云，2015. 穴位按摩结合热熨对缓解腰椎间盘突出症患者腰腿痛的效果评价[J]. 护士进修杂志，30(18)：1641.

董顺霞，2014. 108 例腰椎间盘突出症患者的中医护理[J]. 天津护理，22(5)：442，443.

范俊驰，何承建，白书臣，2014. 刮痧结合硬膜外封闭治疗腰椎间盘突出症 108 例临床观察[J]. 湖南中医杂志，30(10)：71.

范小良，范顺武，秦安，2006. 锥体终板与椎间盘退变[J]. 国际骨科杂志，7(27)：246.

付勇，章海凤，熊俊，等，2014. 热敏灸治疗腰椎间盘突出症临床研究[J]. 南京中医药大学学报，30(2)：120－123.

韩雪，韩磊，张军，等，2015. 冯氏坐位脊柱定点旋转法与中医传统侧卧不定点斜扳法治疗腰椎间盘突出症比较研究[J]. 北京中医药，34(8)：598.

胡艳，2015. 循经点穴推拿联合电针治疗腰椎间盘突出症 40 例[J]. 针灸临床杂志，31(12)：22.

胡宝山，丁悦，李春梅，等，2006. 纤维粘连蛋白 EDA+片段在椎间盘中的表达及意义[J]. 中国矫形外科杂志，14(5)：371，372，400.

胡新锋，王宸，芮云峰，2012. 自体富血小板血浆干预兔早期椎间盘退变的初步研究[J]. 中国修复重建外科杂志，26(8)：977－983.

胡绪江，邵增务，2006. 外源性肿瘤坏死因子－α 对腰椎间盘退变影响的实验研究[J]. 中国脊柱脊髓杂志，16(7)：541.

黄裕，姚文凤，李哲琳，等，2016. 中药蜡疗缓解气滞血瘀型腰椎间盘突出症的效果观察[J]. 中西医结合护理(中英文)，2(1)：61.

姜荣荣，徐桂华，陈华，等，2013. 中医护理技术在腰椎间盘突出症治疗中的应用[J]. 河南中医，33(4)：620－622.

李卫国，邱勇，王斌，2004. 脊柱节段血管阻断对椎间盘退变发生发展的影响[J]. 中国脊柱脊髓杂志，14(6)：348.

李小川，李雷，2005. Fas/FasL 基因在退变腰椎间盘组织中的表达及诱导凋亡作用[J]. 中华医学杂志，85(24)：17，18.

李中秋，陈倩婧，陈彦，等，2012. 刮痧配合推拿治疗腰椎间盘突出症急性期 40 例[J]. 按摩与康复医学(中旬刊)，3(12)：68.

刘海心，王德春，胡有谷，2006. 椎间盘的营养与退变[J]. 中国矫形外科杂志，14(1)：863.

刘加林，1993. 关于皮髓核摘除的三个问题[J]. 中华骨科杂志，13(1)：11－14.

刘瑞芳，2015. 腰椎间盘突出症中医护理方案临床应用效果研究[J]. 文摘版：医药卫生，(7)：125.

刘文洪,郭洪英,2012. 穴位注射治疗腰椎间盘突出症 83 例疗效观察[J]. 河北中医,34(1):79.
柳根哲,徐林,2005. 椎间盘退变生物力学的研究现状[J]. 中国矫形外科杂志,13(11):856.
龙厚清,李佛保,刘少喻,等,2004. 腰椎间盘中转化生长因子 β1 的合成和基因表达[J]. 脊柱外科杂志,2(2):94-96,98.
缪心朗,庄载世,2014. 中药熏蒸加牵引推拿治疗腰椎间盘突出症[J]. 北京中医药,33(6):455.
彭宝淦,姜笃银,吴闻文,等,2005. 椎间盘退变过程中碱性成纤维细胞生长因子和转移生长因子-β1 的表达及其意义[J]. 中国脊柱脊髓杂志,15(6):353-356.
齐强,党耕町,1992. 激光在骨科领域中的应用[J]. 中国激光医学杂志,1(1):55-59.
宋书昌,薄向红,卢智,等,2013. 针刺夹脊穴联合刺络拔罐治疗腰椎间盘突出症的疗效观察[J]. 针灸临床杂志,29(8):21.
孙义喆,张维斌,2012. 针刺阳陵泉穴治疗腰椎间盘突出症 156 例[J]. 实用中医内科杂志,26(1):99,100.
谭平先,李健,颜登鲁,2006. 遗传因素在退变性椎间盘疾病中的研究现状[J]. 中国矫形外科杂志,14(5):387-389.
唐福宇,黄承军,徐敏,等,2014. 分经辨证通阳灸疗法治疗腰椎间盘突出症 60 例[J]. 四川中医,32(5):161.
田春梅,齐静,2008. 中药离子导入治疗腰椎间盘突出症的临床观察[J]. 河北中医药学报,23(2):30.
田庆显,胡有谷,郑洪军,2000. 白细胞介素 1α 对椎间盘蛋白多糖代谢的影响[J]. 中华骨科杂志,20(4):242.
万学红,卢雪峰,2018. 诊断学[M]. 9 版. 北京:人民卫生出版社:200-204.
王晨光,洪庆坚,朱海波,等. 经皮穿刺半导体激光腰椎间盘汽化减压术的临床研究[J]. 中国激光医学杂志,2001,10(1):31.
王福根,富秋涛,侯京山,2001. 银质针治疗椎管外软组织损害后局部血流量变化观察[J]. 中国疼痛医学杂志,7(2):80-82.
王洪伟,2011. 腰椎间盘突出症疼痛发生机制的研究进展[J]. 中国矫形外科杂志,19(7):568-571.
王守丰,邱勇,2006. 生物力学因素对椎体生长板的影响和临床意义[J]. 中国脊柱脊髓杂志,16(4):301.
王湘达,陈伯华,2003. Ⅳ型胶原在退变椎间盘中的表达及意义[J]. 青岛大学医学院学报,39(3):318.
韦晔,李开平,2015. 针灸结合针刀触激术治疗腰椎间盘突出症下肢症状的临床观察[J]. 中国中医急症,24(7):1229,1230.
韦绪性,1996. 中西医临床疼痛学[M]. 北京:中国中医药出版社:62-90,522-528.
魏见伟,王德春,胡有谷,2006. 基质金属蛋白酶及其抑制因子与腰椎间盘退变关系的研究进展[J]. 中国脊柱脊髓杂志,16(4):304.
魏巧萍,2016. 腰椎间盘突出症患者采用中医护理干预后的临床效果观察[J]. 世界最新医学信息文摘:连续型电子期刊,16(1):251,252.
魏新春,吴建贤,2015. 热敏灸疗法治疗腰椎间盘突出症的临床规律研究[J]. 颈腰痛杂志,36(4):304.
吴学武,陈莹,2008. 腰椎间盘突出症的病因及护理[J]. 中国医药指南,24(6):401,402.
熊敏,张建众,徐吉,2003. 腰椎间盘突出病程中腰椎生理弧度僵直的生物力学改变[J]. 中国临床康复,7(6):933.
熊晓芊,邵增务,杨述华,2005. 聚集蛋白聚糖与椎间盘退变的研究进展[J]. 中国脊柱脊髓杂志,15(1):370-372.
胥少汀,葛宝锋,卢世璧,2019. 实用骨科学・下册[M]. 4 版. 北京:人民卫生出版社:2042-2092.
杨传崇,董秀真,2013. 脊柱(定点)旋转复位法配合针灸拔罐治疗腰椎间盘突出症临床研究[J]. 浙江中医药大学学报,37(7):914.
杨茂伟,吕刚,范广宇,等,2002. Nd:YAG 激光治疗腰椎间盘突出症的临床分析[J]. 中国激光医学杂志,11(2):99-101.
叶君健,宋继红,姜小鹰,等,2006. 腰椎间盘突出症髓核组织磷脂酶 A2 表达的临床研究[J]. 中国骨与关节损伤杂志,21(4):259-261.
游琼,林芳,池飞燕,2017. 腰椎间盘突出症的中医辨证护理[J]. 天津护理,25(1):78,79.
于志强,2014. 针刺配合刺血拔罐治疗腰椎间盘突出症临床观察[J]. 中国中医急症,23(9):1732.

袁红网,刘华,徐娟,2015.吴茱萸热熨治疗寒湿痹阻型腰椎间盘突出症的临床观察[J].中西医结合护理(中英文),1(4):1.

张德仁,任龙喜,宋文阁,2009.椎间盘源性疼痛微创治疗学[M].北京:人民卫生出版社:67-174.

张海军,王磊,冯晓东,等,2009.肌肉协调性训练在腰椎间盘突出症康复中的疗效观察[J].中国实用医药,4(2):231-233.

赵丽云,姜会梨,任秀君,等,2014.针刺对腰椎间盘突出症大鼠模型痛行为和脊神经根组织形态学的影响[J].北京中医药大学学报,8(37):551-555.

赵太茂,刘森,宋红星,等,1999.突出椎间盘组织中TNF-α与IL-b的表达及意义[J].中国脊柱脊髓杂志,9(1):17.

周则美,2003.免疫球蛋白IgG及IgM含量与腰椎间盘突出症病理分型的相关性[J].中国临床康复,7(14):20-40.

周则美,2006.免疫球蛋白IgG及IgM含量与腰椎间盘突出症病理与腰椎间盘退变关系的研究进展[J].中国脊柱脊髓杂志,16(4):304.

朱海波,王晨光,肖湘生,2000.经皮穿刺激光椎间盘减压术治疗腰椎间盘突出症[J].第二军医大学学报,21(5):497,498.

邹燕芳,梁群珠,茹茵茵,等,2015.中医护理方案在腰椎间盘突出症临床应用体会[J].实用中西医结合临床,15(12):77,78.

ABRISHAMKAR S, KOUCHAKZADEH M, MIRHOSSEINI A E A, 2015. Comparison of open surgical discectomy versus plasma-laser nucleoplasty in patients with single lumbar disc herniation[J]. J Res Med Sci, 20(12): 1133-1137.

ALSOUSOU J, ALI A, WILLETT K, et al., 2013. The role of platelet-rich plasma in tissue regeneration[J]. Platelets, 24(3): 173-182.

BODOR M, TOY A, AUFIERO D, 2014. Disc regeneration with platelets and growth factors[M]//José Fábio Santos Duarte Lann, Maria Helena Andrade Santana, William Dias Belangero, et al. Platelet-Rich Plasma. Heidelberg: Springer Berlin Heidelberg: 265-279.

BRISBY H, BYRÖD G, OLMARKER K, et al., 2000. Nitric oxide as a mediator of nucleus pulposus-inducedefects on spinal nerve roots[J]. J Orthop Res, 18(5): 815-820.

CHEN R, XIONG J, CHI Z, et al., 2012. Heat-sensitive moxibustion for lumbar disc herniation: a meta-analysis of randomized controlled trials[J]. J Tradit Chih Med, 32(3): 322-328.

CHEN W H, LIU H Y, LO W C, et al., 2009. Intervertebral disc regeneration in an ex vivo culture system using mesenchymal stem cells and platelet-rich plasma[J]. Biomaterials, 30(29): 5523-5533.

CHEN W H, LO W C, LEE J J, et al., 2006. Tissue-engineered intervertebral disc and chondrogenesis using human nucleus pulposus regulated through TGF-beta1 in platelet-rich plasma[J]. J Cell Physiol, 209(3): 744-754.

CHOY D S, ALTMAN P A, CASE R B, et al., 1991. Laser radiation at various wavelengths for decompression of intervertebral disk experimental observation on autopsy specimens[J]. Clin Orthop Relat Res, (267): 245-250.

CHOY D S, CASE R B, FIELDING W, et al., 1987. Rercutaneous laser nucleolysis of lumbar disks[J]. N Engl J Med, 317(12): 771-772.

HATANO E, FUJITA T, UEDA Y, et al., 2006. Expression of ADAMTS-4 (aggrecanase-1) and possible involvement in regression of lumbar disc herniation[J]. Spine, 31(13): 1426-1432.

JIANG R, XU G, CHEN H, et al., 2013. Effect of scraping therapy on interleukin-1 in serum of rats with lumbar disc herniation[J]. Chung i tsa chih ying wen pan, 33 (1): 109.

KANG J D, STEFANOVIC RACIC M, MCLNTYRE L A, 1997. Toward a biochemical understanding of human intervertebral disc degeneration and herniation. Contribution of nitric oxide, interleukins, prostaglandin E2, and matrix metalloproteinases[J]. Spine, 22(10): 1065-1073.

KAWAGUCHI S, YAMASHITA T, KATAHIRA G, et al., 2002. Chemokine Profile of herniated intervertebral discs infiltrated with monocytes and macrophages[J]. Spine, 27(14): 1511.

KOBAYASHI S, BABA H, UCHIDA K, et al., 2005. Effect of mechanical compression on the lumbar nerve root: localization and changes of intraradicular inflammatory cytokines, nitric oxide, and cyclooxygenase

[J]. Spine (Phila Pa 1976), 30(15): 1699.

KWONG K K, KLOETZER L, WONG K K, et al., 2009. Bioluminescence imaging of heme oxygenase - 1 upregulation in the gua sha procedure[J]. Journal of Visualized Experiments, (30): e1385.

MEAKIN J R, HUKINS D W, 2000. Effect of removing the nucleus pulposus on the deformation of theannulus fibrosus during compression of the intervertebral dis[J]. J Biomech, 33(5): 575.

NAGAE M, IKEDA T, MIKAMI Y, et al., 2007. Intervertebral disc regeneration using platelet-rich plasma and biodegradable gelatin hydrogel microspheres[J]. Tissue Eng, 13(1): 147 - 158.

PODD D, 2012. Platelet-rich plasma therapy: origins and applications investigated[J]. JAAPA, 25(6): 44 - 49.

SUK K S, LEE H M, MOON S H, et al., 2001. Recurrent lumbar disc herniation: results of operativ emanagement[J]. Spine, 26(6): 672 - 676.

TAKAHASHI N, KIKUCHI S, SHUBAYEV V I, et al., 2006. TNF - α and phosphorylation of ERK in DRG and spinal cord: insights into mechanisms of sciatica[J]. Spine, 31(5): 523 - 529.

THOMPSON R E, PEARCY M J, DOWNING K J, et al., 2000. Disc lesions and the mechanics of the intervertebral joint complex[J]. Spine, 25(23): 3026.

TUAKLI-WOSORNU Y A, TERRY A, BOACHIE-ADJEI K, et al., 2016. Lumbar intradiskal platelet-rich plasma (PRP) injections: a prospective, double-blind, randomized controlled study[J]. PMR, 8(1): 1 - 10.

VALDES A M, HASSETT G, HART D J, et al., 2005. Radiographic progression of lumbar spine disc degeneration is influenced by variation at inflammatory genes: a candidate SNP association study in the Chingford cohort[J]. Spine, 30(21): 2445 - 2451.

（漆　涛　兰　桦　朱　芳　李光珍　刘　英）

第三章
带状疱疹神经痛和带状疱疹后遗神经痛

第一节　带状疱疹神经痛的中西医结合诊疗

一、概述

带状疱疹(herpes zoster,HZ)是由水痘-带状疱疹病毒(varicella-zoster virus,VZV)引起的急性皮肤病。对此病毒无免疫力的儿童被感染后,发生水痘,部分人感染后不出现水痘,为隐性感染,成为病毒携带者。此病毒具有嗜神经性,在侵入皮肤感觉神经末梢后可沿着神经移动到脊髓后根的神经节中,并潜伏在此处,当宿主的细胞免疫功能低下时,如患感冒、发热、系统性红斑狼疮及恶性肿瘤时,病毒又被激发,可以沿着周围神经纤维再移动到皮肤发生疱疹,表现为以脑神经或脊神经感觉神经支分布的单侧区域出现簇集性水疱。研究表明,1/4~1/3 的人在一生中会感染 VZV,而且这种风险在 50 岁之后会显著上升,在老年人中比例达到 1/2。再次激活的病毒致使神经节发炎、坏死,使约 90%的患者表现为神经痛,称带状疱疹神经痛(herpetic neuralgia),是典型的神经病理性疼痛,可持续数月、数年甚至数十年。年龄愈大,神经痛愈重。因其皮肤上有红斑水疱,累累串珠,每多缠腰而发,故中医学又称本病为“蛇串疮”“蛇丹”“缠腰火丹”等,《外科启玄》称其为“蜘蛛疮”。

二、研究基础

研究发现,VZV 感染背根神经节导致明显的抗炎反应、干扰素通路和神经保护反应。与年轻人相比,老年人皮肤中的 VZV 复制增强,且女性较男性对 VZV 的免疫反应更长久。研究发现,VZV 感染背根神经节导致明显的抗炎反应、干扰素通路和神经保护反应。研究表明,侧丘脑(后侧、腹后内侧、腹后外侧和/或网状上脑核)控制着口腔面区 VZV 诱导的痛觉,而此区域的 γ-氨基丁酸可能通过控制面部疼痛输入来降低对 VZV 诱导的痛觉的反应。VZV 的融合特性不仅可以使病毒粒子和衣壳通过经典机制进入皮肤神经轴突末端,还可以通过细胞质融合将病毒蛋白大量转移到神经元。数据表明,接种 VZV 后,大鼠出现一轮不完全感染,足以引起疼痛行为,这涉及神经元群体的感染和变化。单基因或双基因 *POLR3A* 和 *POLR3C* 缺乏使健康儿童对严重的带状疱疹更敏感。假设星形胶质细胞是具有免疫能力的,是人类宿主消除神经元内 VZV 再活化的一种成功的防御机制。Silva 等利用单纯疱疹病毒-1(herpes simplex virus -1,HSV -1)小鼠外周感染模型,首次发现感觉神经节中的神经免疫胶质细胞相互作用导致急性带状疱疹神经痛的发生。实验发现以巨噬细胞和中性粒细胞为主的白细胞浸润受感染的感觉神经节，参与 TNF 的产生。TNF 通过 TNF－R1 下调卫星胶质细胞内向整流性钾离子通道（Kir4.1）介导带状疱疹神经痛的发生发展。Warwick 等发现 HSV－1 感染导致神经节细胞和神经元之间的细胞融合，促进钙信号向更远的距离传播。他们还发现在 HSV－1 感染的培养物中，神经元在去极化时钙的流入增加。这些病毒诱导的改变不仅可能导致感觉神经节中更多的神经元产生动作电位，还可能增加脊髓突触前末梢的神经递质释放。因此，它们可能是造成带状疱疹神经痛的因素。抗病毒药物对严重带状疱疹感染是有效的，但对带状疱疹后神经痛几乎没有影响。目前针对带状疱疹的基础研究主要是关于 VZV 疫苗的研究。研究发现通过增加一种佐剂于抗 VZV 疫苗中可通过增强 T 细胞免疫反应而增强抗 VZV 效果且不影响生育。

三、诊断

根据典型的临床表现即可诊断本病。疱底刮取物涂片找到多核巨细胞和核内包涵体有助于诊断，必要时进行聚合酶链式反应（polymerase chain reaction，PCR）检测 VZV DNA 和病毒培养予以确诊。对皮损严重、范围广泛、愈合时间较长的患者，要注意明确基础疾病或诱因。

1. 临床表现

（1）前驱症状：发疹前可有轻度乏力、发热、倦怠、纳差等全身症状，患处皮肤自觉有发作性、短暂、灼热感、针刺样或电击样疼痛，触之有局部感觉异常，持续 1~3 天，亦可无前驱症状即发疹。

（2）皮肤症状：表现为患侧发生不规则潮红斑，继而出现成簇的粟粒至黄豆大小的丘疱疹，簇状分布而不融合，继之迅速变为小水疱，聚集一处或数处，沿某一周围神经排列呈带状，水疱往往成批发生，基底色红，各簇水疱群间皮肤正常，附近淋巴结肿大，疱壁紧张发亮，疱液澄清；5~7 天后疱液转为浑浊，或部分破溃、糜烂和渗液，最后干燥结痂；再经数日，痂皮脱落而愈，水疱结痂脱落后留下暂时性红斑或色素沉着，可形成瘢痕。神经痛为本病主要特征，可在发病前或伴随皮损出现，老年患者疼痛常较为剧烈及持久。皮疹持续时间取决于患者的年龄、皮损的严重程度和潜在的免疫抑制。年轻患者病程一般为 2~3 周，老年患者为 3~4 周甚至更长时间。多于春秋季节发病，一般不再复发。

（3）好发部位：依次为肋间神经、颈神经、三叉神经和腰骶神经支配区域。沿某一周围神经呈单侧带状排列分布，一般不超过前后正中线（图 3－1）。

2. 皮损的严重程度

皮损的严重程度与患者的抵抗力密切相关，免疫力较强的患者可表现为：① 不全型带状疱疹，只发生红斑、丘疹而不发生水疱，即自行吸收；② 顿挫型带状疱疹，无明显皮疹，仅有神经痛，甚至局部疼痛很明显。免疫力较弱者可表现为：① 大疱型带状疱疹，见于年老体弱患者。皮疹泛发，可形成豌豆大至樱桃大水疱，疱壁紧张，不易磨破。破溃后易继发细菌感染，形成脓疱。② 出血型、坏疽型带状疱疹，见于年老体弱或患恶性肿瘤患者、机体免疫机制低下者。皮疹多泛发，呈水疱或血疱，干涸后结成血痂。重则见皮疹中

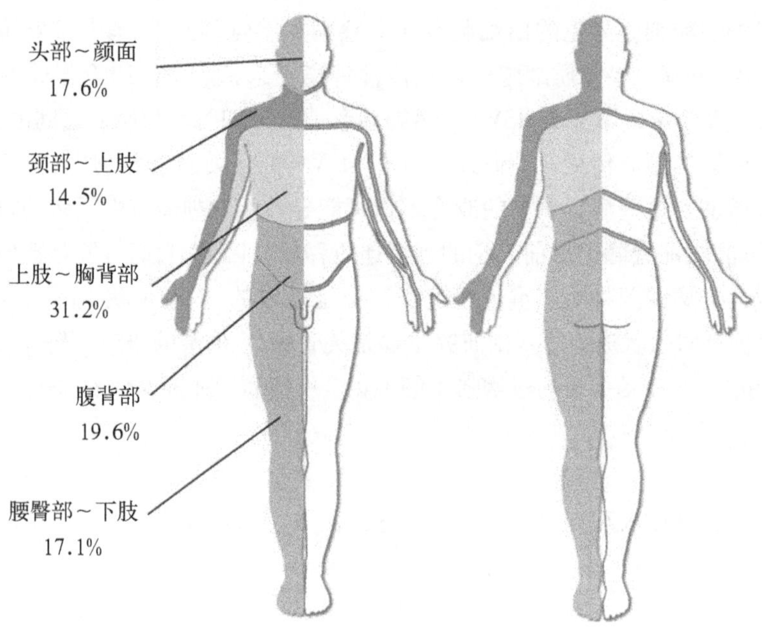

图 3-1　神经分布节段

心坏疽，结成黑褐色痂皮，不易剥去。此两型愈后多留瘢痕，疼痛症状较重。③ 泛发型带状疱疹，多见于年老体弱或患恶性肿瘤患者。皮疹泛发，重者可波及全身皮肤或黏膜，常伴发热、头痛等全身中毒症状。皮损呈大疱，严重者可见血疱、脓疱。

3. 特殊型带状疱疹

1）眼带状疱疹：神经损伤发生于三叉神经的眼支，多见于老年人，疼痛剧烈。其可累及角膜而形成溃疡性角膜炎，愈后可因瘢痕而导致失明，严重者可引起全眼球炎、脑炎，甚至造成死亡。

2）耳带状疱疹：系病毒侵犯第Ⅶ脑神经（面神经）及听神经所致，表现为外耳道或鼓膜疱疹。膝神经节受累同时侵犯面神经的运动和感觉神经纤维时，可出现面瘫、耳痛及外耳道疱疹三联征，称 Ramsay－Hunt 综合征。如果感染累及前庭蜗神经，可出现耳鸣、听力丧失或眩晕等。

3）播散型带状疱疹：指病毒经血液播散产生受累皮节外的 2 个以上的广泛性水痘样疱疹，并侵犯肺和脑等器官。其主要见于抵抗力严重低下的患者。

4）人类免疫缺陷病毒（human immunodeficiency virus，HIV）感染合并带状疱疹：HIV 感染者发生带状疱疹的危险性较普通人高 30 倍，皮损表现较重或不典型，发生如脓疱疮样皮损、疣状损害，病程较长，引起神经系统并发症多，易复发。

四、鉴别诊断

1. 其他神经痛疾病

在带状疱疹的前驱期及无疹型带状疱疹中，神经痛显著者易被误诊为肋间神经痛、胸膜炎、急性阑尾炎和尿路结石等急腹症，以及坐骨神经痛、偏头痛、心绞痛等。

2. 单纯疱疹

单纯疱疹损害好发于口角、唇缘、鼻孔附近等皮肤黏膜交界处，损害不沿神经分布，多为一群，水疱较小易破，疼痛轻微，多见于发热（尤其高热）病的过程中，易复发，复发时通常在同一部位。根据疱液接种家兔角膜不产生角膜炎、病毒培养分离，以及检测 VZV、单纯疱疹病毒抗原或 DNA 等试验，可与严重的单纯疱疹区别。

3. 接触性皮炎

有接触致敏物质的病史。皮疹发生在接触致敏物质的部位，与神经分布无关，自觉皮疹区发痒、灼热，无神经痛。

4. 妊娠疱疹

病因不明，可能为内分泌障碍所致，最常见于妊娠的第 4~5 个月。一次发病后，再次妊娠时易于复发。发病前常先有畏寒、发热、皮肤瘙痒，继则出现多形性皮损，以环状排列之水疱为主。疱壁厚而紧张，基底红晕。水疱可以融合成大疱，偶有脓疱及血疱。好发部位为躯干及四肢近侧端，尤其是脐周，而黏膜通常不受累。病程缓慢，分娩后大都得到缓解。

五、常见并发症

1. 带状疱疹后遗神经痛

带状疱疹后遗神经痛是带状疱疹最常见的并发症。带状疱疹皮损愈合后，疼痛仍可持续一段时间。部分老年患者神经痛可持续数月或数年，严重影响睡眠和情绪，疼痛程度较重，持续时间较长者可导致精神焦虑、抑郁等表现。

2. 并发细菌感染

带状疱疹水疱破裂或皮损范围大则易并发细菌感染。若皮损发生于特殊部位，如眼部继发细菌性感染后，可引起全眼球炎，甚至脑膜炎，病后出现视力下降、失明、面瘫等后遗症。

3. 可能诱发角膜炎、角膜溃疡、结膜炎

三叉神经眼支的部分神经纤维分布在人体眼球的角膜、结膜以至于整个眼球，此部位的神经纤维如果受到 VZV 感染，可发生角膜炎、角膜溃疡、结膜炎，患者可发生怕光、流泪、眼睛疼痛，以致视力减退，重者发生全眼球炎而导致失明。疱疹病毒感染到面神经中的运动神经纤维时，就会产生面瘫，出现患侧眼睛不能闭合，患侧面部表情呆板，口角向健侧歪斜，不能做吹气动作等。

4. 引发内耳功能障碍

发生在耳郭、耳道的带状疱疹，会出现内耳功能障碍症状。患者表现为头晕目眩、恶心、呕吐、听力障碍、眼震等。

5. 引发病毒性脑炎和脑膜炎

当疱疹病毒由脊髓处的神经根向上侵犯中枢神经系统，即人体的大脑实质和脑膜时，就会发生病毒性脑炎和脑膜炎，表现为严重的头痛、喷射样呕吐、惊厥、四肢抽搐，以及意识模糊、昏迷，甚至有生命危险。

6. 头部带状疱疹

多在头前部即三叉神经眼支分布区，可造成脱发及永久性瘢痕。

7. 其他

当疱疹病毒由脊髓处的神经根向体内侵犯内脏神经纤维时，可引起急性胃肠炎、膀胱炎、前列腺炎，表现为腹部绞痛、排尿困难、尿潴留等。

六、中医辨证

（一）中医病因病机

本病多由感受风火或湿毒之邪引起，与情志、饮食、起居失调等因素有关。情志不遂则肝气郁结、郁而化热；饮食不洁则脾失健运、湿浊内停；或起居不慎，卫外功能失调，使风火、湿毒之邪郁于肝胆。肝火脾湿郁于内，毒邪乘虚侵于外，经络瘀阻于腰腹之间，气血凝滞于肌肤之表，而发为本病。

本病的形成多由情志不畅，肝气郁结，久而化火，肝经火毒蕴积，夹风邪上窜头面而发；或夹湿邪下注，发于阴部及下肢；火毒炽甚者多发于躯干。年老体弱者，常因血虚肝旺、湿热毒蕴，导致气血凝滞、经络阻塞不通，以致疼痛剧烈、病程迁延。

总之，本病初期以湿热火毒为主，后期以正虚血瘀兼夹湿邪为患。

（二）中医分型及表现

1. 肝胆湿热

肝胆湿热，熏蒸肌肤而见水疱色红；湿热郁阻则灼热刺痛；热伤津液则口苦咽干、口渴大便干、小便黄；肝为刚脏，肝胆湿热则烦躁易怒。舌红，苔黄，脉弦滑数为肝胆湿热之象。

2. 脾虚湿蕴

饮食不节，脾运失司，湿热内生，湿阻气机，蕴滞肌肤而见皮肤起丘疱疹。因湿盛于热则皮色较淡，疱壁松弛；湿邪阻滞中焦则口不渴，食少腹胀，便溏；舌体胖大，苔白厚或腻，脉沉缓或滑为湿盛之象。

3. 气滞血瘀

年老体弱，气血不足，循行不畅；肝经湿热，脾经湿盛，均可阻滞气机；气血循行不畅，凝滞肌肤，不通则痛。湿热之邪虽退但气血凝滞未解，所以皮疹消退，疼痛不止。舌暗苔白，脉弦细为气滞血瘀之象。

七、治疗

带状疱疹有自限性，治疗原则是抗病毒、止痛、控制炎症，保护局部皮损和防止继发感染。轻症患者可单用中药或西药及外用药物治疗；重症患者应采用中西医结合、综合治疗，以减少患者的痛苦，争取早日痊愈。

（一）西医治疗

一般可给予维生素 B_1 和维生素 B_{12} 肌内注射，口服止痛剂或选用针刺疗法、音频电疗。早期、足量使用抗病毒药物泛昔洛韦、伐昔洛韦或阿昔洛韦，特别是伐昔洛韦，有显著提高治愈率、缩短病程、减轻疼痛、防止并发症的良好效果。通常应在发疹后 72 h 内开始抗病毒治疗。重症病例可用抗病毒或增强机体免疫功能的药物如转移因子或特异性高价 Ig、干扰素及干扰素诱导剂等。糖皮质激素的应用一直有争议，多认为在无禁忌证的情况下早期合理使用可抑制炎症过程，缩短急性期疼痛的病程，提高生活质量，但对带状疱疹后遗神经痛无明显的预防作用。局部皮损使用外用药以干燥、消炎为主。疱液未破时可用阿昔洛韦软膏和炉甘石洗剂或 1%甲紫溶液搽涂皮损区；疱液破溃后可酌情用 3%硼酸溶液湿敷皮损区，外搽 2%莫匹罗星软膏或 0.5%新霉素软膏以预防感染；眼部带状疱疹可用阿昔洛韦滴眼液。

疼痛是带状疱疹的主要症状，亦是最难处理的症状，故控制疼痛是治疗带状疱疹神经痛最重要的任务。治疗时，一般首选药物镇痛治疗，适时进行微创治疗或神经调控治疗。此类疼痛亦属于难治性疼痛，通常对三阶梯镇痛药物不敏感，一线治疗药物一般选择以加巴喷丁、卡马西平为代表的抗癫痫药物，以及以阿米替林、多塞平为代表的抗焦虑和抗抑郁药物。对药物治疗后疼痛症状缓解欠佳，以及部分药物长期使用后出现耐受的患者，可考虑施行介入治疗。

带状疱疹神经痛的治疗原则：① 早期干预，积极对因治疗；② 有效缓解疼痛及伴随症状，促进神经修复；③ 酌情配合康复、心理、物理等综合治疗；④ 恢复机体功能，降低复发率，提高生活质量。

1. 药物治疗

早期进行药物干预神经痛，保证患者睡眠休息，可促进机体自我修复以达到阻止疾病进展的目的，是目前的主要治疗手段。药物治疗应建立在保证睡眠、稳定情绪的基础上，并认真评估疼痛性质、治疗前后的症状、体征和治疗反应。药物治疗的目的不仅要缓解疼痛，同时也要治疗抑郁、焦虑、睡眠障碍等共患病。停药应建立在有效、稳定治疗效果的基础上并采取逐步减量的方法。

2010 年国际疼痛学会和欧洲神经病学会联盟（European Federation of Neurological Societies，EFNS）最新版指南 *EFNS guidelines on the pharmacological treatment of neuropathic pain: 2010 revision* 推荐的治疗神经病理性疼痛的一线药物包括钙通道阻滞剂（如普瑞巴林、加巴喷丁）、三环类抗抑郁药和局部利多卡因；二线药物包括阿片类镇痛药和曲马多。其他药物包括抗癫痫药（如拉莫三嗪、托吡酯）、*N*－甲基－*D*－门冬氨酸（*N*－methyl－*D*－aspartate，NMDA）受体拮抗剂、局部辣椒碱及卡马西平等。

神经病理性疼痛治疗药物的选择应考虑药物的疗效、安全性和患者的临床情况（如并发症、禁忌证、合并用药情况等）。药物选择应个体化，对于难治性神经病理性疼痛可考虑联合用药。联合用药应考虑：① 药物机制不同；② 药物疗效相加或协同；③ 药物副作用不相加。

（1）一线治疗药物

1）钙通道阻滞剂：包括加巴喷丁和普瑞巴林，是神经病理性疼痛的一线用药。两者作用机制为调节电压门控钙通道 α_2 ~ δ 亚基，减少谷氨酸、去甲肾上腺素和 P 物质释放。除可能减轻疼痛外也可改善患者睡眠和情绪。药物的吸收受食物影响较小，不与血浆蛋白结合，基本不经肝脏代谢，没有重要的临床药物相互作用。副作用主要为剂量依赖的嗜睡和头晕，肾功能不全的患者应减量。加巴喷丁通常起始剂量为每天 300 mg，每天 3 次，可缓慢逐渐滴定至有效剂量，常用剂量为每天 900~1 800 mg。普瑞巴林是在加巴喷丁基础上研制的新一代药物，药代动力学呈线性。此药起始剂量为每天 150 mg，分 2 次使用，常用剂量 150~600 mg。为避免头晕及嗜睡，应遵循晚上开始，小量使用，逐渐加量，缓慢减量的原则。

2）三环类抗抑郁药：最常用的为阿米替林。其可作用于疼痛传导通路的多个环节：阻断多种离子通道，抑制 5-羟色胺和去甲肾上腺素的再摄取，主要在疼痛传导途径中的下行通路发挥作用。阿米替林首剂应于睡前服用，每次 12.5~25.0 mg，根据患者反应可逐渐增加剂量，最大剂量为每天 150 mg。使用阿米替林时应注意其心脏毒性，如窦性心动过速、直立性低血压、心室异位搏动增加、心肌缺血甚至心源性猝死。有缺血性心脏病或心源性猝死风险的患者应避免使用三环类抗抑郁药。此外，此药可能导致或加重认知障碍和步态异常。

3）利多卡因：局部使用，常用剂型有利多卡因凝胶剂及贴剂。副作用包括皮肤红斑或皮疹。

（2）二线治疗药物

1）曲马多：具有双重作用机制，可同时作用于 μ 阿片受体和去甲肾上腺素或 5-羟色胺受体以达到镇痛效果。副作用与剂量相关，常见的副作用有恶心、呕吐、头晕等，应遵循从低剂量开始，缓慢逐渐加量的原则。起始剂量为每次 25~50 mg，每天 1~2 次，最大量为每天 400 mg。应注意不可与 5-羟色胺能药物（包括去甲肾上腺素再摄取抑制剂）同时使用，以避免发生 5-羟色胺综合征的风险。此药滥用率低，但也会发生身体依赖，需逐步停药。

2）阿片类镇痛药：常作为二线治疗药物单独使用，或与一线治疗药物联合使用，常用药物有吗啡、羟考酮和芬太尼等。速释剂型用于暴发痛，缓释剂型用于慢性疼痛的长期治疗。未用过阿片类药物的患者起始量应从小剂量开始，个体量化。阿片类药物的副作用有恶心、呕吐、过度镇静、呼吸抑制等，在用药后 1~2 周内可能发生耐受，但便秘终身不耐受，需要加以防治，长期使用有可能导致依赖。一旦神经病理性疼痛病因去除或调控治疗有效缓解疼痛后，应缓慢减少药量至撤除用药。

（3）其他药物：除上述药物外，一些药物在临床已有广泛应用，包括卡马西平、奥卡西平、草乌甲素、局部辣椒碱、牛痘疫苗接种家兔皮肤炎症提取物、氯胺酮、硫酸镁、右美托咪定、静脉用利多卡因、美金刚、美西律及某些抗癫痫药（拉莫三嗪、丙戊酸钠、托吡酯等）。

2. 微创治疗

微创治疗的主要目的是去除感觉神经损伤的原因、增加神经血流、促进神经恢复，主要包括神经阻滞、射频治疗及神经毁损等技术。但微创治疗对患者来说，是一种新的创伤，所以需权衡其对患者的利弊后使用。现代医疗的微创治疗原则是首先明确神经病理性疼痛感觉神经损伤的原因，针对性进行微创治疗。努力促进感觉神经的恢复过程，尽量避免神经毁损治疗。

(1) 神经阻滞：是神经病理性疼痛常用的治疗方法。神经阻滞的药物选择必须要考虑以下几方面问题：① 药物的作用机制与治疗目的；② 不良反应；③ 联合用药的利弊。目前得到广泛认可的神经阻滞治疗用药主要包括局麻药、糖皮质激素、阿片类药物、神经毁损药等。

应对患者做好充分的病情评估，把握神经阻滞的适应证，熟悉阻滞部位的解剖结构、阻滞药物的作用机制，规范穿刺及操作技术，准确评价神经阻滞效果，以及了解其可能的并发症与预防其发生。

(2) 射频治疗：包括射频热凝术和脉冲射频，其最大特点是能通过靠近神经辨别神经的性质如运动神经或感觉神经，并能评估针尖与神经的距离。最初认为是射频过程中产生的温度促使神经纤维变性，从而阻滞疼痛的传导。但射频治疗后相应的皮肤感觉只出现短暂的缺失，疼痛的缓解时间却往往较其明显持久。故温度可能不是改变疼痛传导的唯一机制。射频热凝术可通过刺激和阻抗监测明确所需毁损的部位，并且可以通过调节射频参数(温度与时间)，调节毁损范围及程度，避免炭化及黏附等副作用。脉冲射频是一种神经调节治疗，其机制为脉冲射频激发了疼痛信号传入通路的可塑性改变，产生疼痛的抑制作用。使用 2 Hz、20 ms 的脉冲式射频电流，产生的温度低于 42 ℃，对神经纤维解剖结构无破坏作用，而对缓解神经病理性疼痛有一定效果。

(3) 神经毁损：包括化学性毁损、物理性(射频、冷冻、放射)毁损和手术性毁损(手术硬脊膜下腔脊髓背根毁损治疗、垂体毁损、交感干神经节毁损等)等，为不可逆的治疗，可能产生其所支配区域的感觉麻木甚至肌力下降等并发症，应严格掌握适应证，并取得患者的知情同意。

3. 神经调控技术

神经调控技术主要包括神经电(磁)刺激技术与鞘内药物输注技术。

(1) 神经电(磁)刺激技术：其作用路径及治疗目的不尽相同。临床常用的有韩氏穴位神经电刺激、经皮神经电刺激、脊髓电刺激、经颅磁刺激术等方法。

韩氏穴位神经电刺激是通过对穴位区域神经电刺激，激发脑、脊髓中的阿片肽和其他神经递质释放，发挥镇痛作用。不同频率刺激所产生的效应不同，如低频(2 Hz)电刺激可以引起脑啡肽和内啡肽的释放，高频(100 Hz)电刺激可引起强啡肽释放，而 2 Hz 和 100 Hz 交替出现的疏密波(D－D 频率)，可使脑啡肽、内啡肽和强啡肽这 3 种阿片肽同时释放，以达到最大的镇痛效果。此外，低频(2 Hz)电刺激还可以在脊髓背角引起长时程抑制，阻止伤害信息的上传，而高频刺激会引起背角神经元发生长时程增强。

经皮神经电刺激术是针对传导疼痛信息有关的不同神经进行电刺激,减少疼痛信息的传导和接收,从而缓解疼痛。其可能的作用机制为较弱的高频电刺激兴奋感觉神经的粗纤维,激活疼痛闸门控制系统,关闭闸门,阻止疼痛向中枢传导。临床多用于带状疱疹神经痛和带状疱疹后遗神经痛的辅助治疗。深部神经刺激技术可以分为运动皮质电刺激、脑深部电刺激、脊髓电刺激。

(2) 鞘内药物输注技术:是通过埋藏在患者体内的药物输注泵,将泵内的药物输注到患者的蛛网膜下腔,作用于脊髓或中枢相应的位点,阻断疼痛信号向中枢传递,使疼痛信号无法到达大脑皮质,从而达到控制疼痛的目的。国内常见的鞘内泵配制的药物包括阿片类药物、局麻药、钙通道阻滞剂、α_2受体激动剂及NMDA受体拮抗剂等,其中吗啡的临床应用最广,亦被视为一线药物。常用于连续注射的吗啡剂量的预试验(剂量滴定),一般初次剂量从胃肠外剂量的1%开始,根据镇痛效果与患者一般情况逐渐调整,以达到最好的镇痛效果和最小的不良反应。

(二) 中医治疗

本病的治疗以止痛为重点。初期以湿热为要,后期以气滞血瘀为主,尤以老年人为多见。病初在清利湿热的同时就应酌情应用养血化瘀止痛之品,以防出现后遗神经痛。

1. 内服法

(1) 肝经湿热

治法:清利湿热,解毒止痛。

方药:龙胆泻肝汤加减。龙胆草12 g,栀子10 g,黄芩10 g,当归15 g,板蓝根30 g,延胡索10 g,泽泻12 g,车前子30 g(包煎),甘草10 g。水煎服,每天1剂,分2次服。

(2) 脾虚湿蕴

治法:健脾化湿,解毒止痛。

方药:除湿胃苓汤加减。白术10 g,陈皮12 g,茯苓30 g,厚朴10 g,板蓝根15 g,延胡索10 g,薏苡仁30 g,泽泻10 g,车前子30 g(包煎),甘草6 g。水煎服,每天1剂,分2次服。

(3) 气滞血瘀

治法:行气化瘀止痛,佐以解毒。

方药:活血散瘀汤加减。当归15 g,白芍12 g,丹参20 g,延胡索10 g,板蓝根15 g,柴胡10 g,桃仁10 g,红花6 g,制乳香6 g,制没药6 g,陈皮12 g,川楝子10 g。水煎服,每天1剂,分2次服。

2. 外治法

(1) 水疱者用雄黄解毒散(雄黄30 g,寒水石30 g,白矾120 g)加化毒散(黄连、乳香、没药、贝母各60 g,天花粉、大黄、赤芍各120 g,雄黄60 g,甘草45 g,牛黄12 g,冰片15 g)水调外用。

(2) 新鲜马齿苋捣烂外用。

（3）轻度糜烂者用祛湿散（大黄面 30 g，黄芩面 30 g，寒水石面 30 g，青黛 3 g），植物油调用。

（4）黄柏 30 g，紫草 20 g，大黄 15 g，雄黄 10 g，白芷 15 g，冰片 6 g，白矾 15 g。上药共为细末，用食醋调成糊状涂于患处，每天 3~4 次。

（5）水疱、大疱者给予抽吸疱液，脓疱给予清创处理。

（6）红斑、水疱、渗出皮疹者给予清热解毒之中药煎水湿敷。

（7）水疱、糜烂、渗出皮损处用清热解毒之中药散剂直接外涂，或以中药油调敷，或外用湿润烧伤膏。

（8）干燥皮损外用中药油和湿润烧伤膏。

3. 针灸治疗

（1）刺络拔罐：发病初期，用三棱针在至阳或阿是穴，或龙头，或龙尾点刺放血，放血后当即用玻璃火罐采用闪火法将其置于皮疹处，隔日 1 次，连续治疗 3~5 次。

（2）循经取穴：用于带状疱疹后期及带状疱疹后遗神经痛。常规消毒后，在皮损发病部位相应经络取穴针刺，针刺入后留针半小时，每天 1 次。

（3）火针疗法：取局部阿是穴，局部酒精常规消毒，将中粗火针烧红烧透后，速刺法，点刺疱疹的头、中、尾部。不留针，深度为 2~3 cm，或可加入火罐以祛除瘀血。较大水疱则可用火针点破，使液体流出。复以干棉球擦拭。每周 2~3 次，5 次为 1 个疗程。

（4）至阳穴埋元利针法：适用于带状疱疹急性期疼痛的患者，证候属于肝经郁热证；疼痛为中度痛，持续 1 h 以上；疱疹及疼痛发生在颈项、躯干及四肢者。采用元利针与脊柱呈 15°向下平刺，刺入至阳穴，然后与脊柱平行向下送针至到位处，再用橡皮膏固定针以防滑出。

此外，还可根据病情选用热敏灸、钩活术、蜂针、穴位注射等治疗或综合疗法针灸结合、针罐结合、针刺配合穴位注射、火针疗法结合拔罐疗法、火针结合灸法、刺络拔罐结合灸法等。

（三）其他治疗

皮疹初期，应根据病情选用红外线照射、激光、微波、户外紫外线、红光照射、频谱、磁疗，以及光电治疗仪、数码经络平治疗仪等治疗，可促进水疱干涸和结痂，缓解疼痛。

八、护理

（1）保护局部皮肤清洁、干燥，勤换衣裤，防止感染。病室应避免直接吹风，防止感染风邪。

（2）保持良好的精神状态，情绪开朗、心气调和，忌恼怒。保证充足睡眠。

（3）饮食宜清淡，多吃蔬菜、水果，忌辛辣刺激、膏粱厚味之品，少食煎烤、油炸食物，禁烟酒，保持大便通畅。

（4）加强体育锻炼，增强机体免疫力。

九、预防

祛除诱因，减少或避免免疫抑制剂的使用，避免劳累等是预防本病的基础。目前建议60岁以上人群接种VZV减毒活疫苗，可取得良好的效果。

第二节　带状疱疹后遗神经痛的中西医结合诊疗

一、概述

带状疱疹后遗神经痛（postherpetic neuralgia，PHN）即带状疱疹皮疹区临床愈合后4周或以上仍然存在的持续性或反复发作性疼痛。Yanni的研究显示，在免疫功能良好的带状疱疹人群中带状疱疹后遗神经痛的发生率为9.1%，而在免疫缺陷的带状疱疹患者中带状疱疹后遗神经痛的比例则为10.7%。带状疱疹后遗神经痛会使老年人变得衰弱，降低老年人与健康相关的生活质量，其中受影响最大的是睡眠、情绪和一般活动，甚至有的患者会丧失劳动能力。

二、研究基础

带状疱疹后遗神经痛可能起源于水痘-带状疱疹病毒再激活后免疫/炎症反应导致的外周神经元和中枢神经元脱髓鞘与轴突损伤。皮损和受影响区域皮肤的表皮神经密度的下降和真皮神经支配与触摸痛相关，瘢痕皮肤去神经化的严重程度与热后痛觉过敏和异位疼痛的发展可能有关，其范围超出了最初皮疹区域的边缘。

三、病因

病毒对神经的侵袭才是发生带状疱疹后遗神经痛的根本原因，是病因，而疱疹容易遗留严重神经痛的因素如下。

1. 年龄因素

年龄大于60岁的患者。年龄是带状疱疹后遗神经痛发生的独立危险因素。根本原因是年龄越大，免疫力越差，一旦发生带状疱疹，病毒对神经造成的伤害也越难自我修复，发生后遗神经痛的概率也就越大，疼痛程度也就越重，持续时间也就越久。

2. 带状疱疹发作面积大小

带状疱疹后遗神经痛与带状疱疹发作面积呈正相关，面积越大，越容易结痂，则形成瘢痕组织，带状疱疹后遗神经痛的发生概率就越大，程度也越重。

3. 急性带状疱疹发作期伴随严重的神经痛

在急性带状疱疹发作期就有了明显的神经痛，包括阵发性触电样剧痛，持续性灼烧样、针刺样疼痛，在带状疱疹痊愈后越容易遗留严重的神经痛，需要及早干预。

4. 在急性带状疱疹发作早期没有给予足量的抗病毒治疗

早期足量抗病毒治疗,可以最大限度地限制疱疹Ⅰ型病毒对神经的破坏,显著降低带状疱疹后遗神经痛的发生。

5. 在发生带状疱疹前后,罹患严重器质性疾病

罹患心脑血管疾病、恶性肿瘤、尿毒症等疾病的患者,发生带状疱疹后遗神经痛的概率会显著增加。这些患者,要么做外科手术,要么进行全身化疗或者局部放疗,还有尿毒症患者做肾脏移植手术后需要持续免疫抑制,全身免疫力持续显著下降,很容易导致带状疱疹发生,病毒对神经的破坏力大,自我修复能力几乎丧失,发生带状疱疹后遗神经痛的概率极高。

6. 带状疱疹发作时伴随全身发热等症状

此类患者患带状疱疹后遗神经痛的概率较高。

7. 其他原因

如感知的精神压力、消极生活事件等心理社会因素和微量元素缺乏等可能会促进一般人群带状疱疹后遗神经痛的发展。

另外,经历过消极生活事件的女性患带状疱疹后遗神经痛的风险比未经历过消极生活事件的女性要高2~3倍。

四、发病机制

1. 周围神经机制

钠通道开放;交感神经兴奋释放肾上腺素、交感神经节后纤维芽生;病变周围神经元产生的递质类型或数量出现改变,病变周围炎性细胞逐渐被激活而释放炎症因子、兴奋性神经递质;ATP可以激活神经元P2受体,与神经病理性疼痛有关的主要是$P2X_2$、$P2X_3$受体及其异聚体$P2X_2$或$P2X_3$(下调)。

2. 中枢神经机制

① 中枢敏化:伤害性刺激引起兴奋性氨基酸的大量释放,从而激活NMDA受体和非NMDA受体,NMDA受体的激活会引起脊髓神经元兴奋性增强,也可持续性引起突触活动频率的增高,脊髓背角感觉神经元对突触前成分释放的谷氨酸神经递质敏感性增强,阈值下降。② 中枢去抑制:在脊髓背角具有抑制性中间神经元,其兴奋可释放抑制性神经递质(如GABA和甘氨酸等),使神经纤维的中枢端释放神经递质减少,突触对感觉信息的传递减少,从而对神经元传递伤害性信息起到抑制作用,减轻疼痛感觉的产生。当神经出现病变或损伤后,抑制性神经递质受体表达随之减少,这种抑制作用减弱,则脊髓背角神经元对伤害信息的反应性增强,即出现中枢去抑制现象,痛感明显增强。

五、诊断

根据临床症状和体征、皮疹特点及检查结果可以诊断。

（一）临床症状和体征

于皮疹出现前，或伴随皮疹出现，或皮疹愈合后出现神经痛，甚至有的不出现疱疹仅有疼痛，表现为自发痛（如自发性射击痛、针刺痛）、感觉异常（如烧灼感、麻木、瘙痒）、痛觉过敏（对正常疼痛刺激的敏感性增加）和触诱发痛（对正常无痛刺激亦感觉疼痛），常伴有睡眠障碍、焦虑和抑郁。

（二）皮疹特点

疱疹愈合后残留沿某一周围神经分布的红斑、色素沉着或瘢痕，一般不超过前后正中线。

（三）检查

（1）血常规、尿常规、大便常规。

（2）肝肾功能、电解质、血糖、血脂、Ig、感染性疾病筛查（乙型病毒性肝炎、丙型病毒性肝炎、艾滋病、梅毒等）。

（3）胸部X线片、心电图。

（4）根据患者病情选择项目，如肿瘤相关筛查（肿瘤抗原及标志物等），B超、CT、MRI检查，消化管钡餐或内镜检查，创面细菌培养及药敏试验。

六、中医辨证

从中医角度看，带状疱疹后遗神经痛是由于肝脾经络的局部湿热、内火、阴蕴（微毛细血管血瘀）积聚、毒邪气瘀、经络热阻所致。

七、治疗

西医治疗方面，一般首选镇痛药物治疗，适时进行微创治疗或神经调控治疗。详细介绍请参考本章第一节的“西医治疗”内容。

中医对于带状疱疹后遗神经痛的见解是“至虚之处，便是留邪之地”。因此，此病治疗之首，在于扶助人体正气，正气充足者，则寒湿邪气不敢犯也。可根据本病正气虚衰、气血瘀阻、经脉不畅的病理，充分运用调和阴阳、扶正祛邪的治疗原则，以及传统中医无刺激、无副作用的治疗优势，祛邪以通、扶正以荣，用养阴益气、活血搜毒、通络止痛之法，做到通荣相济，药达病所，病祛体复。故带状疱疹后遗神经痛中医治疗，可选择五味清疹疗法，如咸阳平民医院五味清疹合剂方可益气养阴、清热解毒燥湿、活血化瘀通络，使气复血荣、脉络畅通、气血流畅，如此则能将病毒从体内祛除，修复疏通被破坏的神经，疼痛得止，故带状疱疹后遗神经痛可痊愈。

带状疱疹后遗神经痛多由毒邪化火与肝火湿热搏结，阻遏经络，以致气血不通，不通则痛，或由于日久邪毒虽去，瘀血留滞未化，脉络不通所致。其中气血凝滞、脉络不通为疼痛的主因，故临证治疗必须重用活血化瘀之品，并贯穿整个治疗过程。因此，治疗上常予活血化瘀、通络止痛之品，使经络疏通、气血流畅，痛止而病愈。

皮肤名家赵炳南先生认为，带状疱疹后遗神经痛是因为余毒未清、经络阻遏、气血郁滞所致。治疗时以活血化瘀、止痛为治疗原则，可加大黄、鬼箭羽、延胡索、乳香、没药等。王玉玺认为，带状疱疹后遗神经痛多由于热毒郁火未净、气阴不足、肝郁气滞三种原因造成局部气血凝滞、痹阻经络，以致经络挛急而引发的"不通则痛"和局部肌肤失养所致的"不荣则痛"。治疗以清热解毒、理气化瘀通络为法。可选桃红四物汤加减、一贯煎加减。还可行针灸治疗，具体参见本章第一节中的相关部分。

八、护理及预后

在接受治疗的同时，心理治疗也很重要。通过和患者的交流，培养患者治愈疾病的信心，鼓励患者参加日常的交际活动和适当的体育锻炼，改善生活环境，另外，要让患者改掉不良的生活习惯，注意合理的饮食，多吃新鲜的瓜果蔬菜，多喝水，多注意休息。

（1）及早准确地辨证治疗的目的是使病邪尽早被祛除，减少其对机体的刺激与损伤作用。

（2）注意休息，认真服药、擦药，用药期间忌辛辣刺激食物，如辣椒、花椒及煎炒上火食物，应该以清淡饮食为主，多吃蔬菜水果，补充维生素。

（3）年老体弱的患者要防止其严重并发症的发生。老年人大多数由于机体的功能出现衰退现象，而免疫功能低下，在有关病因的作用下容易患带状疱疹，患病后容易发生严重的并发症，还有体弱者，特别是长期应用糖皮质激素的患者也易发生并发症，所以防止其严重并发症的发生非常重要。

参考文献

北京中医医院，2012. 赵炳南临床经验集[M]. 北京：人民卫生出版社：151.

带状疱疹后遗神经痛诊疗共识编写专家组，2016. 带状疱疹后遗神经痛诊疗中国专家共识[J]. 中国疼痛医学杂志，22(3)：161－167.

底君，胡嘉元，杨顶权，2016. 带状疱疹后遗神经痛中医药治疗进展[J]. 世界中西医结合杂志，11(7)：1034－1036.

丁吉林，陈诚，资昌艳，等，2017. 近 15 年针灸疗法治疗带状疱疹后遗神经痛研究进展[J]. 亚太传统医药，13(2)：71－73.

乔卓君，苗茂，2018. 针灸治疗带状疱疹的临床研究进展[J]. 内蒙古中医药，37(1)：94－96.

神经病理性疼痛诊疗专家组，2013. 神经病理性疼痛诊疗专家共识[J]. 中国疼痛医学杂志，19(12)：705－710.

王玉玺，2004. 带状疱疹后遗神经痛的治疗体会[J]. 新中医，36(12)：34，35.

吴菊生，2005. 带状疱疹后遗神经痛中医辨证探析[J]. 上海中医药杂志，39(9)：36，37.

张建中，高兴华，2015. 皮肤性病学[M]. 3 版. 北京：人民卫生出版社：68－70.

神经病理性疼痛诊疗专家组，2018. 神经病理性疼痛诊疗专家共识[J]. 中国疼痛医学杂志，19(12)：705－710.

ARGOFF C E, 2011. Review of current guidelines on the care of postherpetic neuralgia[J]. Postgrad Med,

123(5): 134-142.

ASHRAFI G H, GRINFELD E, MONTAGUE P, et al., 2010. Assessment of transcriptomal analysis of Varicella-Zoster-virus gene expression in patients with and without post-herpetic neuralgia[J]. Virus Genes, 41(2): 192-201.

ATTAL N, CRUCCU G, BARON R, et al., 2010. EFNS guidelines on the pharmacological treatment of neuropathic pain: 2010 revision[J]. Eur J Neurol, 17(9): 1113-1188.

AVIJGAN M, HAJZARGARBASHI S T, KAMRAN A, et al., 2017. Postherpetic neuralgia: practical experiences return to traditional Chinese medicine[J]. J Acupunct Meridian Stud, 10(3): 157-164.

BOWSHER D, 2003. Factors influencing the features of postherpetic neuralgia and outcome when treated with tricyclics[J]. Eur J Pain, 7(1): 1-7.

CALANDRIA L, 2011. Cryoanalgesia for post-herpetic neuralgia: a new treatment[J]. Int J Dermatol, 50(6): 746-750.

CARPENTER J E, CLAYTON A C, HALLING K C, et al., 2015. Defensive perimeter in the central nervous system: predominance of astrocytes and astrogliosis during recovery from varicella-zoster virus encephalitis [J]. J Virol, 90(1): 379-391.

CASALE R, MATTIA C, 2014. Building a diagnostic algorithm on localized neuropathic pain (LNP) and targeted topical treatment: focus on 5% lidocaine-medicated plaster[J]. Ther Clin Risk Manag, 10: 259-268.

CHAU S W, SOO L Y, LU D V, et al., 2007. Clinical experience of pain treatment for postherpetic neuralgia in elderly patients[J]. Acta Anaesthesiol Taiwan, 45(2): 95-101.

CHEN J Y, CHANG C Y, LIN Y S, et al., 2012. Nutritional factors in herpes zoster, postherpetic neuralgia, and zoster vaccination[J]. Popul Health Manag, 15(6): 391-397.

COOPER T E, CHEN J, WIFFEN P J, et al., 2017. Morphine for chronic neuropathic pain in adults[J]. JMIR research protocols, 5: CD011669.

CUNNINGHAM A L, LAL H, KOVAC M, et al., 2016. Efficacy of the herpes zoster subunit vaccine in adults 70 years of age or older[J]. New Engl J Med, 375(11): 1019-1032.

DECROIX J, PARTSCH H, GONZALEZ R, et al., 2000. Factors influencing pain outcome in herpes zoster: an observational study with valaciclovir. Valaciclovir International Zoster Assessment Group(VIZA)[J]. J Eur Acad Dermatol Venereol, 14(1): 23-33.

DEMANT D T, LUND K, VOLLERT J, et al., 2014. The effect of oxcarbazepine in peripheral neuropathic pain depends on pain phenotype: a randomised, double-blind, placebo-controlled phenotype-stratified study[J]. Pain, 155(11): 2263-2273.

DUBINSKY R M, KABBANI H, EL-CHAMI Z, et al., 2004. Practice parameter: treatment of postherpetic neuralgia: an evidence-based report of the Quality Standards Subcommittee of the American Academy of Neurology[J]. Neurology, 63(6): 959-965.

DUEHMKE R M, DERRY S, WIFFEN P J, et al., 2017. Tramadol for neuropathic pain in adults[J]. The Cochrane Database Syst Rev, 6: CD003726.

FOCHESATO M, DENDOUGA N, BOXUS M, 2016. Comparative preclinical evaluation of AS01 versus other Adjuvant Systems in a candidate herpes zoster glycoprotein E subunit vaccine [J]. Hum Vaccin Immunother, 12(8): 2092-2095.

FRANCOIS S, SEN N, MITTON B, et al., 2016. Varicella-zoster virus activates CREB, and inhibition of the pCREB-p300/CBP interaction inhibits viral replication in vitro and skin pathogenesis in vivo[J]. J Virol, 90(19): 8686-8697.

GRIGORYAN S, YEE M B, GLICK Y, et al., 2015. Direct transfer of viral and cellular proteins from varicella-zoster virus-infected non-neuronal cells to human axons[J]. PloS One, 10(5): e0126081.

GUEDON J M, YEE M B, ZHANG M, et al., 2015. Neuronal changes induced by Varicella Zoster Virus in a rat model of postherpetic neuralgia[J]. Virology, 482: 167-180.

GUEDON J M, ZHANG M, GLORIOSO J C, et al., 2014. Relief of pain induced by varicella-zoster virus in a rat model of post-herpetic neuralgia using a herpes simplex virus vector expressing enkephalin[J]. Gene Ther, 21(7): 694-702.

HEMPENSTALL K, NURMIKKO T J, JOHNSON R W, et al., 2005. Analgesic therapy in postherpetic neuralgia: a quantitative systematic review[J]. PLoS Med, 2(7): e164.

HUANG S X, MAO M, PU J J, et al., 2014. Clinical research on fire filiform needle combined with mild moxibustion for postherpetic neuralgia[J]. Zhongguo Zhen Jiu, 34(3): 225-229.

INOMATA Y, GOUDA M, KAGAYA K, et al., 2015. Association of denervation severity in the dermis with the development of mechanical allodynia and hyperalgesia in a murine model of postherpetic neuralgia[J]. Anesth Analg, 116(3): 722-729.

JI G, NIU J, SHI Y, et al., 2009. The effectiveness of repetitive paravertebral injections with local anesthetics and steroids for the prevention of postherpetic neuralgia in patients with acute herpes zoster[J]. Anesth Analg, 109(5): 1651-1655.

JOHNSON R W, BOUHASSIRA D, KASSIANOS G, et al., 2010. The impact of herpes zoster and post-herpetic neuralgia on quality-of-life[J]. BMC Med, 8: 37.

KENNEDY P G, COHRS R J, 2010. Varicella-zoster virus human ganglionic latency: a current summary[J]. J Neurovirol, 16(6): 411-418.

KERN K U, WEISER T, 2015. Topical ambroxol for the treatment of neuropathic pain. An initial clinical observation[J]. Schmerz, 29(Suppl 3): 89-96.

KIM Y H, LEE P B, OH T K, 2015. Is magnesium sulfate effective for pain in chronic postherpetic neuralgia patients comparing with ketamine infusion therapy? [J]. J Clin Anesth, 27(4): 296-300.

KOFOED K, RØNHOLT F, GERSTOFT J, et al., 2014. Herpes zoster: clinical manifestation, diagnosis and treatment[J]. Ugeskr Laeger, 173(2): 114-119.

KOUROUKLI I, NEOFYTOS D, PANARETOU V, et al., 2009. Peripheral subcutaneous stimulation for the treatment of intractable postherpetic neuralgia: two case reports and literature review[J]. Pain Pract, 9(3): 225-229.

KRAMER P R, STINSON C, UMORIN M, et al., 2017. Lateral thalamic control of nociceptive response after whisker pad injection of varicella zoster virus[J]. Neuroscience, 356: 207-216.

LEFKOWITZ M, MARINI R A, 1994. Management of postherpetic neuralgia[J]. Ann Acad of Med Singapore, 23(6 Suppl): 139-144.

LUO W J, YANG F, YANG F, et al., 2017. Intervertebral foramen injection of ozone relieves mechanical allodynia and enhances analgesic effect of gabapentin in animal model of neuropathic pain[J]. Pain Physician, 20(5): E673-E685.

LYNCH P J, MCJUNKIN T, EROSS E, et al., 2011. Case report: successful epiradicular peripheral nerve stimulation of the C2 dorsal root ganglion for postherpetic neuralgia[J]. Neuromodulation, 14(1): 58-61.

MA K, ZHOU Q H, XU Y M, et al., 2013. Peripheral nerve adjustment for postherpetic neuralgia: a randomized, controlled clinical study[J]. Pain Med, 14(12): 1944-1953.

MALLICK-SEARLE T, SNODGRASS B, BRANT J M, 2016. Postherpetic neuralgia: epidemiology, pathophysiology, and pain management pharmacology[J]. J Multidiscip Healthc, 9: 447-454.

MUÑOZ-QUILES C, LÓPEZ-LACORT M, ORRICO-SÁNCHEZ A, et al., 2018. Impact of postherpetic neuralgia: a six year population-based analysis on people aged 50 years or older[J]. J Infect, 77(2): 131-136.

NICHOLSON B D, 2003. Diagnosis and management of neuropathic pain: a balanced approach to treatment [J]. J Am Acad Nurse Pract, 15(12 Suppl): 3-9.

NIE B, ZHANG S, HUANG Z, et al., 2017. Synergistic interaction between dexmedetomidine and ulinastatin against vincristine-induced neuropathic pain in rats[J]. J Pain, 18(11): 1354-1364.

OGUNJIMI B, ZHANG S Y, SORENSEN K B, et al., 2017. Inborn errors in RNA polymerase III underlie severe varicella zoster virus infections[J]. J Clin Invest, 127(9): 3543-3556.

PEREZ C, LATYMER M, ALMAS M, et al., 2017. Does duration of neuropathic pain impact the effectiveness of pregabalin? [J]. Pain Pract, 17(4): 470-479.

PHILIP A, THAKUR R, 2011. Post herpetic neuralgia[J]. J Palliat Med, 14(6): 765-773.

PICKERING G, PEREIRA B, CLÈRE F, et al., 2014. Cognitive function in older patients with postherpetic neuralgia[J]. Pain Pract, 14(1): E1-E7.

SAMPATHKUMAR P, DRAGE L A, MARTIN D P, 2009. Herpes zoster(shingles) and postherpetic neuralgia [J]. Mayo Clin Proc, 84(3): 274-280.

SANDERSON C, QUINN S J, AGAR M, et al., 2015. Pharmacovigilance in hospice/palliative care: net effect of gabapentin for neuropathic pain[J]. BMJ Support Palliat Care, 5(3): 273-280.

SAXENA A, LAKSHMAN K, SHARMA T, et al., 2016. Modulation of serum BDNF levels in postherpetic neuralgia following pulsed radiofrequency of intercostal nerve and pregabalin[J]. Pain Manag, 6(3): 217-227.

SCHUG S A, PARSONS B, ALMAS M, et al., 2017. Effect of Concomitant Pain Medications on Response to Pregabalin in Patients with Postherpetic Neuralgia or Spinal Cord Injury-Related Neuropathic Pain[J]. Pain Physician, 20(1): E53-E63.

SILVA J R, LOPES A H, TALBOT J, et al., 2017. Neuroimmune-glia interactions in the sensory ganglia account for the development of acute herpetic neuralgia[J]. J Neurosci, 37(27): 6408-6422.

SONG D, HE A, XU R, et al., 2018. Efficacy of pain relief in different postherpetic neuralgia therapies: a network meta-analysis[J]. Pain Physician, 21(1): 19-32.

SRGAL L, THACKER K, FOCHESATO M, et al., 2017. Intramuscularly administered herpes zoster subunit vaccine has no effects on fertility, pre-and post-natal development in Sprague-Dawley rats[J]. Reprod Toxicol, 69: 297-307.

STINSON C, DENG M, YEE M B, et al., 2017. Sex differences underlying orofacial varicella zoster associated pain in rats[J]. BMC Neurol, 17(1): 95.

TAKAO Y, OKUNO Y, MORI Y, et al., 2018. Associations of perceived mental stress, sense of purpose in life, and negative life events with the risk of incident herpes zoster and postherpetic neuralgia: the SHEZ study[J]. Am J Epidemiol, 187(2): 251-259.

TIAN H, TIAN Y J, WANG B, et al., 2013. Impacts of bleeding and cupping therapy on serum P substance in patients of postherpetic neuralgia[J]. Zhongguo Zhen Jiu, 33(8): 678-681.

URSINI T, TONTODONATI M, MANZOLI L, et al., 2011. Acupuncture for the treatment of severe acute pain in herpes zoster: results of a nested, open-label, randomized trial in the VZV Pain Study[J]. BMC Complemen Altern Med, 11: 46.

VALASKATGIS P, MACKLIN E A, SCHACHTER S C, et al., 2008. Possible effects of acupuncture on atrial fibrillation and post-herpetic neuralgia — a case report[J]. Acupunct Med, 26(1): 51-56.

VAN WIJCK A J, OPSTELTEN W, MOONS K G, et al., 2006. The PINE study of epidural steroids and local anaesthetics to prevent postherpetic neuralgia: a randomised controlled trial[J]. Lancet, 367(9506): 219-224.

VISSE E, KWEI P L, 2006. Salmon calcitonin in the treatment of post herpetic neuralgia[J]. Anaesth Intensive Care, 34(5): 668-671.

WANG J, ZHU Y, 2017. Different doses of gabapentin formulations for postherpetic neuralgia: a systematical review and meta-analysis of randomized controlled trials[J]. J Dermatolog Treat, 28(1): 65-77.

WANG L, ZHOU Q, TIAN H, et al., 2017. Analysis on the laws of acupoint selection and therapeutic operations with acupuncture based on the characteristics of postherpetic neuralgia[J]. Zhongguo Zhen Jiu, 37(4): 429-431.

WARWICK R A, HANANI M, 2016. Involvement of aberrant calcium signalling in herpetic neuralgia[J]. Exp Neurol, 277: 10-18.

WATSON C P, VERNICH L, CHIPMAN M, et al., 1998. Nortriptyline versus amitriptyline in postherpetic neuralgia: a randomized trial[J]. Neurology, 51(4): 1166-1171.

WOLFF R F, BALA M M, WESTWOOD M, et al., 2011. 5% lidocaine-medicated plaster vs other relevant interventions and placebo for post-herpetic neuralgia(PHN): a systematic review[J]. Acta Neurol Scand, 123(5): 295-309.

WU J R, CHEN H, YAO Y Y, et al., 2017. Local injection to sciatic nerve of dexmedetomidine reduces pain behaviors, SGCs activation, NGF expression and sympathetic sprouting in CCI rats[J]. Brain Res Bull, 132: 118-128.

XU L, ZHANG Y, HUANG Y, 2016. Advances in the treatment of neuropathic pain[J]. Adv Exp Med Biol, 904: 117-129.

YANNI E A, FERREIRA G, GUENNEC M, et al., 2018. Burden of herpes zoster in 16 selected immunocompromised populations in England: a cohort study in the Clinical Practice Research Datalink 2000-2012[J]. BMJ Open, 8(6): e020528.

YOUNG M K, WOOD M, JEAN-NOEL N, 2007. Postherpetic neuralgia in older adults: culture, quality of life, and the use of alternative/complementary therapies[J]. Holist Nurs Pract, 21(3): 124-134.

ZERBONI L, ARVIN A, 2015. Neuronal subtype and satellite cell tropism are determinants of varicella-zoster virus virulence in human dorsal root ganglia xenografts in vivo[J]. PLoS Pathogens, 11(6): e1004989.

ZERBONI L, SUNG P, LEE G, et al., 2018. Age-associated differences in infection of human skin in the scid mouse model of varicella-zoster virus pathogenesis[J]. J Virol, 92(11): e00002-e00018.

ZHONG J, LIN C, FANG G, et al., 2010. Observation on therapeutic effect of plum-blossom needle combined with medicated thread moxibustion of traditional zhuang nationality medicine on postherpetic neuralgia[J]. Zhongguo Zhen Jiu, 30(9): 773-776.

（李　群　刘　庆　罗江勤　汪建英）

第四章
三叉神经痛

第一节　中西医对三叉神经痛的认识

一、西医对三叉神经痛的认识

三叉神经痛是一种临床常见的脑神经疾病，其人群患病率为182/10万，年发病率为(3~5)/10万，多发生于成年人及老年人，发病年龄在28~89岁，70%~80%病例发生在40岁以上，高峰年龄在48~59岁。

但是，世界卫生组织(World Health Organization，WHO)最新调查数据显示三叉神经痛正趋向年轻化，人群患病率不断上升，严重影响了患者的生活质量、工作和社交，也增加了医疗支出。

三叉神经痛的治疗，目前主要有药物治疗、射频热凝、半月节球囊压迫、立体定向放射外科手术和微血管减压手术，除此之外还有许多非主流的治疗方法，再加上不同地区医疗技术水平之间的差异，许多患者至今仍不能得到科学有效的治疗。

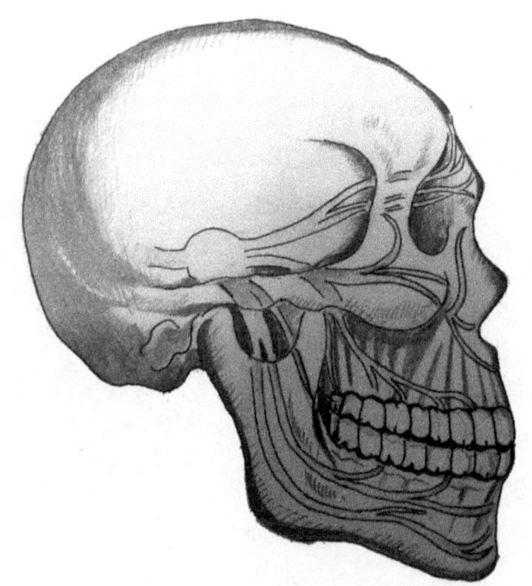

图4-1　三叉神经分布

1756年法国Nicolas Andri首先报道了三叉神经痛，其指局限在三叉神经支配区内的一种反复发作的短暂性阵发性剧痛。三叉神经痛可分为原发性、继发性两种。原发性三叉神经痛的病因及发病机制尚不清楚，多数认为病变在三叉神经半月节及其感觉神经根内，也可能与血管压迫、岩骨部位的骨质畸形等因素导致的对神经的机械性压迫、牵拉及营养代谢障碍有关。继发性三叉神经痛常为某一疾病的临床症状之一，由小脑脑桥角及其邻近部位的肿瘤、炎症、外伤及三叉神经分支部位的病变所引起(图4-1)。

二、中医对三叉神经痛的认识

中医古籍无“三叉神经痛”的病名，三叉神经痛与中医学的“面游风”“偏头风”“齿槽风”“面风”等病症颇有相似之处。《名医别录》曰：“面上游风来去，目泪出、多唾、忽忽如醉……”《张氏医通》记载：“许学氏治鼻尖痛，或麻痹不仁，如是数年，忽一日连唇、颊车、发迹皆痛，此足阳明经络受风毒，传入经络，血凝滞而不行，故则痛，不能开口言语……”

中医学认为三叉神经痛是由三阳经经筋受邪所致。古云：“巅顶之上，惟风可到。”据本病疼痛发作的特点，与风邪善行而数变的特性相似。因此可以认定，三叉神经痛是三阳经受邪，手三阳经筋结合于“头”；足三阳经筋结合于“頄”。其经脉在三叉神经的具体循行部位，如《灵枢・经脉》所述：

手太阳小肠经：“其支者，从缺盆循颈上颊，至目锐眦，却入耳中；其支者，别颊，抵鼻，至目内眦，斜络于颧。”此循行部位相当于三叉神经第 2 支的分布区域。

手阳明大肠经：“其支者，从缺盆上颈，贯颊，入下齿中，还出挟口，交人中，左之右，右之左，上挟鼻孔。”此循行部位相当于三叉神经第三支的分布区域。

手少阳三焦经：“其支者，从膻中，上出缺盆，上项，系耳后，直上出耳上角；其支者，从耳后至耳中，出走耳，过客主人前，教颊，至目锐眦。”此循行相当于三叉神经第 2 支的分布区域。

从上述手三阳经在头面部的循行部位来看，手三阳经中任何一个经脉受邪，均可引起三叉神经痛，但只能是第 2、3 支发病。

足太阳膀胱经：“膀胱足太阳之脉，起于目内眦，上额交巅。其支者，从巅至耳上角；其支者，从巅入络脑，还出别下项……”此循行部位相当于三叉神经第 1 支的分布区域。

足阳明胃经：“起于鼻之交鼻梁中，旁纳太阳之脉，下循鼻外，入上齿中，还出挟口，环唇，下交承浆，却循颐后下廉，出大迎，循颊车，上耳前，过客主人，循发际，至额颅。”此循行部位相当于三叉神经的第 2、3 支和第 1 支的分布区域。

足少阳胆经：“胆足少阳之脉，起于目锐眦，上抵头角，下耳后，循经行手少阳之前至肩上……；其支者，从耳后至耳中，出走耳前，至目锐眦后；其支者，别锐眦，下大迎，合于手少阳，抵于鼻梁，下加颊车，下颈，合缺盆。”此循行部位相当于三叉神经的第 1、2、3 支分布区域。

第二节　三叉神经痛的诊断和中医辨证

一、西医分型

（一）按病因分类

1. 原发性三叉神经痛

原发性三叉神经痛又称特发性三叉神经痛。临床上将找不到确切病因的三叉神经痛称为原发性三叉神经痛，其是临床上最常见的类型，表现为三叉神经分布区域内的反复发作的短暂性剧烈疼痛，呈电击样、刀割样和撕裂样剧痛，突发突止。

每次疼痛持续数秒至数十秒，间歇期完全正常。疼痛发作常由说话、咀嚼、刷牙和洗脸等面部随意运动或触摸面部某一区域（如上唇、鼻翼、眶上孔、眶下孔和口腔牙龈等处）

而被诱发，这些敏感区被称为“扳机点”。

为避免发作，患者常不敢吃饭、洗脸，面容憔悴、情绪抑郁。发作严重时可伴有同侧面肌抽搐、面部潮红、流泪和流涎，被称为痛性抽搐。多见于40岁以上的患者。

2. 继发性三叉神经痛

继发性三叉神经痛，又称症状性三叉神经痛，是指由颅内外各种器质性病变引起的三叉神经继发性损害而致的三叉神经痛。多见于40岁以下的患者。

与原发性三叉神经痛的不同点是继发性三叉神经痛疼痛发作时间通常较长，或为持续性疼痛、发作性加重，多无“扳机点”。

体格检查可见三叉神经支配区感觉减退、消失或过敏，部分患者出现角膜反射迟钝、咀嚼肌无力和萎缩。经CT、MRI检查可明确诊断。

（二）按症状学分类

1. 典型三叉神经痛

原发性三叉神经痛多为典型三叉神经痛。

（1）疼痛为阵发性反复发作。

（2）有明确的间歇期且间歇期完全正常。

（3）有“扳机点”和明确的诱发动作。

（4）三叉神经功能正常。

2. 非典型三叉神经痛

继发性三叉神经痛多为非典型三叉神经痛。

（1）疼痛时间延长甚至为持续性疼痛，可有阵发性加重。

（2）无“扳机点”现象。

（3）有三叉神经功能减退的表现，如面部麻木、感觉减退、角膜反射迟钝、咀嚼肌无力和萎缩。

二、诊断和鉴别诊断

（一）诊断标准

国际头痛协会确定的原发性三叉神经痛的诊断标准如下。

（1）阵发性发作的面部疼痛，持续数秒。

（2）疼痛至少包含以下5个标准中的4个。

1）疼痛只限于三叉神经的一支或多支分布区。

2）疼痛为突发的、强烈的、尖锐的，或皮肤表面的刺痛及烧灼痛。

3）疼痛程度严重。

4）刺激“扳机点”可诱发。

5）具有痉挛发作间歇期。

（3）无神经系统损害表现。

（4）每次发作形式刻板。

（5）排除其他面部疼痛性疾病。

对于疑似三叉神经痛患者，应该详细询问病史，行体格检查，必要时行头颅 CT、MRI，三叉神经 MRI 等检查。

（二）鉴别诊断

原发性三叉神经痛需要与以下疾病相鉴别。

1. 继发性三叉神经痛

继发性三叉神经痛为由肿瘤、动脉瘤、动静脉畸形等引起的三叉神经痛。

2. 牙痛

牙痛主要表现为牙龈及颜面部持续性胀痛、隐痛，检查可发现牙龈肿胀、局部叩痛、张口受限，明确诊断经治疗后疼痛消失。

3. 三叉神经炎

因头面部炎症、代谢病变，如糖尿病、中毒等累及三叉神经，引起的三叉神经炎，表现为受累侧三叉神经分布区的持续性疼痛。多数为一侧起病，少数可为两侧同时起病。神经系统检查可发现受累侧三叉神经分布区感觉减退，有时运动支也会被累及。

4. 舌咽神经痛

其疼痛部位多位于颜面深部、舌根、软腭、扁桃体、咽部及外耳道等，疼痛性质及持续时间与三叉神经痛相似，少数患者有“扳机点”，其“扳机点”一般位于扁桃体窝或舌根部。

5. 丛集性头痛

丛集性头痛主要表现为颜面深部的持续性疼痛，疼痛可放射至鼻根、颧部、眼眶深部、耳、乳突及枕部等，疼痛性质呈烧灼样、持续性，规律不明显，封闭蝶腭神经节治疗有效。

三、中医诊断和辨证

（一）中医诊断

三叉神经痛的中医诊断参照普通高等教育“十一五”国家级规划教材《针灸学》（石学敏，2007），其在书中被称为面痛病。

面痛病是以眼、面颊部出现放射性、烧灼样抽掣疼痛为主症的疾病。

（二）中医辨证

1. 风寒外袭证

多有感受风寒史，畏寒怕冷，多遇寒病情骤发，面颊剧痛难忍，得热则减，面颊常怕风，伴有鼻塞流涕，苔薄白，脉浮紧。

2. 风热上犯证

常遇风得热引发，面部痛如火灼，遇热加重，得凉稍减，口干喜冷，大便干，小便黄，舌边尖红,苔薄黄,脉浮数。

3. 胃火上冲证

患者素有蕴热,胃热熏蒸,风火上升,症状为面颊部阵发性灼热样剧痛,面红目赤,牙龈肿痛,口臭便秘,舌红苔黄,脉滑数或洪数。

4. 气血瘀滞证

久病入络或有外伤史者,头面部刺痛或如刀割样,部位固定不移,夜间痛甚,舌边或舌尖多有瘀斑及瘀点,苔薄白,脉沉涩。

第三节　三叉神经痛的中西医结合治疗

一、西医治疗

(一) 药物治疗

三叉神经痛的药物治疗主要采取抗癫痫药物治疗,其中卡马西平最有效,可作为首选药物。如果无效或出现不可耐受的副作用,可选择其他抗癫痫药物,如氯硝西泮等,也可以选择抗痉挛药物如巴氯芬,或多巴胺受体拮抗剂如匹莫齐特,以及营养神经类维生素如B族维生素等。

1. 抗癫痫药物

(1) 卡马西平:现已被公认为治疗三叉神经痛的首选药物。用法:从小剂量开始服用,老年人起始剂量为50 mg,每天2次,逐渐加量,可使疼痛缓解,副作用轻微。如果疼痛控制不理想可加用巴氯芬。卡马西平副作用有嗜睡、眩晕、药疹、消化障碍、复视、共济失调等,减量或停药后一般可消失。长期服用此药可发生骨髓抑制及肝功能损害,故长期服用此药患者需要每1~3个月行肝肾功能、血常规检查。

(2) 苯妥英钠:在应用卡马西平治疗三叉神经痛之前苯妥英钠被认为是首选药物。其作用机制类似于卡马西平,疗效不及卡马西平,但仍然有治疗价值。用法:起始剂量为0.1 g,每天3次,逐渐增量至0.2 g,每天3次,直至疼痛消失,继续应用2~3周后,逐渐减量,以最小有效剂量维持疼痛消失数日。其主要副作用为共济失调、步态不稳、视力下降、齿龈增生、白细胞减少等。此药与氯丙嗪合用效果更佳,每次配服氯丙嗪25~50 mg,苯妥英钠有时可减少至0.05~0.10 g。

(3) 氯硝西泮:为苯二氮草类抗癫痫药物,也可以用于三叉神经痛的治疗。用法:开始剂量为0.5 mg,每天3次,以后每3天增加0.5~1.0 mg,直至疼痛缓解,其不良反应重,主要是嗜睡和步态不稳。

(4) 丙戊酸钠:可缓解三叉神经痛症状,常用剂量为600~1 200 mg,服用期间应定期检查肝肾功能。

(5) 加巴喷丁:是一种新型抗癫痫药物,目前临床表明其对三叉神经痛有一定疗效。用法:起始剂量为300 mg,每天3次,以后逐渐增加至疼痛得到一定控制,一般用量为每天 1 200 mg，不超过 2 400 mg。

(6) 普瑞巴林：也是一种新型抗癫痫药物。目前表明其对三叉神经痛有一定疗效。一般推荐剂量为 75 mg，每天 2 次，或者 50 mg，每天 3 次，2～4 周后疼痛未得到充分缓解的患者，可能耐受本药，可增加至 300 mg，每天 2 次，或者 200 mg，每天 3 次，由于不良反应呈剂量依赖性且不良反应可导致更高的停药率，剂量超过每天 300 mg 仅用于耐受的患者。其不良反应中最常见的是头晕和嗜睡。

2. 抗痉挛药物

巴氯芬是一种肌肉松弛剂和抗痉挛药物，也可以用于三叉神经痛的治疗。巴氯芬商品名为力奥来素。巴氯芬可在卡马西平和苯妥英钠无效的情况下单独使用，也可与两者联合使用，以增强疗效。其使用应从小剂量开始，即 5 mg，每天 3 次，3 天后增加为 10 mg，每天 3 次，以后每 3 天增加一次，直至疼痛得到有效缓解，最大剂量为每天 40～80 mg。常见不良反应为嗜睡、头晕和乏力。目前市场上研究的新药替扎尼定也有类似疗效。

3. 多巴胺受体拮抗剂

匹莫齐特是一种多巴胺受体拮抗剂，主要用于抗精神病治疗。在三叉神经痛其他药物治疗无效的情况下可考虑使用，常用剂量每天 4～12 mg。

4. 营养神经类维生素

B 族维生素、新型营养神经药物如甲钴胺、腺苷钴胺等可促进神经修复。

(二) 神经阻滞治疗

根据三叉神经痛累及的具体区域选择眶上神经、眶下神经、上颌神经、下颌神经阻滞。操作过程中可选择在彩超、X 线或者 CT 引导下进行精确穿刺。

(三) 经皮穿刺微创治疗

口服药物结合神经阻滞疗效欠佳者可选择经皮穿刺微创治疗。经皮穿刺微创治疗均在影像引导下定位，以保证穿刺的准确性和减少并发症的发生。经皮穿刺微创治疗包括经皮穿刺三叉神经节射频热凝术、经皮三叉神经节后根酚甘油阻滞术与多柔比星阻滞术、经皮三叉神经微球囊压迫术等。

1. 经皮穿刺三叉神经节射频热凝术

1931 年 Kirchner 率先采用经皮穿刺三叉神经节电凝法治疗三叉神经痛，1965 年 Sweet 改良为经皮穿刺三叉神经节射频热凝术。此术适用于第Ⅱ、Ⅲ脑神经疼痛患者。因其在颅外操作，对多发性硬化或肿瘤引起的疼痛也有较好疗效，且风险明显降低。相关研究认为，微血管减压术失败、γ 刀术后复发、微球囊压迫术后复发的患者，接受经皮穿刺三叉神经射频热凝术治疗仍有很好疗效。

(1) 作用机制：三叉神经中传导痛觉的无髓纤维 Aδ 和 C 纤维受热后首先变性，传导触觉的有髓纤维 Aα 和 Aβ 纤维能耐受较高温度，故射频热凝可选择性地破坏痛觉纤维的传导,而保留触觉纤维的功能。

(2) 治疗效果:几乎所有患者均可立即缓解疼痛,国内外资料显示疼痛缓解率为75%~90%,复发率低,复发患者仍可重复行经皮穿刺三叉神经节射频热凝术,且疗效确切。综合近远期治疗效果,5年缓解率在90%以上。

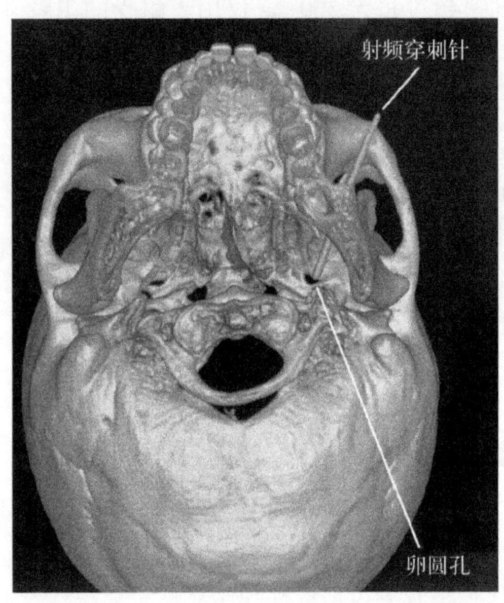

图4-2 CT引导下射频穿刺针进入卵圆孔

(3) 并发症:感觉减退、缺失最常见,可达95%以上。术后3个月面部麻木最明显,6个月后明显减轻,术后1年仍有面部麻木,但对日常生活无明显影响。角膜感觉及角膜反射减退、消失的发生率为5.7%,角膜炎的发生率为1%~8%,可致视力下降及失明。咬肌无力的发生率为4.5%左右。痛性感觉缺失的发生率不到1%。短暂性动眼神经或展神经麻痹的发生率为0.8%。脑脊液瘘、颈内动脉-海绵窦瘘、化脓性脑膜炎非常少见。

经皮穿刺三叉神经节射频热凝术的关键在于准确进入圆孔、卵圆孔,并定位相应的三叉神经节,在X线透视、CT引导、磁导航下穿刺,可确保穿刺成功率及安全性(图4-2)。

2. 经皮三叉神经节后根酚甘油阻滞术与多柔比星阻滞术

1981年瑞典的Hakanson初次报道向梅克尔(Meckel)腔注入酚甘油治疗三叉神经痛。近些年郑宝森教授向梅克尔腔注入一定浓度的多柔比星治疗三叉神经痛。后来此两种方法被其他医疗机构广泛采用。其适用于疼痛累及各分支的三叉神经痛。

(1) 作用机制:实验研究发现,酚甘油和多柔比星可使大鼠坐骨神经有髓纤维及无髓纤维变性,髓鞘质膨胀、溃破,轴索压缩、崩解。进一步观察发现,大约10周后破坏的神经纤维被细纤维替代,有髓神经纤维轴索再生。

(2) 治疗效果:此术操作难度较大与其他微创手术相比,失败率较高,5年复发率也高。综合文献报道,疼痛缓解率为70%~90%,一年后复发率为10%~33%,5年后复发率为34%~83%,且酚甘油、多柔比星有一定逆向损毁神经的可能,故临床使用率较低。

(3) 并发症:此术引起的感觉障碍较其他术式发生率低,可能有轻度的感觉缺失、面部麻木,角膜感觉减退和角膜炎发生率特别低,比较严重的并发症是化脓性脑膜炎。

此术的关键在于选择阻滞区域,而这取决于穿刺针尖是否在圆孔或者卵圆孔的位置,利用C臂机透视下定位或在CT引导下定位准确性更高。

3. 经皮三叉神经微球囊压迫术

Mullan和Lichtor于1983年初首先报道经皮三叉神经半月节微球囊压迫术是在改良

了 Shelden 等手术开颅压迫三叉神经节的技术基础上提出来的。国内由马逸教授率先引进,已在一些医院广泛运用,疗效确切。

(1) 操作方法:全麻下,C 臂机引导下经皮穿刺卵圆孔,用 Hartel 前入路法,从患者口角外侧 2~3 cm 处进针,另两个参考点分别为患者瞳孔下方 1 cm 及颧弓水平外耳道前 3 cm(图 4-3)。

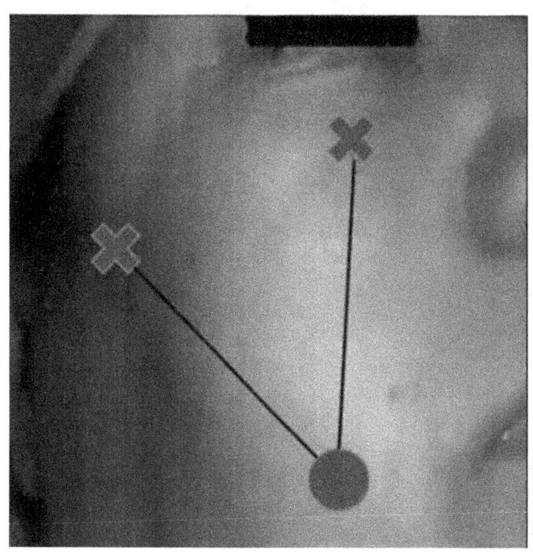

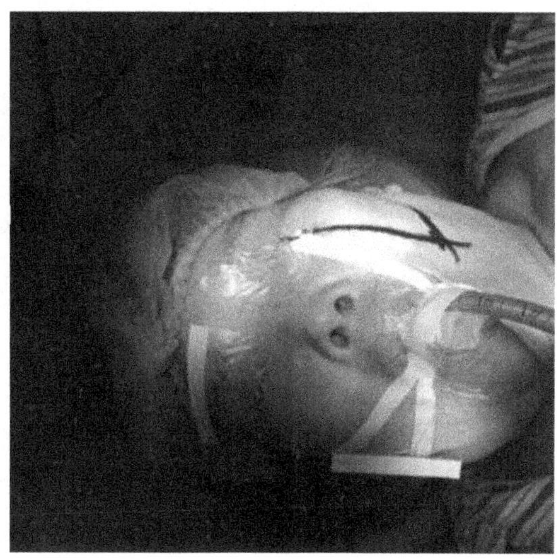

图 4-3　Hartel 前入路法标记线

穿刺针位于卵圆孔外口,球囊导管末端超出穿刺针导管约 10 mm,最长不超过 20 mm,平均约 15 mm。将 4 号 Fogarty 球囊导管插入梅克尔腔(图 4-4、图 4-5)。

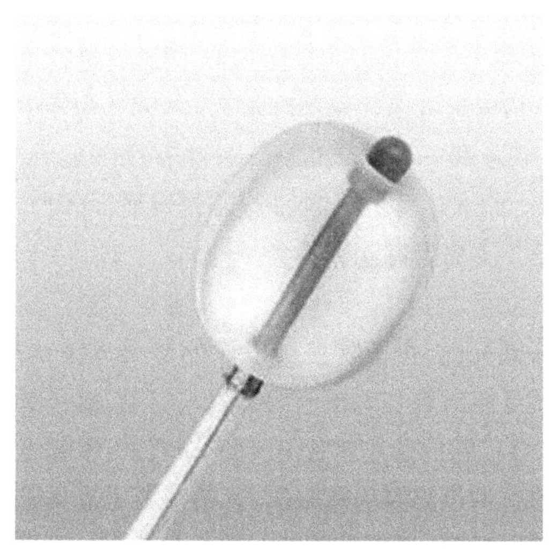

图 4-4　球囊模型

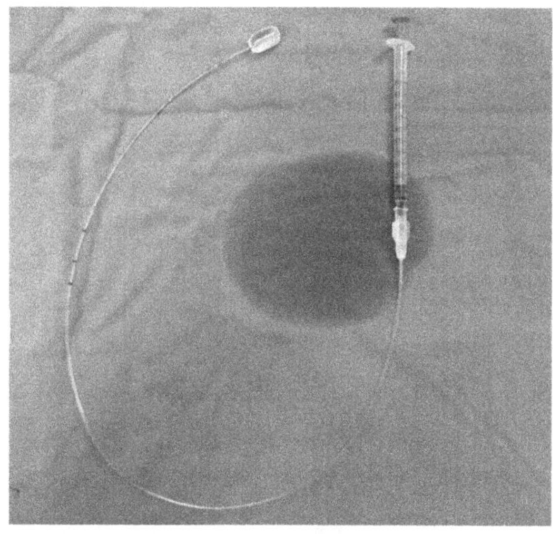

图 4-5　注入造影剂的球囊

球囊在梅克尔腔充盈达到一定压力时,球囊的一部分可通过梅克尔腔的入口处凸向颅后窝,使三叉神经节和三叉神经在其入口处受球囊压迫。球囊充盈的容积一般在 0.3~

1.0 mL,平均约0.62 mL。梅克尔腔囊的大小因人而异,充盈的球囊以呈现典型梨形的最大压力为准。首次手术的患者压迫时间为1.5~3.0 min,复发后再次手术的患者压迫时间为3~5 min,老年人囊壁弹性下降,相同容积球囊产生的压力也随之下降。故老年人可以根据实际情况适当增加1 min压迫时间(图4-6)。

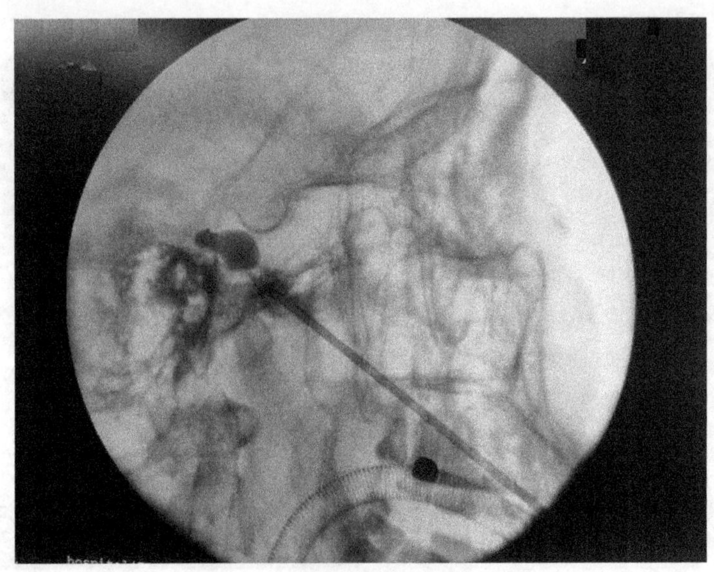

图4-6 梅克尔腔囊中植入球囊

(2)治疗效果:Taha等报道此术有效率为93%,目前全世界所有的相关研究中,Skirving等的研究病例最多,随访时间最长。在496例三叉神经痛患者的522次穿刺成功中有521次出现了术后疼痛即刻缓解,平均随访时间为10.7年,5年复发率为19.2%,研究结束时158例患者(31.9%)复发。Brown等对在1983~1995年间的141例患者进行系列研究发现,术后初期疼痛缓解率为92%,术后57%患者出现面部麻木,其中94%为轻中度麻木,16%出现同侧咀嚼肌力减弱,全部复发率为26%。Kaplan-meier生存曲线显示,术后60%患者疼痛缓解8年以上且不需要手术。此术还可消除"扳机点"诱发痛,同时口角反射不受影响,提示其对难治的三叉神经中第1支痛者有深远意义。

(3)并发症及预防

1)术中三叉神经抑制反应:穿刺针到达卵圆孔时,可能发生突发性的心动过缓、窦性心律减慢,甚至停跳,血压下降;微球囊压迫时可能出现心动过速或者期前收缩,血压升高。其原因可能为三叉神经感觉核的传出纤维与延髓的迷走神经运动核相联系,引起迷走神经反射所致。术前应常规行阿托品激发试验,术中监测动脉血压,有条件者可准备临时外置起搏器。Dominguez临时研究提示,在进行神经压迫之前将1%利多卡因注入梅克尔腔可显著减少球囊压迫时心动过速、期前收缩的发生,并使血压平稳。

2)面部感觉减退:几乎见于100%成功治疗的患者,多数患者于1~3年内逐渐恢复。Taha报道患侧面部麻木发生率为72%,轻度感觉异常发生率为14%,Skirving报道感觉减退伴感觉异常的发生率为3.8%。

3）咀嚼肌无力：术后近期患侧咀嚼肌肌力减退发生率较高，多数患者于3~5年内恢复。进行咀嚼肌功能锻炼，可加快恢复速度。

4）角膜感觉减退：角膜痛觉缺失发生率为1.5%。患者术后有眼部摩擦感时，常规滴入玻璃酸钠滴眼液，可起到润滑作用。眼部异物感时禁止用毛巾、手揉眼防止异物嵌入角膜。

5）疱疹：比较常见，一般不严重，于1~2周内痊愈。

6）复视：极个别人会有，两眼看物重影，头晕，可能是动眼神经、滑车神经、最常见的外展神经损伤，2~3个月逐渐恢复，复视期间注意安全，需戴眼罩遮挡术侧眼睛。

（四）外科手术治疗

外科手术包括γ刀治疗术及微血管减压术（microvascular，MVD）等。

1. γ刀治疗术

γ刀治疗术三叉神经痛在临床上应用很多，但临床研究中随机对照试验的研究很少，多数都是Ⅲ级或Ⅳ级研究。

2001年Flickinger等采用随机对照试验研究对比分析了两种不同照射范围γ刀治疗三叉神经痛的疗效，结果差异无统计学意义。

总体上，平均起效时间在治疗后1个月开始，治疗1年后疼痛完全缓解率为69%（不需要药物辅助治疗），治疗3年后疼痛完全缓解率降为52%。

虽然γ刀治疗相对于其他外科治疗方法是微创的，但是治疗后面部麻木的发生率为9%~37%，感觉缺失的发生率为6%~13%；尽管如此，总体上88%的患者对治疗效果满意。

γ刀治疗三叉神经痛的适应证有：

1）年龄大于70岁，糖尿病、高血压、心脏病等慢性病患者及身体一般情况差，不能耐受微血管减压术者。

2）害怕或拒绝开颅手术、担心出现手术并发症的患者。

3）继发性三叉神经痛，原发病灶已处理，或原发肿瘤较小者。

4）经其他外科方法治疗后无效或再次复发的患者。

2. 微血管减压术

微血管减压术是目前治疗三叉神经痛中疗效最好和缓解持续时间最长的治疗方法（C级证据），术后疼痛完全缓解率大于90%，术后1年、3年和5年的疼痛完全缓解率分别为80%、75%和73%。

但是，微血管减压术也有较其他方法更多的风险，平均病死率为0.2%，术后7%的患者出现面部感觉减退，10%的患者有听力下降，11%的患者发生无菌性脑膜炎，还有4%的患者会出现脑脊液漏、小脑缺血或者小脑血肿。

需要指出的是，微血管减压术的手术疗效和并发症发生率与病情复杂程度及手术医生的操作水平密切相关。

（1）微血管减压术治疗三叉神经痛的适应证

1）诊断明确的原发性三叉神经痛。

2）药物治疗无效的原发性三叉神经痛。

3）射频热凝、球囊压迫、γ刀治疗无效的原发性三叉神经痛。

4）微血管减压术后复发的典型原发性三叉神经痛。

5）青少年起病的典型原发性三叉神经痛。

（2）微血管减压术的技术关键

1）体位：合适的体位是满意暴露的基础。患者取侧卧位或3/4侧俯卧位，后背尽量靠近手术床边缘，同侧肩部向下牵拉，以方便术者操作。

头架固定头部使其略转向切口侧，这样可以使小脑由于本身的重力而离开岩骨，无须使用脑压板。

2）皮肤切口：平行并紧贴发迹内缘的直切口或者经乳突根部的横切口，长6~7 cm，其1/3位于枕骨隆突与颧骨连线之上，2/3位于其下方。

为保留良好血供，应避免过度电凝，只需要用乳突牵开器迅速撑开伤口，便能有效止血，无须使用头皮夹。

3）骨窗：应尽可能向外贴近乙状窦。通常骨窗直径只需2~3 cm，但应充分暴露横窦和乙状窦的夹角。

为了防止损伤静脉窦，可在离静脉窦最远处钻孔，随后打开颅骨，逐渐向横窦和乙状窦方向扩大骨窗。为使骨窗尽可能靠近乙状窦，必要时可以打开乳突气房，但必须及时用骨蜡封堵。

4）切开硬脑膜：可以“V”或“U”形切开硬脑膜，以乙状窦后缘为底边，上端起自横窦与乙状窦的夹角，充分暴露横窦与乙状窦的夹角及面听神经主干之间的区域。

硬脑膜切开的中点以对应小脑裂外侧端为佳，切口过分靠近头端或者尾端都不利于三叉神经根的充分暴露，也不方便手术操作。

5）入路：采用经小脑裂入路，即自小脑背外侧向腹内侧解剖。切开硬脑膜后，充分剪开蛛网膜，打开小脑裂，自外向内解剖，可直达三叉神经根的进入区。

通常不需要使用甘露醇或行腰椎穿刺释放脑脊液，也无须使用脑压板牵拉，避免持续压迫对脑组织带来的损害。过度牵拉还可能将进入岩上窦的岩上静脉撕裂，这会引起灾难性后果。

6）责任血管识别：三叉神经根的任何部位都可能有责任血管。由于三叉神经颅内段的无髓鞘部分较长，其抵御周围血管压迫的能力差，三叉神经根的任何部位都有可能发生神经血管压迫。

因此，行微血管减压术时要暴露此神经根的颅内段全长。任何与三叉神经后根存在解剖接触的血管都可能是责任血管。

需注意的是，超过50%的三叉神经痛患者存在多根血管或者多个部位压迫，术中强调全程探查,避免责任血管遗漏。

7）减压：微血管减压术的原则是通过将责任血管从三叉神经根分离移位而实现减压。可以采用聚四氟乙烯棉固定、悬吊、胶水黏附等方法移位责任血管,确保血管不再压迫和接触三叉神经根。

聚四氟乙烯棉的作用仅是为了防止血管弹回对神经造成再次压迫,因此,棉片的位置和数量应该适当,尽可能避开神经受压迫的部位。

8）关颅：必须严密缝合硬脑膜,硬膜外无须放置引流管。关颅前需用温的 0.9% 氯化钠注射液彻底冲洗硬脑膜下腔,一是再次检查术野是否有出血,二是防止低颅压和颅内积气。

冲洗时应检查棉片有无脱落。硬脑膜无法严密缝合时可用肌肉片及人工硬脑膜修补。硬脑膜外可用骨屑伴胶水或钛板修补缺损的颅骨。肌肉需逐层紧密缝合,伤口内不放置引流管。

（3）微血管减压术的疗效评价：参考巴罗神经学研究所疼痛缓解程度评分方法及日本微血管减压术外科协会倡议的联合疼痛缓解程度与并发症严重程度综合评估疗效的方法(推荐采用联合疼痛缓解程度与并发症严重程度综合评估疗效的方法),这样更加符合临床实际及患者的真实感受。具体方法如下：

1）疼痛缓解评分

0 分：完全无痛。

1 分：偶尔轻度疼痛,不需要药物止痛。

2 分：中度疼痛,药物可控制。

3 分：药物不可控制的疼痛,无效。

2）手术并发症评分

0 分：无并发症。

1 分：轻微脑神经并发症或小脑并发症,无阳性体征,日常生活无影响。

2 分：中重度脑神经并发症或小脑并发症,有阳性体征,日常生活有影响。

3）总分(疼痛缓解评分+手术并发症评分)

0 分：很好。

1 分：好。

2 分：一般。

3~5 分：无效。

（4）微血管减压术的术后管理：颅内出血是微血管减压术后 24 h 内出现的最严重的并发症,需密切观察患者的生命体征、神志、呼吸、瞳孔、肢体活动等,一旦有顽固性头痛、剧烈而频繁的呕吐、意识障碍等,应立即复查 CT 并采取相应措施。

发生术后低颅压时,应取平卧位或头低足高位,伴随恶心、呕吐者,头偏向一侧,避免误吸,并积极对症处理。

术后出现脑神经受损表现(周围性面瘫、麻木、口唇疱疹、感觉减退、听力下降等)时,应注意眼角膜及口腔的护理，并做好心理护理，在患者健侧耳边交流，避免噪声刺激等。同时积极给予解痉、扩血管、营养神经药物等治疗。

术后出现脑脊液漏时，应采取平卧位头高30°，禁忌鼻腔、耳道填塞、冲洗和滴药等，并积极查明原因，然后妥善处理。

（5）微血管减压术并发症的防治：微血管减压术的并发症包括脑神经功能障碍、小脑及脑干损伤、脑脊液漏、颅内低压综合征、无菌性脑膜炎等。

1）脑神经功能障碍：主要表现为复视、听力下降、面瘫和面部麻木，少数患者可出现声音嘶哑和饮水呛咳等。复视的发生率约为11%，主要是由于第Ⅳ、Ⅵ对脑神经受损造成，多为暂时性。单侧听力下降是较严重的并发症，因第Ⅷ对脑神经受损引发，发生率甚至达10%。三叉神经本身受损可以引起面部麻木，发生率达7%，由第Ⅶ对脑神经受损引发的面瘫则较少。

术中注意以下操作能有效降低脑神经功能障碍的发生：

A. 尽量避免电凝灼烧脑神经表面及周围穿支血管，若有小血管出血，尽量采取压迫止血。

B. 避免牵拉脑神经，减少对脑神经的直接刺激以避免其滋养血管发生痉挛。

C. 充分解剖脑神经周围的蛛网膜，实现术中对脑神经的无牵拉。

D. 常规术中采用电生理监测。

E. 手术当天即开始使用扩血管药物、激素和神经营养药物。

2）小脑及脑干损伤：包括梗死或出血，是微血管减压术的严重并发症。避免小脑及脑干损伤的关键在于减少牵拉时间、降低牵拉强度。

术前半小时使用甘露醇降低颅内压、术中适量过度通气、骨窗尽量靠近乙状窦、避免使用脑压板、逐渐打开小脑脑桥池、缓慢充分放出脑脊液后再探查小脑脑桥角等措施可最大限度减少术中对小脑半球的牵拉，尽量避免电凝灼烧小脑、脑干表面血管。

术后通过多参数心电监护仪对血压、脉搏、呼吸、血氧饱和度实行24 h连续监测，密切观察意识、瞳孔的变化。

如出现血压骤然升高，同时脉搏减慢，清醒后又出现意识障碍，一侧瞳孔散大，对光反射减弱或消失，均应考虑小脑梗死、肿胀、出血可能，应及时行头颅CT，根据CT实施扩大骨窗枕下减压或脑室外引流。

3）脑脊液漏：严密缝合硬膜是预防脑脊液漏的关键。对于硬膜无法严密缝合者，可取肌肉筋膜进行修补，同时应用生物胶将人工硬膜与硬膜贴敷完全。用骨蜡严密封闭开放的气房。严格按肌肉、筋膜、皮下组织、皮肤四层缝合切口，不留死腔。

如发生脑脊液鼻漏，立即嘱咐患者去枕平卧，告知患者勿抠、挖及堵塞鼻孔和耳道，保持鼻孔和耳道清洁，观察体温变化，使用抗生素预防感染。保持大便通畅，防止咳嗽、大便用力而引起颅内压增高，必要时可使用脱水剂或腰大池引流以降低颅内压。若漏孔经久不愈或多次复发需行漏孔修补术。

4）颅内低压综合征：可能是由于术中长时间暴露手术部位，释放大量脑脊液，术后脑脊液分泌减少等所致。

其常表现为头痛、头晕、恶心及非喷射状呕吐，同时血压偏低、脉率加快，放低头位后症状可缓解。

术中在缝合硬膜时应尽量将硬膜下注满 0.9%氯化钠注射液，排出空气，术后平卧。

5）无菌性脑膜炎：是较常见的并发症，有报道其发生率能达到 11%。手术结束时，用 0.9%氯化钠注射液仔细冲洗术区，必要时可以加用激素治疗。

二、中医治疗

（一）中医外治

1. 毫针刺法

三叉神经痛发作时，对面部腧穴行轻刺激，远道腧穴行强刺激，可配合电针或经皮穴位电刺激。发作缓解期，毫针针刺可选择透刺法。

主穴：以面颊局部和手足阳明经、手足太阳经的腧穴为主。第 1 支（眼支）：太阳、攒竹、阳白、鱼腰（眶上孔）、外关。第 2 支（上颌支）：四白（眶下孔）、颧髎、下关、迎香、合谷。第 3 支（下颌支）：颊车、夹承浆（颏孔）、大迎、翳风、内庭。

配穴：风寒外袭，加风池、外关；风热上犯，加风池、曲池；胃热上攻，加内庭；气血瘀滞，加膈俞、内关。可根据受累分支，在面部所选腧穴附近加刺阿是穴。针刺治疗时间为 30 min，隔日 1 次或每周 2 次，10 次为 1 个疗程（图 4－7）。

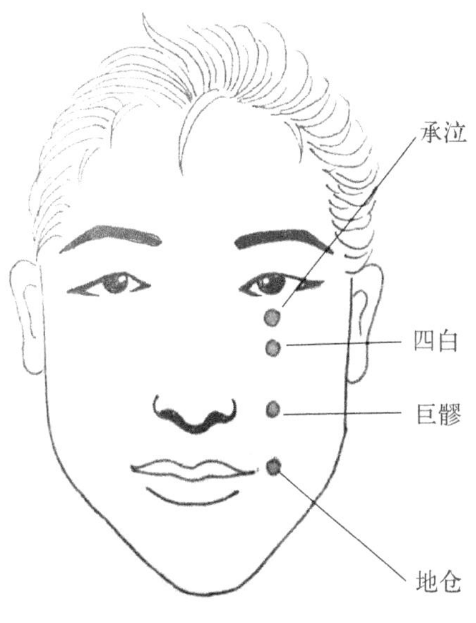

图 4－7　面部常见腧穴分布

2. 电针刺激

发作时，双侧合谷与外关接电针（同侧合谷接同侧外关），刺激参数：连续波（高频 50～100 Hz）10～15 min，连续波（低频 2 Hz）15～30 min，或疏密波（2～100 Hz）30～45 min，强度以患者能够忍受为度，每天 1 次，10 次为 1 个疗程。发作缓解期，以主要受累分支所在腧穴接电针一对，同侧合谷与外关接电针一对，使用疏密波，每次治疗 30 min，隔日 1 次或每周 2 次。

3. 经皮穴位电刺激

发作时，疼痛局部附近腧穴接经皮电极一对，刺激波形同电针，刺激强度宜轻、以患者能感受为度；同侧合谷与外关接经皮电极一对，刺激波形同电针，刺激强度以患者能够忍受为度，刺激时间 30～45 min，每天 1 次。发作缓解期，于主要受累分支所在腧穴接经皮电极一对，同侧或对侧合谷与外关接电针一对，使用疏密波，刺激强度以患者能够忍受为度，每次治疗 30 min，隔日 1 次或每周 2 次。

4. 埋线治疗

据患者症状选取腧穴，每次选 2~4 个腧穴，用一次性穴位埋线针进行常规操作，2 周 1 次，3 次为 1 个疗程，疗程间休息 2 周。第二次埋线要避开第一次埋线的部位，一般 2 周后即可在原部位继续埋线。

5. 穴位注射

按三叉神经分支选取 2~3 个腧穴，根据病情选用相应的注射液（维生素 B_{12}、当归或香丹注射液），将抽取的药液缓慢地注入所选的腧穴中，每个腧穴注入 0.1~0.3 mL，隔日 1 次或每周 2 次，10 次为 1 个疗程。

6. 隔姜灸

切取厚约 0.2 cm，直径 2~3 cm 的生姜片，在其中心用针刺数孔，上置艾炷后放在腧穴上施灸。当艾炷燃尽，再易炷施灸，以皮肤红润而不起疱为度。每次灸 2 壮，隔日 1 次或每周 2 次。

7. 耳穴

选取额、神门、枕、上颌、下颌、面颊、肝、胃、肾、皮质下，以患侧耳穴为主，也可两耳同时贴压。以王不留行或磁珠为压物，在上述穴位中选 5~8 个敏感点，并嘱患者每天按压 3~5 次，每次 5~10 min，使耳部出现胀热、酸痛的感觉，两耳轮流，3 天 1 换。

8. 火针

选取阿是穴，用细火针进行速刺，点刺不留针，深度为 1~2 cm，以疏通局部气血，通则不痛。隔日 1 次或每周 2 次，10 次为 1 个疗程，嘱患者治疗期间 24 h 勿使火针治疗处接触水，防止感染。

9. 平衡针

选取耳尖上 3 cm，交叉取穴。采用滞针或针刺到位手法。

（1）滞针手法：待针体刺入要求深度时，按顺时针方向捻转以发生滞针，然后再按逆时针方向捻转退回针体。

（2）针刺到位手法：对惧针，不愿留针的患者采用强刺激不留针的方法，以局部出现的酸麻胀为度；每次治疗 30 min，隔日 1 次或每周 2 次。

10. 第二掌骨侧针法

选取位于示指掌指关节桡侧后凹陷处，相当于三间。常规消毒后，用 1 寸毫针于第二掌骨桡侧面边缘垂直刺入，变换方向找到最强针感点后留针 45 min，每隔 5~10 min 行针一次，隔日 1 次或每周 2 次，7 次为 1 个疗程。

以上疗法根据临床实际情况选择使用。

11. 其他外治疗法

（1）配合药物离子导入法：将半面具正电极置于患侧面部，副电极（约为 300 cm^2）置于肩胛处；导入药物 5%普鲁卡因 2 mL、5%可卡因 1 mL、2%丁卡因 1 mL、0.1%肾上腺素 0.5 mL、30 mL 水。从阳极导入，8~16 mA，每次 15~25 min，每天 1 次，15 次为 1 个疗程。

（2）微波治疗：将圆形辐射器置于患侧面部，微热量，10~15 min，每天 1 次，15~20 次为1个疗程。

(3) 药膏贴敷法：地龙、全蝎、细辛、蜈蚣各等分，研为细末，装瓶备用。每取适量，药酒调为稀糊状，外敷疼痛侧太阳穴处，包扎固定，每天换药1次。

一些反复发作较顽固的三叉神经痛也可选用小针刀治疗。

(二) 中医辨证论治

1. 风寒外袭证

治法：疏风散寒，温经止痛。

推荐方药：葛根汤加减。葛根、桂枝、白芍、麻黄、白芷、当归、川芎、细辛、制川乌、炙甘草等。

2. 风热上犯证

治法：疏风清热，通络止痛。

推荐方药：升麻葛根汤加减。升麻、葛根、白芍、钩藤、薄荷、僵蚕、蝉蜕、金银花、荆芥穗等。

3. 胃火上攻证

治法：清胃泻火，祛风通络止痛。

推荐方药：清胃散加减。黄连、升麻、生地黄、当归、牡丹皮、石膏、细辛、黄芩、栀子等。

4. 气滞血瘀证

治法：行气活血，祛瘀止痛。

推荐方药：血府逐瘀汤加减。桃仁、红花、川芎、当归、生地黄、白芍、柴胡、桔梗、赤芍、天麻等。

第四节　三叉神经痛中医治疗常见并发症的防治

中药治疗过程中可能出现过敏、肝肾功能损害、毒性反应等，其预防方法是在使用中药过程中一定要熟悉中药的药理药性和毒副作用，了解患者病情，诊断明确，对症给药，药量不宜过大，尽量不使用毒副作用大的中药，注意中药配伍禁忌，出现药物过敏时及时停药，积极行抗过敏治疗。

在针灸治疗过程中可能存在选穴不准确，操作不规范，针刺过强，责任心不强，以及患者紧张、恐惧、饥饿、疲劳、身体虚弱或某些病理因素及针刺过程中急剧变动穴位或手法等均能造成意外，须做好预防和处理。

(1) 预防方法：明确危险穴位，加强责任心，时刻保持冷静，谨慎处理。

(2) 晕针的临床症状：轻者表现为头骨、胸痛、恶心欲吐、面色白、打哈欠、出冷汗、手足发凉等；重者表现为突然意识丧失、昏仆在地、大汗淋漓、双眼上翻、二便失禁，少数可伴惊厥发作。

(3) 处理方法

1) 晕针处理：轻者迅速拔针，将患者扶至空气流通处平卧，双腿抬高，静卧数分钟即可，如仍不好转，可给予温开水口服；重者除上述措施外，还可用艾条温灸百会或针刺人中、太冲，亦可加刺水沟、涌泉，并进行人工呼吸，直至患者恢复知觉。待患者清醒后喝温开水，慢慢就能恢复，如仍不见好转应请内科急诊治疗。

2) 弯针处理：针刺以后，忽受外力碰撞或体位变动，发生弯针。弯针发生后应立即纠正体位，轻轻捻动针体，顺着弯曲方向慢慢将针退出，忌用力起针，以免折断。

3) 滞针处理：滞针是捻针或起针时发滞，甚至有的不能出针，这多半是由于附近肌肉紧张所致。此时可在针的附近按摩，并嘱患者不可紧张，放松肌肉，轻轻捻动即可起针。

4) 断针处理：当针折断在体内时，禁止患者移动体位，如有针体露出体外，用镊子即可夹出。如断针全部在体内，就要行外科手术取出。

物理治疗时容易出现皮肤丘疹、过敏、烫伤、灼伤、水疱、电光性眼炎等，治疗过程中要注意刺激应由轻到重，及时和患者沟通注意事项，药物浓度不宜过量，使用直流电或者低频电流时不宜过密，出现过敏反应时应及时停止治疗，积极行抗过敏治疗。出现烫伤时最好用凉开水冲洗或者用冰湿纱布以降低局部温度、减轻烫伤程度，涂抹烧伤膏药。若烫伤水疱大于 1 cm 者，用空注射器将水疱内液体抽出，覆盖 75%乙醇纱布，加强护理。

第五节　三叉神经痛的护理

三叉神经痛是最常见的脑神经疾病，以一侧面部三叉神经分布区内反复发作的阵发性剧烈痛为主要表现，女性略多于男性，发病率可随年龄的增长而增长，多发生于中老年人。

发病特点：在头面部三叉神经分布区域内，为骤发、骤停、闪电样、刀割样、烧灼样、顽固性、难以忍受的剧烈性疼痛。说话、洗脸、刷牙或微风拂面，甚至走路时都会导致阵发性的剧烈疼痛。疼痛历时数秒或数分钟，且疼痛呈周期性发作。

(一) 用药护理

1. 降颅内压药物

三叉神经痛患者可使用降颅内压药物，以达到消除神经水肿，减轻炎症的目的。如甘油果糖，经静脉使用时，应注意速度不宜过快，避免患者血管的损伤。使用时应注意观察患者有无注射肢体疼痛、静脉炎等情况。

2. 抗癫痫药物

抗癫痫药物如卡马西平，多数患者使用此药能获得满意的疗效，使用时应注意从小到大逐步增加用药剂量，直至适宜的用量；疼痛停止后再逐渐减少到维持剂量。用药期间，应注意观察患者有无头晕、嗜睡、共济失调及肝功能异常等情况。高空作业者、司机等应避免服用此药。

（二）手术护理

全麻手术患者，术前遵医嘱禁饮食，以保证术中、术后安全。

术后指导患者暂禁饮食，严密观察患者生命体征及伤口敷料情况，询问患者颜面部感觉情况。

观察患者有无头痛、恶心、呕吐、颜面部持续肿胀等情况。若发现此类问题，提示患者可能出现活动性出血的情况，应及时告知医生，予以处理；并且尽早协助患者下床活动。

（三）饮食护理

（1）饮食宜软、温凉，避免过冷、过烫刺激口腔，可进食半流质、流质饮食，如粥、牛奶、菜汤等。

（2）避免煎炸、坚硬食物，如排骨、炸鸡等。

（3）加强全身营养，多进食高蛋白、高维生素饮食。若患者因长期剧烈疼痛而导致无法进食，营养不良，可予以静脉补充营养。

（四）生活护理

（1）洗脸、漱口动作应轻柔，避免触发“扳机点”。可用温盐水漱口，以保持口腔清洁，防止口腔感染。

（2）餐后及时漱口，可用棉球浸水后轻轻擦拭口腔。

（3）外出时可佩戴口罩，避免冷风及寒冷刺激；避免强光直射或剧烈震动面部。

（4）为避免刺激患部，应尽量少说话，若发作频繁，应避免说话，改为纸笔交谈。

参考文献

曹曲，刘薪灼，2013. 穴位埋线联合“触发点”刺络放血配合伽马刀对三叉神经痛的疗效评价［J］. 时珍国医国药，24（12）：2942，2943.

曹长伟，宁文虹，2019. 浅析中医针灸治疗原发性三叉神经痛的疗效［J］. 中西医结合心血管病电子杂志，7（12）：161，162.

常红琴，廖建兴，候光宇，等，2008. 经三维 CT 定位的周围支射频温控热凝治疗三叉神经痛［J］. 口腔颌面外科杂志，18（4）：269－272.

高志国，张玉伟，李永豪，2015. 三叉神经痛临床诊断与治疗［M］. 北京：化学工业出版社.

顾莎，2014. 电针透穴刺法对原发性三叉神经痛中 P 物质和 β－内啡肽水平影响的临床研究［D］. 哈尔滨：黑龙江省中医药科学院.

韩聪，高源，刘庆，等，2018. 针刺治疗三叉神经痛的临床研究进展与思考［J］. 医药卫生，8（1）：49.

侯前亮，赵占升，牛俊，等，2019. 原发性三叉神经痛行微血管减压术的经验总结［J］. 中国实用神经疾病杂志，22（3）：288－295.

梁浩,2018. 微血管减压术治疗原发性三叉神经痛(PTN)的临床效果观察[J]. 世界最新医学信息文摘,18(91):68.
刘征,王海燕,马莉,2017. 近5年中西医治疗三叉神经痛研究进展[J]. 辽宁中医药大学学报,19(4):90-93.
刘延青,崔健君,2013. 实用疼痛学[M]. 北京:人民卫生出版社:540-544.
陆振华,2014. 中西医结合治疗原发性三叉神经痛疗效观察[J]. 现代中西医结合杂志,23(36):4058-4060.
唐鸣,张海燕,赵建国,等,2008. 三叉神经痛射频术后角膜并发症的预防及治疗[J]. 北京口腔医学,16(5):287,288.
王建云,2014. 中医治疗三叉神经痛的研究[J]. 临床医药文献电子杂志,1(13):2419,2420.
王瑞松,芮利,吴睿,2011. CT引导下射频温控热凝术治疗三叉神经痛102例体会[J]. 中华老年口腔医学杂志,9(2):94-97.
张珍,2016. 穴位注射治疗三叉神经痛的系统评价[D]. 成都:成都中医药大学.
张玲玲,耿晓峰,2019. 三叉神经微血管减压术的围手术期护理[J]. 中国实用神经疾病杂志,22(5):562-568.
张务安,王锋,赵海华,2018. 中医针灸用于临床治疗原发性三叉神经痛的效果评价[J]. 双足与保健,27(11):194,196.
BROWN J A, GOUDA J J, 1997. Percutaneous balloon compression of the trigeminal nerve[J]. Neurosurg Clin N Am, 8(1): 53-62.
FLICKINGER J C, KONDZIOLKA D, MAITZ A H, et al., 2001. Linear-quadratic alpha/beta values for normal tissue injury dose-responses from acoustic neuroma and arteriovenous malformation radiosurgery [J]. Int J Radiat Oncol Biol Phys, 51(3): 255.
GOMEZ-ARGUELLES J M, DORADO R, SEPULVEDA J M, et al., 2008. Oxcarbazepine monotherapy in carbamazepine-unresponesive trigeminal neuralgia[J]. J Clin Neurosci, 15(5): 516-519.
KONDZIOLKA D, LACOMIS D, NIRANJAN A, et al., 2000. Histologieal efferts of trigeminal nerve radiosurgery in a primate model: implications for trigeminal neuralgia radiosurgery[J]. Neurosurgery, 46(4): 971-976.
MAHER C O, POLLOCK B E, 2000. Radiation induced vascular injury after stereotactic radiosurgery for trigeminal neuralgia: case report[J]. Surg Neurol, 54(2): 189-193.
MCNATT S A, YU C, GIANNOTTA S L, et al., 2005. Gamma knife radiosurgery for trigeminal neuralgia[J]. Neurosurgry, 56(6): 1295-1301.
MULLAN S, DUDA E E, PATRONAS N J, 1980. Some examples of balloon technology in neurosurgery[J]. J Neurosurg, 52(3): 321-329.
PAGNI C A, FARISELLI L, ZEME S, 2008. Trigeminal neuralgia. Non-invasive techniques versus microvascular decompression. It is really available any further improvement? [J]. Acta Neurochir Suppl, 101: 27-33.
SHEEHAN J, PAN H C, STROILA M, et al., 2005. Gamma knife surgery for trigeminal neuralgia: outcomes and prognostic factors[J]. J Neurosurg, 102(3): 434-441.
SKIRVING D J, DAN N G. 2001. A 20-year review of percutaneous balloon compression of the trigeminal ganglion[J]. J Neurosurg, 94(6): 913-917.
TAHA J M, TEW J M, 1996. Comparison of surgical treatments for trigeminal neuralgia: reevaluation of radiofrequency rhizotomy[J]. Neusurgery, 38: 865-871.

(韩　聪　徐　力　熊柳林　袁瑶芪)

第五章
头　痛

第一节　头痛概述

头痛(headache)是人群中最常见的神经系统疾病,几乎每个人一生中都会有头痛的体验。头痛常带给人以疼痛、焦虑、抑郁、失眠等,严重影响生活质量。随着现代医学的发展,中西医学相互渗透,目前头痛的中医药研究已有一定的积累。国际头痛协会(International Headache Society,IHS)于 2018 年发表了国际头痛分类－3(international classification of headache disorders－3,ICHD－3)的正式版。ICHD－3 分为原发性头痛、继发性头痛、痛性颅神经病变和其他面痛及其他类型头痛 3 大部分和 1 个分类附录。

一、头痛的分类

ICHD－3 正式版主要框架基本与之前版本相同,其基本结构见表 5－1。

表 5－1　ICHD－3 正式版基本结构

第一部分: 原发性头痛
1. 偏头痛
2. 紧张性头痛
3. 三叉自主神经性头痛
   3.1　丛集性头痛
   3.2　阵发性偏侧头痛
   3.3　短暂单侧神经痛样头痛发作
   3.4　持续偏侧头痛
   3.5　很可能的三叉神经自主神经性头痛
4. 其他原发性头痛
   4.1　原发性咳嗽性头痛
   4.2　原发性劳力性头痛
   4.3　原发性性活动相关性头痛
   4.4　原发性霹雳样头痛
   4.5　冷刺激性头痛
   4.6　外部压力性头痛
   4.7　原发性针刺样头痛
   4.8　圆形头痛
   4.9　睡眠性头痛
   4.10　新发每天持续头痛

续 表

第二部分：继发性头痛
1. 缘于头颈部创伤的头痛
2. 缘于头颈部血管性疾病的头痛
3. 缘于颅内非血管性疾病的头痛
4. 缘于某种物质的或物质戒断性头痛
5. 缘于感染的头痛
6. 缘于内环境紊乱的头痛
7. 缘于头颅、颈部、眼、耳、鼻、鼻窦、牙、口腔或其他面部与颈构造疾病的头痛及面痛
8. 缘于精神障碍的头痛
第三部分：痛性颅神经病变和其他面痛及其他类型头痛
1. 痛性颅神经病变和其他面痛
2. 其他类型头痛

中医则把头痛分类外感性和内伤性两大类。本章仅阐述常见的原发性头痛和继发性头痛，并以西医分类为主进行阐述，在治疗上以中西医结合治疗为主。

二、头痛的西医治疗原则

头痛是临床常见自觉症状之一，可单独出现，也可见于多种疾病的发生发展过程中。致头痛的原因较多，其中不乏严重的致命疾病，因此，头痛是很多疾病的前驱症状，如癫痫、脑卒中、脑瘤、原发性高血压等。以突发剧烈头痛为主诉前来就诊，首先要排除蛛网膜下腔出血和脑出血，查头颅 CT 即可排除。之后，需详细问诊头痛本身的特点：起因、病程、持续时间、部位、性质、程度，以及加重和减轻的诱因等，从中收集线索或判断诊断的方向。表浅针刺样锐痛多系神经痛，一侧搏动性痛或胀痛系血管性痛，颈枕部、额顶部等处的头重感、戴帽感、头勒紧感多系紧张性头痛等。其中，弄清头痛究竟是发作性的（有完全不痛的间歇期）还是持续性的（可有时轻有时重）尤为重要。如明确是发作性头痛，同时再了解发作诱因，可缩小病因诊断范围，有助于尽快找出诊断方向。因头位、体位改变诱发的发作性头痛，可有颅内低压综合征、短暂性脑缺血发作、颈性偏头痛、低血压、颅内肿物（特别是脑室系统肿物）等；和情绪、劳累等有关或诱因不明者，可有偏头痛、丛集性头痛、癫痫、癔症等；受寒或受伤后短暂的锐痛发作多为神经痛。

一般由其他疾病引起的头痛，称继发性头痛，多采用西医治疗。首先要积极治疗各种原发病，有颅内肿瘤或脑出血者可采取开颅等手术治疗，同时也要针对头痛发生的机制进行内科治疗。原发性头痛多采取综合治疗，具体如下。

1. *一般治疗*

保持良好心情，避免过度劳累及精神紧张；保持良好的睡眠体位及工作体位。

2. *药物治疗*

药物治疗是头痛治疗最基本、最常用的方法。常用非特异性治疗药物有非甾体抗炎药、抗焦虑药、阿片类药物、肌肉松弛药等。特异性治疗药物有麦角碱类药物，曲坦类药物，卡马西平、丙戊酸等抗癫痫药物。

3. 神经阻滞治疗

在诊断明确的前提下，将合理配伍的治疗药物注射到病变部位或到达相应的神经节，再配合药物治疗往往能迅速缓解头痛。

4. 物理治疗

通过按摩、经皮电刺激、超激光疗法、热疗等物理治疗能松弛紧张的骨骼肌，降低神经的兴奋性以缓解头痛。

5. 射频治疗

射频治疗是慢性疼痛微创治疗的重要方法之一，广泛应用于头面颈部疼痛，特别是三叉神经痛、舌咽神经痛、枕大神经痛及近年来越来越广泛的偏头痛和其他系统疾病的疼痛等。

6. 手术治疗

三叉神经或蝶腭神经节手术，可用于治疗难治性丛集性头痛；微血管减压术、单纯神经切断术或微血管减压复合式手术对舌咽神经痛能收到良好效果。

7. 心理治疗

头痛常带给人以疼痛、焦虑、抑郁、失眠等，严重影响生活质量，解除患者的焦虑和抑郁情绪，对头痛的治疗有重大意义。

三、头痛的中医认识

中医认为头痛是指因外感六淫、内伤杂病引起的，以头痛为主要表现的一类病证。头痛既是一种常见病证，也是一个常见症状，可单独出现，亦可见于多种疾病的过程中。头痛一证首载于《黄帝内经》，在《素问・风论篇》中称为“首风”“脑风”，并指出外感与内伤是导致头痛发生的主要病因。汉・《伤寒论》论及的太阳、阳明、少阳、厥阴病中均有头痛的见证，此因三阳经脉俱上会于头，厥阴经脉亦会于巅，故邪客诸经，循经上逆，发为头痛。隋・《诸病源候论》已认识到“风痰相结，上冲于头”可致头痛。宋・《三因极一病证方论》对内伤头痛已有较充分的认识，认为“有气血食厥而疼者，有五脏气郁厥而疼者”。金元以后，对头痛的认识日臻完善。李杲在《东垣十书》中，将头痛分为外感头痛和内伤头痛，根据症状和病机的不同而有伤寒头痛、湿热头痛、偏头痛、真头痛、气虚头痛、血虚头痛、气血俱虚头痛、厥逆头痛等，从而为头痛分经用药创造了条件。《丹溪心法》中补充了痰厥头痛和气滞头痛，并提出若头痛不愈可加引经药，言：“头痛需用川芎，如不愈各加引经药。太阳川芎，阳明白芷，少阳柴胡，太阴细辛，厥阴吴茱萸。”部分医著中还记载有“头风”一名，王肯堂在《证治准绳》中论述：“医书多分头痛、头风为二门，然一病也，但有新久去留之分耳。浅而近者名头痛，其痛猝然而至，易于解散速安也。深而远者为头风，其痛作止无常，愈后遇触复发也。皆当验其邪所从来而治之。”清・王清任提倡瘀血之说，用血府逐瘀汤治之。《古今医统大全・头痛大法分内外之因》一书中对头痛亦进行系统性总结：“头痛自内而致者，气血痰饮；五脏气郁之病；东垣论痰厥、气虚、血虚头痛之类是也；自外而致者，风寒暑湿之病。”

对于头痛的治疗，中医疗法可以明显减轻患者发病的次数、程度等，现今中医治疗已得到大家的广泛认可。《伤寒论》中运用六经辨证法论治三阳头痛及厥阴头痛，《东垣十书》补充了太阴及少阴头痛。另有《灵枢·终始》记载“病在上者，下取之；病在头者，取之足”等外治法。而西医采用药物治疗、神经阻滞治疗、物理治疗、心理治疗、手术治疗等对头痛的治疗亦有很好的疗效。因此，西医与中医可相互渗透、互为补充。中西医结合治疗已得到了大家的广泛认可。

西医的偏头痛、紧张性头痛、丛集性头痛、颈源性头痛及其他头痛等，凡符合头痛证候特征者均可参考本节辨证论治。

（一）发病机制

头痛是由于颅内外结构的痛觉感受器受刺激而引起的头部的深部痛及投射痛。其具体发病机制尚不完全清楚。头痛的发生与多种因素相关，主要涉及血管学说、神经学说、神经源性炎症学说、血中致痛物质作用、肌肉因素、心理因素等。而中医自《黄帝内经》开始，历代医家就不断地对头痛及其辨证论治规律进行研究，皆以为头痛的病机有二：其一，肝风、郁火、痰浊、瘀血阻滞脑窍；其二，脾胃气血、肝肾精血不足，髓海不荣。而谢炜等长期对头痛患者的临床症状进行研究，认为单因素致病的较为少见，而以风、痰、瘀、虚四者联合致病为多。其中中风证占 72.8%、血瘀证占 82.8%、痰湿证占 63.3%，四种虚证（气虚、血虚、阴虚、阳虚）合计占 65.6%，火热证与郁证分别占 18.3%、36.1%。头痛分类类型不同发病机制也不尽相同，各种类型头痛发病机制后续详细介绍。

（二）病因病机

头为“诸阳之会”“清阳之府”，又为髓海所在之处，居人体较高部位，为元神所居，凡五脏精华之血，六腑清阳之气，皆会于此。另外，手足三阳经脉和督脉均上至头部。因此外感诸邪、内伤诸疾都能直接或间接地影响头部，以致清阳郁滞，脉络痹阻而发生头痛。

1. 病因

头痛的病因虽多，总不外外感与内伤两类。外感头痛以风邪为主，夹寒、夹热、夹湿，其证属实；内伤头痛有虚有实，肾虚、气虚、血虚头痛属虚，肝阳、痰浊、瘀血头痛属实，或虚实兼夹，现分述如下。

（1）感受外邪：多因起居不慎，坐卧当风，感受风寒湿热等外邪，上犯于头，清阳之气受阻，气血不畅，阻遏络道而发为头痛。外邪中以风邪为主，因风为阳邪，“伤于风者，上先受之”“巅高之上，唯风可到”。但“风为百病之长”、六淫之首，常夹寒、湿、热邪上袭。若风夹寒邪，寒为阴邪伤阳，清阳受阻，寒凝血滞，络脉拘急而头痛；若夹热邪，风热上炎，侵扰清空，气血逆乱而头痛；若夹湿邪，湿性黏滞，湿蒙清阳，头为“清阳之府”，清阳不布，气血不畅而头痛。

（2）情志郁怒：长期精神紧张忧郁，肝气郁结，肝失疏泄，络脉失于条达拘急而头痛；或平素性情暴逆，恼怒太过，气郁化火，日久肝阴被耗，肝阳失敛而上亢，气壅脉满，清阳受扰而头痛。

(3) 饮食不节：平素嗜肥甘厚味，暴饮暴食，或劳伤脾胃，以致脾阳不振，脾不能运化转输水津，聚而痰湿内生，以致清阳不升，浊阴下降，清窍为痰湿所蒙；或痰阻脑脉，痰瘀痹阻，气血不畅，均可致脑失清阳、精血失充、脉络失养而头痛。如朱震亨所言“头痛多主于痰”。

(4) 内伤不足：先天禀赋不足，或劳欲伤肾，阴精耗损，脑髓空虚，或年老气血衰败，或久病不愈，产后、失血之后，营血亏损，气血不能上营于脑，髓海不充，不荣则痛，而致头痛。

(5) 外伤跌仆，或久病络行不畅：血瘀气滞，脉络失养，不通则痛而致头痛。

综上所述，头痛的病因不外乎外感与内伤两类。病位虽在头，但与肝、脾、肾密切相关。风、火、痰、瘀、虚为致病之主要因素。

2. 病机

邪阻脉络，清窍不利；精血不足，脑失所养为头痛之基本病机。

(三) 辨证要点

1. 辨外感头痛和内伤头痛

可根据起病方式、病程长短、疼痛性质等特点进行辨证。外感头痛，一般发病较急，病势较剧，多表现掣痛、跳痛、胀痛、重痛、痛无休止，每因外邪所致。内伤头痛以虚证居多，一般起病缓慢，痛势较缓，疼痛较轻；多表现隐痛、空痛及昏痛，痛势悠悠，遇劳则剧，时作时止；常伴有肝阳上亢、痰湿、瘀血的相应证候。

2. 辨头痛之相关经络脏腑

头痛部位有助于分析脏腑经络。两侧为少阳经，头痛部位以一侧或两侧的侧头为主，集中于外眼角周围；前部为阳明经，头痛部位以一侧或两侧的前额为主；巅顶为厥阴经，头痛部位以头顶为主；后部为太阳经，头痛部位以为后枕部为主，并伴有项背不适。

(四) 治疗原则

头痛治疗应遵循“急则治其标，缓则治其本”的治疗原则。针灸治疗头痛，疗效确切，尤其对头痛急性发作常常起到立竿见影的效果。针灸治疗以疏调经络，通络止痛为主。

针灸治疗头痛的具体原则：发作期以控制头痛为主，缓解期着重预防发作。同时根据头痛的部位分为少阳头痛、阳明头痛、厥阴头痛、太阳头痛。偏头痛属于少阳头痛，以半边头痛为主，取局部阿是穴及少阳经四肢远端穴位；头顶痛属于厥阴头痛，取厥阴肝经的穴位；前额痛属于阳明头痛；后枕部痛属于太阳头痛。

1. 发作期

根据头痛的部位，以循经取穴、远近配穴的原则进行选穴，以疏通经络、对症止痛为目的。

(1) 少阳头痛

1) 局部取穴：风池、太阳、头维、角孙、率谷、阿是穴等穴，以疏通患部经气。

2) 远部取穴：外关、行间、足临泣等穴，以通调本经经气。

(2) 厥阴头痛

1) 局部取穴：百会、四神聪、太阳、阿是穴等穴，以疏通患侧经气。

2) 远部取穴：太冲、内关、三阴交等穴，以通调本经经气。

(3) 阳明头痛

1) 局部取穴：阳白、印堂、攒竹、头维、阿是穴等穴，以疏通患部经气。

2) 远部取穴：合谷、曲池等穴，以通调本经经气。

(4) 太阳头痛

1) 局部取穴：风府、天柱、风池、玉枕、颈夹脊、大椎、阿是穴等穴，以疏通患部经气。

2) 远部取穴：后溪、昆仑等穴，以通调本经经气。

2. 缓解期

治疗以减少发作次数和预防发作为原则。辨经络取穴和辨证取穴相结合，辨经络取穴可同发作期。

(1) 主穴

1) 阳明经：头维、印堂、阳白、合谷、内庭。

2) 少阳经：风池、太阳、率谷、外关、足临泣。

3) 太阳经：天柱、后顶、后溪、申脉。

4) 厥阴经：百会、四神聪、内关、太冲。

5) 全头痛：风池、百会、头维、率谷、太阳、合谷。

(2) 配穴

1) 血瘀：加膈俞、血海。

2) 气血不足：加脾俞、三阴交、足三里。

3) 肝阳上亢：加阳陵泉、太冲。

4) 外感风邪：加列缺、合谷。

5) 痰湿：加丰隆、阴陵泉。

6) 肾虚：加太溪、悬钟、肾俞。

(3) 操作手法：实证采用泻法，虚证采用补法；发作期强刺激多用泻法，缓解期多用平补平泻法。四肢穴位行提插捻转法，头部穴位实施捻转补泻法。

中医中药治疗头痛“须分内外虚实”（《医碥·头痛》），外感头痛属实，治疗当以祛邪活络为主，视其邪气性质之不同，分别采用祛风、散寒、化湿、清热等法，外感以风邪为主，故强调风药的使用。内伤头痛多虚，治疗以补虚为要，视其所虚，分别采用益气升清、滋阴养血、益肾填精，若因风阳上亢则治以息风潜阳，因痰瘀阻络又当以化痰活血为法。虚实夹杂者，扶正祛邪并举。

（五）辨证分型

（1）外感头痛

1）风寒头痛

症状：头痛起病较急，头痛时作，其痛如破，痛连项背，遇风尤剧，恶风畏寒，口不渴，苔薄白，脉多浮紧。

治法：疏风散寒。

方药：川芎茶调散。

方中川芎、羌活、白芷、细辛发散风寒，通络止痛，其中川芎可行血中之气，祛血中之风，上行头目，为外感头痛要药；薄荷、荆芥、防风上行升散，助川芎、羌活、白芷、细辛疏风止痛；茶水调服，取其苦寒之性，协调诸风药温燥之性，共奏疏风散寒、通络止痛之功。

若鼻塞流清涕，加苍耳子、辛夷散寒通窍；项背强痛，加葛根疏风解肌；呕恶苔腻，加藿香、半夏和胃降逆；巅顶痛加藁本祛风止痛。若巅顶痛甚，干呕，吐涎，甚则四肢厥冷，苔白，脉弦，为寒犯厥阴，治当温散厥阴寒邪，方用吴茱萸汤加半夏、藁本、川芎之类，以吴茱萸暖肝温胃，人参、生姜、大枣助阳补土，使阴寒不得上升，全方协同以收温散降逆之功。

2）风热头痛

症状：起病急，头痛而胀，甚则头痛如裂，发热或恶风，面红目赤，口渴欲饮，便秘溲黄，舌红苔黄，脉浮数。

治法：疏风清热。

方药：芎芷石膏汤。

方中以川芎、白芷、菊花、石膏为主药，可疏风清热。川芎、白芷、羌活、藁本善止头痛，但偏于辛温，故伍以菊花、石膏纠其温性，变辛温为辛凉，疏风清热而止头痛。

若风热较甚者，去羌活、藁本，改用黄芩、栀子、薄荷辛凉清解。发热甚，加金银花、连翘清热解毒。若热盛津伤，症见舌红少津，加知母、石斛、天花粉清热生津。若大便秘结、口鼻生疮、腑气不通者，可合用黄连上清丸，苦寒降火，通腑泄热。

3）风湿头痛

症状：头痛如裹，肢体困重，胸闷纳呆，小便不利，大便或溏，苔白腻，脉濡。

治法：祛风胜湿。

方药：羌活胜湿汤。

本方治湿气在表，真头痛头重证。因湿邪在表，故以羌活、独活、防风、川芎、藁本、蔓荆子等祛风以胜湿，湿去表解，清阳之气得布，则头痛身困可解；甘草助诸药辛甘发散，并调和诸药。

若湿浊中阻，症见胸闷纳呆、便溏，加苍术、厚朴、陈皮等燥湿宽中。若恶心、呕吐者，加生姜、半夏、藿香等芳香化浊，降逆止呕。若见身热汗出不畅、胸闷口渴者，为暑湿所致，宜清暑化湿，用黄连香薷饮加藿香、佩兰等。

（2）内伤头痛

1）肝阳头痛

症状：头胀痛而眩，往往伴有心烦急躁，面色潮红，眼睛充血，夜寐不安，小便黄，大便干，舌质红，苔薄黄，脉弦数或弦滑。

治法：平肝潜阳。

方药：天麻钩藤饮。

本方重在平肝潜阳息风，对肝阳上亢，甚至肝风内动所致的头痛证均可获效。方用天麻、钩藤、石决明以平肝潜阳；黄芩、栀子清肝火；牛膝、杜仲、桑寄生补肝肾；首乌藤、茯神养心安神。临床应用时可再加龙骨、牡蛎以增强重镇潜阳之力。

若见肝肾阴虚，症见朝轻暮重，或遇劳加重，脉弦细，舌红苔薄少津，酌加生地黄、何首乌、女贞子、枸杞子、墨旱莲等滋养肝肾。若头痛甚，口苦、胁痛，肝火偏旺者，加郁金、龙胆草、夏枯草以清肝泻火；火热较甚，亦可用龙胆泻肝汤清降肝火。

2）气血虚头痛

症状：头痛而晕，呈缠绵隐痛，遇劳加重，面色少华，心悸不宁，自汗，气短，畏风，神疲乏力，纳少，便溏稀，舌淡苔薄白，脉沉细而弱。

治法：气血双补。

方药：八珍汤。

方中以四君子汤健脾补中而益气，又以四物汤补肾而养血。当加菊花、蔓荆子入肝经，清头明目以治标，标本俱治，可提高疗效。

3）痰浊头痛

症状：头痛昏蒙，胸脘满闷，呕恶痰涎，苔白腻，或舌胖大有齿痕，脉滑或弦滑。

治法：健脾化痰，降逆止痛。

方药：半夏白术天麻汤。

本方具有健脾化痰、降逆止呕、平肝息风之功。以半夏、白术、茯苓、陈皮、生姜健脾化痰、降逆止呕，令痰浊去则清阳升而头痛减；天麻平肝息风，为治头痛、眩晕之要药。并可加厚朴、蔓荆子、蒺藜运脾燥湿，祛风止痛。

若痰郁化热显著者，可合温胆汤，加竹茹、枳实、黄芩清热燥湿。

4）瘀血头痛

症状：头痛经久不愈，或头部有外伤史，痛处固定不移，痛如锥刺，入夜尤甚，舌紫暗或有瘀斑、瘀点，苔薄白，脉沉细或细涩。

治法：活血通窍止痛。

方药：通窍活血汤。

方中麝香、生姜、葱白温通窍络；桃仁、红花、川芎、赤芍活血化瘀；大枣一味甘缓扶正，防化瘀伤正。可酌加郁金、石菖蒲、细辛、白芷以理气宣窍、温经通络。

若头痛甚者，加全蝎、蜈蚣、地鳖虫等虫类药以收逐风邪、活络止痛。若久病气血不足，加黄芪、当归以助活络化瘀之力。

5）肾虚头痛

症状：头痛且空，每兼眩晕耳鸣，腰膝酸软，神疲乏力，遗精，带下，失眠健忘，舌红少苔，脉沉细无力。

治法：滋阴补肾。

方药：大补元煎。

本方重在滋补肾阴，以熟地黄、山茱萸、山药、枸杞子滋补肝肾之阴；人参、当归气血双补；杜仲益肾强腰。

若腰膝酸软，加续断、怀牛膝以壮腰膝。若遗精、带下，加莲须、芡实、金樱子收敛固涩。待病情好转，可常服杞菊地黄丸或六味地黄丸补肾阴、潜肝阳以巩固疗效。若头痛畏寒，面白，四肢不温，舌淡，脉沉细而缓，证属肾阳不足，可用右归丸温补肾阳、填精补髓。若兼见外感寒邪者，可投麻黄附子细辛汤散寒温里，表里兼治。

治疗上述各证，均可考虑引经药的使用，根据头痛部位及经络循行在相应的方药中加入引经药，能显著地提高疗效。一般太阳头痛选加羌活、防风；阳明头痛选加白芷、葛根；少阳头痛选加川芎、柴胡；厥阴头痛选加吴茱萸、藁本等。

此外，虫类药治疗顽固性头痛临床疗效显著。中医认为"久病入络""久痛入络"，故痛处多有瘀血阻滞。痰饮瘀血，既为病理产物，又为本病反复发作、长期不愈的因素，故宜用虫类药物，以其善行走窜、透达经髓、搜剔之能，达化痰祛瘀、疏通络脉，使气血运行流畅。故在方剂配伍中，可加全蝎、蜈蚣、僵蚕、地龙等虫类药以收逐风邪、活络止痛；瘀血重者加水蛭、土鳖虫等活血化瘀，可获良效。

第二节 头痛的基础研究及进展

一、概述

头痛通常是指头颅上半部分的疼痛，即指眉弓、耳郭上缘和枕外隆凸连线以上部位的疼痛。它是由位于头颅内外痛敏结构内的痛觉感受器接受来自颅内外的某种致痛因素（物理性、化学性或生物性）的刺激，引起颅内特定神经介质浓度变化，产生异常神经冲动，经特定的痛觉传导通路传导至大脑皮质进行分析而产生痛觉。

二、头痛的解剖学基础及神经传导

由于头颅内外不同组织结构中所含痛觉感受器的数量和性质不同，有些组织对疼痛敏感，而有些组织则不敏感。对疼痛敏感的颅外组织结构有头皮、皮下组织、帽状腱膜、肌肉、骨膜、关节面，眼（眼眶内容物）、耳（外耳及中耳）、口（包括口腔黏膜、牙）、鼻（包括鼻腔与鼻旁窦黏膜），颞浅动脉、脑膜中动脉，颅外神经末梢（滑车上神经、眶上神经、耳颞神经、枕大神经、枕小神经和耳大神经）。对疼痛敏感的颅内组织结构有颅内静脉窦及其大分支（以海绵窦周围的结构为甚）、颅底硬脑膜、硬脑膜中的动脉、软脑膜-蛛网膜中的动脉（以大脑前动脉和大脑中动脉的近端、颈内动脉的颅内段为甚）、大脑镰、小脑幕及三叉神经、面神经、舌咽神经和迷走神经。脑部其余组织包括颅骨、脑实质、大部分硬脑膜、软脑膜、蛛网膜、室管膜和脉络膜，对疼痛均不敏感。

颅内外及头面部的痛觉主要由第Ⅴ、Ⅶ、Ⅸ、Ⅹ对脑神经(共4对)和第1~3对颈神经支配并沿相应的神经结构传导至中枢神经,颅外痛觉除上述神经外,尚可经交感神经传导。颅内特定的神经介质发生变化也可导致头痛。

(一)对疼痛敏感的颅外组织结构

头皮和面部的所有器官、结构对疼痛刺激都是敏感的,其中以神经末梢、动脉和肌肉最为敏感。引起颅外组织的疼痛常是局限性的,多在受刺激点或其神经分布区内,但也可有较大范围的扩散。

1. 颅外神经末梢

常引起头痛的神经有三叉神经末梢支,包括滑车上神经、眶上神经、耳颞神经;第1~3对颈神经的重要分支,包括枕大神经、枕小神经和耳大神经;面神经及其各自的末梢支。他们对疼痛都很敏感,若受到刺激可产生深部放射痛及支配区的疼痛。

2. 颅外动静脉

头面部分布有丰富的动脉,包括来源于颈内动脉的眶上动脉,颈外动脉及其分支,如颞浅动脉、耳后动脉和枕动脉。这些血管对扩张、牵拉、扭曲极为敏感,其中尤以颞浅动脉、耳后动脉、枕动脉最敏感,任何物理、生物、化学因素引起这些动脉的扩张、牵拉、扭曲或管壁炎症刺激时,均能造成其所在部位的搏动性疼痛,并可扩散及反射到更大的范围,而与其伴行的同名静脉则对痛觉迟钝。

3. 颅外肌肉

造成头痛的常见肌肉有颞肌;颈部深层的半脊肌、头最长肌、颈最长肌、颈髂肋肌及枕下肌群(头上斜肌、头后大直肌、头后小直肌、头下斜肌);颈部中层的头夹肌和颈夹肌;颈部浅层的斜方肌、肩胛提肌和菱形肌等。这些肌肉的急慢性劳损、痉挛、弹性下降、粘连导致血流不畅,引起代谢产物堆积,释放P物质、神经激肽A、5-羟色胺、降钙素基因相关肽、血管活性肠肽和前列腺素等致痛物质,从而产生疼痛。

4. 骨膜

骨膜造成的头痛因部位而异,头顶部骨膜几乎无痛感,而颅底骨膜对疼痛敏感。颅底不同部位骨膜受刺激后可表现为头面部不同部位的疼痛。

5. 其他器官组织

其他器官组织包括面、眼、鼻腔及鼻旁窦、口腔、耳等的疼痛分别由三叉神经、舌咽神经、面神经的中间神经和迷走神经传导,这些痛觉神经末梢受到刺激时,不但使此组织局部疼痛,也可扩散或放射到头面部的相应部位。

(二)对疼痛敏感的颅内组织结构

引起颅内组织的疼痛与受刺激的部位不一致,刺激小脑幕上疼痛敏感结构产生的疼痛多反映在额部、颞部及前顶部,刺激小脑幕下疼痛敏感结构产生的疼痛反映在后头部(枕部、枕下部及上颈部),但由于三叉神经在颅内有广泛的神经联系,易于直接或间接受累;或通过延髓与脊髓内三叉神经核的反射作用,小脑幕下刺激病变也可反映为前头部的疼痛。

1. 颅内血管

脑部的血液供应主要来自颈动脉系统的颈内动脉颅内段、大脑中动脉和大脑前动脉,供应大脑半球前 3/5 部分的血液;椎-基底动脉系统的椎动脉、基底动脉、小脑上动脉、小脑前下动脉、小脑后下动脉和大脑后动脉,供应大脑半球后 2/5 部分及丘脑后半部、脑干和小脑的血液。两侧大动脉系统血管在脑底形成脑底动脉环(Willis 环)。此血管环对脑部血供的两大供血系统血流供应的调节和平衡及病态时侧支循环的形成极为重要。这些脑动脉对脑内血液灌注的变化,都会产生较为敏感的收缩和扩张性调节反射,而过度的反射性调节会引起相应的痉挛反应和脑膜的瞬间压力传导变化而导致疼痛,大部分静脉窦及其与引流静脉相连的皮质静脉,对疼痛敏感,特别是矢状窦和横窦对脑的旋转和加速剪切应力的改变都会产生敏感的疼痛反射。幕上动脉的痛觉由三叉神经和动脉壁上的交感神经传导,疼痛会向眼眶周围、前额和颞部放射;椎动脉和基底动脉主干的痛觉则由第 2、3 对颈神经,舌咽神经传导,同时还有交感神经参与,疼痛反映在枕下部;幕上静脉窦如矢状窦、横窦、直窦上面的痛觉由三叉神经传导,疼痛反映在眼眶周围、前额或颞部;横窦下面的痛觉及乙状窦的痛觉则由舌咽神经、迷走神经传导,疼痛反映在枕区。

2. 硬脑膜

硬脑膜对疼痛的敏感程度因部位而异。颅顶部硬膜动脉两旁 5 cm 以内部分和静脉窦边缘部分的痛觉敏感,硬脑膜形成的上矢状窦前部的痛觉迟钝,越向后痛觉越敏感;颅前窝底硬脑膜以嗅球窝处最敏感,其次为蝶骨小翼上面和蝶鞍隔膜部分痛觉较敏感;颅后窝底部沿横窦、乙状窦两旁硬脑膜的痛觉较敏感,枕骨大孔与颅后窝底相连处有痛感,小脑幕上有痛感而下痛感甚差,大脑镰和下矢状窦痛感低。而其他如颅骨、脑实质、室管膜、脉络丛、大部分软脑膜、蛛网膜及部分硬脑膜对疼痛均不敏感。小脑幕、颅前窝及颅中窝处硬脑膜的痛觉由三叉神经传导,疼痛体表投影部位是在同侧眼眶周围和前额部;颅中窝疼痛向眶后及颞部放射;小脑幕下和颅后窝的痛觉主要由第 1~3 对颈神经传导,部分由舌咽神经、迷走神经传导,疼痛主要向后颈部及枕部放射,部分可引起耳及喉部痛。颅内有脑组织、血液及脑脊液三种物质,它们的体积虽都不能被压缩,但在一定范围内可互相代偿,由于颅腔的总容积不变而在不同的生理和病理情况下颅内容物的体积可变,于是就需要精确的生理调节来保证两者之间的平衡,如果这个平衡被打破就会导致颅内压增高,刺激硬脑膜对疼痛的敏感部位,诱发硬脑膜的压迫性疼痛;反之低颅压可使颅内疼痛敏感组织失去脑脊液的托持而受到牵拉,产生牵引性头痛。

3. 神经

头面部的痛觉主要是由三叉神经,面神经的中间神经、舌咽神经、迷走神经及第 1~3 对颈神经传导,此外,交感神经与头面部的痛觉传导也有一定关系。

(1) 传导颅外组织的感觉神经:前头部的感觉由三叉神经的眶上神经、滑车上神经及耳颞神经传导，其余面部、眼、鼻腔、鼻旁窦、口腔的感觉由三叉神经的第1~3支传导。后头部的感觉由第1~3对颈神经的枕大神经、枕小神经及耳大神经传导。咽喉部（软腭、扁桃体、咽部、舌后部、耳咽部、鼓室等处）的感觉由舌咽神经、迷走神经传导。外耳道及一部分耳郭的感觉由面神经的中间神经及迷走神经传导。

（2）传导颅内组织的感觉神经：小脑幕以上的感觉由三叉神经传导，其第1支发出的神经分支分布于小脑幕上，大脑镰、小脑幕上的静脉窦及其主要分支，颅前窝的硬脑膜及血管上；第2、3支发出的神经分支沿硬脑膜中动脉分布于颅中窝，大脑凸面的硬脑膜及血管上；小脑幕以下的感觉由舌咽神经、迷走神经及第1~3对颈神经传导，其中舌咽神经、迷走神经分布于小脑幕下及颅后窝后面的硬脑膜，第1~3对颈神经分布于颅后窝前面的硬脑膜。

（3）颅内外的自主神经：分布由第8对颈神经及第1~3对胸神经的交感神经进入星状神经节，一部分沿椎动脉入颅后窝，另一部分上行至颈上神经节，然后沿颈内外动脉前进，广泛分布于颅内外，兴奋时具有收缩血管作用；颅颈部副交感神经的节前纤维分别随动眼神经、面神经、舌咽神经和迷走神经走行。伴随动眼神经者，在睫状节换神经元，节后纤维支配眼球瞳孔括约肌和睫状肌。参加面神经者，在蝶腭节、下颌下节换神经元，节后纤维支配泪腺、下颌下腺和舌下腺等。随舌咽神经走行者，在耳节内换神经元，节后纤维支配腮腺。参加迷走神经的副交感节前纤维，至胸、腹腔脏器，在终节换神经元后，节后纤维支配胸腔器官和除降结肠和乙状结肠以外的所有腹腔脏器，兴奋时具有扩张血管作用。收缩及扩张血管均可引起头痛。

三、与头痛相关的神经介质及调制物质

近年来人们对于与头痛相关的神经介质及调制物质越来越重视，常见的有5-羟色胺、P物质、神经激肽A、降钙素基因相关肽、血管活性肠肽、前列腺素和儿茶酚胺，它们在头痛的产生和演变中扮演着十分重要而不同的作用，还有待进一步研究。有学者对比研究了下丘脑-垂体-性腺轴与下丘脑-垂体-肾上腺轴在偏头痛患者中的作用，发现两轴激素含量改变与偏头痛疼痛程度和病程密切相关，提示偏头痛患者内分泌系统的异常是疾病本身进展和遗传因素共同作用的结果。

四、头痛的其他研究方法

近年来已有不少学者将功能MRI技术用于头痛病因与机制的研究中。采用多模态功能MRI的方法发现无先兆偏头痛患者不仅存在广泛的脑功能活动异常，还存在明确的结构改变，全脑网络也存在广泛的功能连接异常。采用基于体素的形态测量学及磁共振弥散峰度成像技术，发现药物过度使用性头痛患者额叶存在灰质和白质结构的损伤，验证了认知功能障碍的脑结构基础。这又为进一步研究头痛的病因和机制提供了良好的开端。

第三节　偏 头 痛

一、概述

偏头痛(migraine)是反复发作的一侧或两侧搏动性头痛,为临床常见的神经血管疾病。流行病学调查显示,2/3 以上的偏头痛患者为女性,早年发病,10 岁以前、20 岁以前和 40 岁以前发病分别占 25%、55%和 90%,大多数患者有偏头痛家族史。中国 20 世纪 80 年代的流行病学调查显示,我国偏头痛的患病率约为 1%。偏头痛在 2010 年全球疾病负担调查中位居第三。偏头痛患者中每年有 2.5%~3.0%随病程进展,发作次数日趋增加,表现出"慢性化"趋势。慢性偏头痛发病高峰较一般偏头痛晚 10 年左右,女性多于男性。一项纳入 34 项研究的系统回顾研究表明,与发作性偏头痛相比,慢性偏头痛患者的生活质量下降更明显,医疗就诊频率更高,住院时间更长,药物滥用的发生更明显,经济负担更高。

二、发病机制

偏头痛的慢性化是一个渐进的过程,反复头痛发作,导致三叉神经血管系统被激活,脑干下行疼痛调控系统功能减弱,皮质兴奋性增高。例如,经颅磁刺激研究发现慢性偏头痛患者枕叶皮质兴奋性高于发作性偏头痛患者。神经影像学研究发现大脑皮质疼痛处理相关区域灰质神经元减少,导水管周围灰质、红核、基底节区铁沉积。另有研究表明血管活性肽所致神经炎症反应在头痛的病理生理机制中起重要作用,也有研究发现慢性偏头痛患者血浆钙基因相关肽水平较发作性偏头痛患者明显增高。皮肤异常痛是三叉神经血管复合体二级神经元敏化后的体征。慢性偏头痛患者中高达 70%于间歇期存在自发皮肤疼痛(颜面痛、眶周痛、头皮痛、颈项痛等)。慢性偏头痛合并枕大神经痛发病率明显高于发作性偏头痛,对枕大神经痛进行治疗可有效提高偏头痛的治愈率。

三、临床表现

(1) 头痛大多为一侧性,偶有两侧头痛同时出现,疼痛常局限于额部、颞部、枕部,也可以放射至颈部和肩部。

(2) 疼痛多为中至重度。

(3) 疼痛开始时或严重头痛者多呈搏动性剧烈疼痛,然后可转为持续性钝痛。

(4) 头痛为发作性,间歇期无症状,发作一般持续 4~72 h。

(5) 可伴恶心、呕吐。

(6) 光、声或活动时可加重头痛,安静环境中休息可缓解头痛。

(7) 在头痛出现前可有先兆症状,如视野缺损、闪烁暗点、躯体感觉消退、乏力、眼肌麻痹、面瘫、眩晕、出汗、恶心、呕吐、心率增快等。

四、诊断

偏头痛的诊断主要依据临床表现,结合影像学检查来排除继发性头痛。ICHD－3 正式版将慢性偏头痛正式归类于单独的偏头痛亚型,且药物过度使用性头痛不再作为排除标准。

(一) 无先兆偏头痛

旧称: 普通偏头痛、单纯偏侧头痛。

描述: 反复发生的头痛,每次持续 4~72 h。头痛的典型特征为偏侧分布、搏动性性质、中重度程度、日常活动加重头痛,伴随恶心和(或)畏光、畏声。

诊断标准:

(1) 至少有 5 次满足标准(1)~(4)的头痛发作。

(2) 发作持续 4~72 h(未经治疗或治疗无效)。

(3) 头痛至少具有下列 4 项特征中的 2 项: ① 单侧;② 搏动性;③ 中重度头痛;④ 日常体力活动加重头痛或因头痛而避免日常活动(如走路或登楼)。

(4) 头痛发作时至少有下列 2 项中的 1 项: ① 恶心和(或)呕吐;② 畏光和畏声。

(5) 不能用 ICHD－3 中的其他诊断更好地解释。

注: ① 一些偏头痛与症状性偏头痛难以鉴别。而且,因为一次与数次的发作有时难以诊断,所以,至少要有 5 次发作。如果符合无先兆偏头痛的其他诊断标准,但发作次数不足 5 次,可诊断为很可能的无先兆偏头痛。② 如发作过程中入睡,醒后头痛消失,则头痛持续发作时间按醒来时估算。③ 儿童和青少年(小于 18 岁)发作时间为 2~72 h(儿童和青少年未治疗且持续时间少于 2 h 则不足以诊断偏头痛)。

(二) 先兆偏头痛

旧称: 典型或经典偏头痛、眼肌麻痹-偏身感觉障碍-偏瘫或失语性偏头痛、叠加偏头痛、复杂偏头痛。

描述: 反复发作,持续数分钟,逐渐出现的单侧可完全恢复的视觉、感觉或其他中枢神经系统症状,通常随之出现头痛和偏头痛相关症状。

诊断标准:

(1) 至少有 2 次发作符合标准(2)和标准(3)。

(2) 至少有 1 个可完全恢复的先兆症状: ① 视觉;② 感觉;③ 言语和(或)语言;④ 运动;⑤ 脑干;⑥ 视网膜。

(3) 至少符合下列 6 项中的 3 项: ① 至少有 1 个先兆症状持续超过 5 min;② 2 个或更多的症状连续发生;③ 每个独立先兆症状持续 5~60 min;④ 至少有 1 个先兆症状是单侧的;⑤ 至少有 1 个先兆症状是阳性的;⑥ 与先兆症状伴发或在先兆症状出现 60 min 内出现头痛。

(4) 不能用 ICHD－3 中的其他诊断更好地解释。

注：① 例如，当 3 个症状一起出现在 1 次先兆中，可接受的最长先兆症状持续时间是 3×60 min。运动症状可以持续长达 72 h。② 失语被认为是单侧先兆症状，构音障碍可以是单侧，也可以是双侧。③ 闪光和发麻属于阳性先兆症状。

(三) 慢性偏头痛

描述：每个月至少 15 天出现头痛，持续至少 3 个月，且每个月符合偏头痛特点的头痛天数至少 8 天。

诊断标准：

(1) 符合标准(2)和标准(3)的头痛(偏头痛样头痛或紧张型样头痛)，每个月发作至少 15 天，至少持续 3 个月。

(2) 符合无先兆偏头痛诊断的标准(2)～(4)和(或)先兆偏头痛标准(2)和标准(3)的头痛至少发生 5 次。

(3) 头痛符合以下任何 1 项，且每个月发作大于 8 天，持续时间大于 3 个月：① 无先兆偏头痛的标准(3)和标准(4)；② 有先兆偏头痛的标准(2)和标准(3)；③ 患者所认为的偏头痛发作可通过服用曲坦类或麦角类药物缓解。

(4) 不能用 ICHD－3 中的其他诊断更好地解释。

五、鉴别诊断

偏头痛应与紧张性头痛、丛集性头痛，以及部分继发性头痛如颈动脉痛、颞动脉炎等相鉴别。

六、西医治疗

治疗的目标是减少偏头痛发作的频率，以及偏头痛相关的致残，同时也避免偏头痛特异性止痛药的过度使用。其主要通过避免偏头痛触发因素、处理可控的危险因素及采用药物和非药物预防的方式来实现。

(一) 一般治疗

(1) 发作期或急性期患者应避免过度劳累和精神紧张，充分卧床休息，保持安静状态，避免声音、光线刺激。

(2) 戒烟戒酒，不吃刺激性食物。

(3) 偏头痛目前是无法根治的，但可以有效控制，应该积极地开展各种形式的患者教育，以帮助患者确立科学和理性的防治观念与目标；教育患者保持健康的生活方式，学会寻找并注意避免各种头痛诱发因素；教育并鼓励患者记头痛日记，对帮助诊断和评估预防治疗效果有重要意义。

（二）心理治疗和物理治疗

偏头痛的心理治疗主要基于行为治疗，包括放松治疗、生物反馈治疗及认知治疗。放松治疗的主要目的是降低身体各种系统的激活及促进身体放松。生物反馈治疗是使患者能明确清醒地感受，从而清醒地控制及改变其身体功能。通过使用各种仪器，感受衡量肌张力（肌电图生物反馈疗法）、皮肤电阻（电皮生物反馈疗法）或周围体温（温度生物反馈疗法）来测量、放大并反馈躯体信息给患者，从而达成由生物反馈促进的放松。认知治疗是通过指导患者更好地处理与偏头痛相关的应激反应及其他伴随心理疾病来治疗反复发作的头痛。

（三）药物治疗

1. 急性发作期治疗

偏头痛急性发作期的有效治疗尤其重要。急性发作期用药旨在缓解疼痛和伴随症状，阻止其进一步发展，使患者尽快恢复正常状态。有许多药物用于治疗偏头痛的急性发作，其中一些是针对特异性偏头痛的治疗药物，而另一些是针对非特异性头痛或疼痛的缓解药物。治疗偏头痛急性发作的特异性药物包括曲坦类药物和麦角类药物，对偏头痛治疗具有相对特效性，而不针对其他非头痛或疼痛障碍性疾病。NSAIDs、精神安定剂或止吐药、巴比妥酸盐、抗组胺药及阿片类药物是非特异性治疗药物，也可用于治疗偏头痛的急性发作。

（1）补液：偏头痛常伴有恶心和呕吐，有些患者在先兆期常有多尿，加上偏头痛急性发作期摄入不足，体质衰弱，这些因素均可引起患者的体液丢失；脱水能加重偏头痛，使治疗变得困难。静脉补液非常关键，保持水电解质平衡对治疗有帮助，是偏头痛急性发作期治疗流程中不可或缺的组成部分。

（2）特异性药物治疗：临床最常使用的曲坦类药物是舒马曲坦和那拉曲坦。

1）曲坦类药物属于高选择性5-羟色胺受体激动剂，此类药物能选择性地激动5-羟色胺，使5-羟色胺作用于大脑的血管平滑肌细胞，从而起到治疗大脑血管收缩障碍、缓解偏头痛的作用。临床上最常使用曲坦类药物作为治疗中重度急性发作的一线药物，但此类药物禁用于冠心病、未控制的高血压、偏瘫型偏头痛和伴有脑干先兆的偏头痛患者。

2）麦角类药物是第一个可用于治疗偏头痛的药物，但自从广泛使用曲坦类药物后其临床使用逐渐减少。用于临床的两种麦角类药物是麦角胺和二氢麦角胺，它们通过刺激肾上腺能和5-羟色胺受体而起效。二氢麦角胺治疗偏头痛的作用机制包括抑制三叉颈复合体的二级神经元。已经使用曲坦类药物治疗的患者不应再使用麦角制剂。与曲坦类药物一样，麦角类药物不宜用于心血管疾病或伴有偏瘫的偏头痛患者。

（3）非特异性药物治疗

1）NSAIDs：通常比较安全，并有良好的耐受性，可以联合曲坦类药物以增强疗效。双氯芬酸和布洛芬已经被证明对中等强度的偏头痛有效。活动性消化性溃疡是其禁忌证，并应警惕肾功能不全和严重哮喘的发生。

2）中枢多巴胺受体拮抗剂：多巴胺超敏被认为在偏头痛的先兆症状中起一定的作用，如打哈欠、恶心和呕吐，多巴胺受体拮抗剂通过限制从三叉神经-颈反射传输到丘脑的疼痛感知而抑制疼痛。一些多巴胺受体拮抗剂已被证明在治疗急性偏头痛方面有用。目前有3类药物用于急性偏头痛的治疗：吩噻嗪类、丁酰苯和甲氧氯普胺。这些药物的止吐性能有助于伴有恶心的偏头痛患者的治疗。但除了抗多巴胺效应，许多此类药物还有抗组胺和抗胆碱能作用，嗜睡是其常见的不良反应。

3）巴比妥酸盐：美国头痛学会只推荐将其作为镇静剂使用。根据研究，它们可能通过减弱中枢敏感性而起效。但布他比妥有潜在的药物滥用的可能。

4）抗组胺药：包括异美丁及其复合镇痛药，可治疗中重度头痛。对曲坦类药物无效或者不能容忍曲坦类药物不良反应的患者可能有效。

5）糖皮质激素：有两项 Meta 分析显示地塞米松能减少偏头痛急诊出院后头痛的复发风险。但应注意，短期的高剂量糖皮质激素有导致骨坏死的情况。

6）阿司匹林、对乙酰氨基酚、咖啡因复方制剂：已被实践证明对偏头痛有效，但咖啡因易导致药物滥用，应慎用。

7）阿片类药物：治疗偏头痛存在很多缺点，通常不被用于一线治疗。

8）丙戊酸钠：是一种公认的对偏头痛预防和治疗有效的药物，其作用机制尚不清楚，似乎能有效终止硝酸甘油诱导的偏头痛发作。它能增加抑制性神经递质 γ-氨基丁酸（γ-aminobutyric acid，GABA）的功能，降低三叉神经核的活性。丙戊酸钠的使用禁忌证包括肝脏疾病和尿素循环缺陷。

2. 预防性治疗

对患者进行预防性治疗的目的是降低发作频率、减轻发作程度、减少失能、提高急性发作期治疗的疗效。预防性治疗的有效性指标包括偏头痛发作频率、头痛持续时间、头痛程度、头痛的功能损害程度及急性期对治疗的反应。通常，偏头痛致使存在以下情况应考虑预防性治疗：① 使患者的生活质量、工作和学业严重受损（需要根据患者本人判断）；② 每个月发作频率在2次以上；③ 急性期药物治疗无效或患者无法耐受；④ 存在频繁、长时间或令患者极度不适的先兆，或为偏头痛性脑梗死、偏瘫性偏头痛、伴有脑干先兆偏头痛亚型等；⑤ 连续2个月，每个月使用急性期治疗药物6~8次以上；⑥ 偏头痛发作持续72 h以上等。

常用药物包括如下内容。

（1）钙通道阻滞剂：非特异性钙通道阻滞剂氟桂利嗪对偏头痛的预防性治疗证据充足。研究表明氟桂利嗪预防性治疗4周末、8周末及12周末与治疗前相比，头痛程度明显减轻，头痛频率明显减少。

（2）抗癫痫药物：托吡酯是已获得研究证据支持的抗癫痫药物，对发作性及慢性偏头痛有效，并可能对药物过量性头痛有效。多项研究支持不同剂量托吡酯（50~200 mg/d）预防偏头痛具有有效性。

（3）β受体拮抗剂：在偏头痛预防性治疗方面效果明确，有多项随机对照试验结果支持。其中证据最为充足的是普萘洛尔和美托洛尔。

（4）抗抑郁药：在抗抑郁药物中，阿米替林和文拉法辛预防偏头痛的有效性已获得证实。另外最新研究发现，阿米替林在感觉神经元离子通道中具有阻断作用，为其在偏头痛中的应用提供了更为合理的理论依据。

（5）其他药物：抗高血压药物赖诺普利及坎地沙坦各有一项对照试验，结果显示对偏头痛预防治疗有效，但仍需进一步证实。

（四）微创治疗

1. 神经阻滞治疗

神经阻滞是指直接在神经干、神经丛、脑脊神经根或交感神经节等神经或附近通过注射短效或长效局麻药和（或）皮质类固醇制剂，以阻断痛觉的神经传导通路，达到镇痛、改善循环、阻断疼痛的恶性循环的目的。

（1）星状神经节阻滞：是一种微创治疗方法，广泛应用于疼痛类疾病的治疗，在临床上发挥着不可替代的作用。对偏头痛的治疗机制不详，有学者认为可能与降低交感神经兴奋性、改善脑血管灌注，并增加血液循环，减少P物质生成及促进炎性致痛物质排出等相关，从而阻断疼痛。

（2）枕大神经阻滞：枕大神经枕部的初级感觉神经和它的大部分纤维来自第2颈神经背根。第2颈神经和三叉神经颈复合体内的三叉神经感觉传入的功能和解剖汇聚已被明确地证实。源自颅骨结构的疼痛刺激通过三叉神经和上位颈神经传递到三叉神经颈复合体，然后传递到中枢神经系统。因为枕大神经痛与偏头痛密切相关，所以枕大神经阻滞能够有效地缓解偏头痛。

（3）眶上和（或）眶下神经阻滞：有文献报道眶上和（或）眶下神经阻滞对偏头痛治疗有较好的疗效，但是相关研究较少，对其机制尚不清楚，可能与阻断疼痛传导环路，打破疼痛的恶性循环机制有关。

（4）颞浅动脉旁痛点阻滞：对于颞侧的偏头痛，采用颞浅动脉旁痛点阻滞，方法是在耳前颞浅动脉搏动最明显处旁开2~5 mm，注入局麻药2~3 mL。

2. 神经电刺激治疗

神经电刺激是一种非破坏性的疼痛控制方法，使用植入手术或经皮无创刺激神经调节设备，刺激有针对性的神经，干扰正常的感官、知觉，缓解疼痛。越来越多的研究表明，一些神经可以作为治疗偏头痛的靶点，如枕神经、翼腭神经节、迷走神经和眶上神经。有学者纳入37例偏头痛患者，行枕神经刺激，大部分患者疼痛获得缓解且后期结果保持稳定，其中2例无效，5例无症状，被认为疼痛治愈，没有观察到副作用。

3. 射频治疗

射频治疗是慢性疼痛微创治疗的重要方法之一，广泛应用于头、面、颈部疼痛，特别是三叉神经痛、舌咽神经痛、枕大神经痛及近年来应用越来越广泛的偏头痛和其他系统疾病的疼痛等。Akbas等的研究表明翼腭神经节脉冲能够有效缓解慢性头面部疼痛。第2、3

对颈神经后内侧支射频治疗对偏头痛亦有一定效果。第 2、3 对颈神经后内侧支解剖来源于枕神经，而枕神经是治疗偏头痛的有效靶点。Cohen 等的研究认为脉冲射频在治疗枕神经痛和偏头痛优于类固醇注射治疗。

（五）外科治疗

有研究提示卵圆孔未闭与伴有先兆的偏头痛之间存在关联。偏头痛患者经皮半月节阻滞术对偏头痛预防发作的疗效存在争议。

七、中医辨证治疗

（一）偏头痛的中医病因病机

偏头痛在中医学中属于“头风病”范畴。偏头痛的病因不外乎风、火、痰、瘀、虚。结合现代人的生活习惯，中医认为情志因素在偏头痛的致病因素中显得尤为突出。偏头痛病因虽多，但与“肝”关系尤为密切，因肝喜条达、恶抑郁。故偏头痛的病机为肝郁气滞，肝阳上亢，经络不通。偏头痛经脉辨证的主要病变在少阳经。

（二）偏头痛的针灸治疗

偏头痛的治疗应遵循“急则治其标，缓则治其本”的原则。临床上偏头痛分为发作期和缓解期，并分别进行辨证施治。

1. 发作期

以疏通经络，对症止痛为目的。根据疼痛部位、循经取穴、远近配穴的原则进行选穴。

（1）少阳经偏头痛

1）局部取穴：风池、太阳、头维、角孙、率谷等。

2）远端配穴：外关、行间、足临泣。

（2）厥阴肝经偏头痛

1）局部取穴：百会、四神聪、太阳等。

2）远端配穴：太冲、内关、三阴交。

（3）阳明经偏头痛

1）局部取穴：阳白、印堂、攒竹、头维等。

2）远端配穴：合谷、曲池。

（4）太阳经偏头痛

1）局部取穴：风府、天柱、风池、玉枕、颈夹脊、大椎等。

2）远端配穴：后溪、昆仑。

2. 缓解期

缓解期以减少发作次数和预防发作为目的。辨经络取穴和辨证取穴相结合。

(1) 主穴：风池、太阳、率谷、百会、四神聪、外关、太冲等。

(2) 配穴

1) 血瘀：加膈俞、血海。

2) 气血不足：加三阴交、足三里。

3) 肝阳上亢：加阳陵泉、足临泣。

4) 外感风邪：加列缺、合谷。

5) 痰湿：加丰隆、阴陵泉。

6) 肾虚：加太溪、肾俞。

(3) 操作手法：四肢穴位行提插捻转法，头部穴位实施捻转补泻法；实证采用泻法，虚证采用补法；发作期强刺激多用泻法，缓解期多用平补平泻法。

(三) 偏头痛的中药治疗

中医对于偏头痛采用针刺或中药标本兼治，内外齐施，从而达到“通则不痛”“荣则不痛”的目的。治疗从肝郁着手，在“疏肝解郁、平肝潜阳”的基础上对证施治。

方药：柴胡疏肝散合天麻钩藤饮加减。

本方重在疏肝解郁，平肝潜阳息风，对肝郁气滞、肝阳上亢之头痛，甚至肝风内动所致眩晕、中风先兆之头痛均可获效。临床应用时可再加龙骨、牡蛎以增强重镇潜阳之力。另加蔓荆子、川芎，二药为治疗头痛的要药。若痰热盛可配合黄连温胆汤加减。头痛甚者，可加全蝎、蜈蚣等虫类药以收逐风邪、活络止痛。

中成药治疗方面，都梁软胶囊、头痛宁等对偏头痛有一定疗效，与西药合用可取得更好的效果。

另外，头面部和颈项部的不同穴位的推拿按摩常可以缓解疼痛。

八、生活方式指导

偏头痛患者平时应避免引起头痛的刺激因素；卧室环境舒适，睡眠应充足；心情要保持愉快；生活要有规律。服药与生活调节相结合，才能取得更好的治疗效果。

第四节　紧张性头痛

一、概述

紧张性头痛以往又称肌收缩性头痛、心因性头痛、压力性头痛等，是原发性头痛中最常见的类型。本病多在20~40岁起病，女性多见。其临床特征是头痛呈钝痛，无搏动性，无畏光或畏声。头痛位于顶、颞、额及枕部，有时上述几个部位均有疼痛，头痛程度属轻或中度，患者常诉头顶重压感或紧箍感，另有枕部发紧、僵硬，转颈时尤为明显。大多数患者伴有焦虑、抑郁、失眠等症状，多因精神紧张、工作疲劳等诱发，月经来潮或更年期亦可加重。

二、病因及发病机制

现代医学关于紧张性头痛的发病机制尚未完全阐明，一般认为有以下 3 种原因。

（一）肌肉因素

患者颅骨周围疼痛受体异常导致肌硬度和肌压痛均高于正常人，长时间的骨骼肌持续性收缩，压迫相应小动脉，使之发生继发性缺血，致痛物质产生增多，从而引发疼痛。研究认为紧张性头痛是缺乏中枢性的肌收缩抑制机制（两者间的平衡因素参与作用）而引起的。在很多情况下，头痛的发生与头颅和颈部肌肉收缩有关。在头痛发作期间，肌电图的研究表明颈部肌肉收缩较颞部肌肉收缩更强，也有研究认为肌肉收缩是头痛的结果，而不是头痛的原因。但目前多数学者仍然认为头颅肌肉和颈部肌肉阵发性收缩是产生紧张性头痛的原因之一。

（二）血管因素

紧张性头痛发作时，由于肌肉的收缩，压迫了肌肉的小动脉，并使之收缩，导致肌肉缺血和疼痛，说明了血管运动调节异常是产生头痛的一个原因。在此类患者发作期间给予血管扩张药，能明显减轻头痛的症状，提示紧张性头痛与肌肉内的血管收缩有关。但有研究发现血管扩张药能使 40%的紧张性头痛患者症状加重。因此，有人认为血管因素也并非是紧张性头痛的主要原因。

（三）精神因素

统计学资料表明，几乎所有的紧张性头痛患者都有明显的焦虑，74%的患者有显著的情绪紧张，35%的患者表现为忧郁症状，部分患者尚有疑病症、忧郁症及癔症，因而认为精神因素，尤其是应激和焦虑在发病机制中占重要地位，并认为紧张性头痛患者处于慢性焦虑状态。有研究表明，紧张性头痛可能与患者焦虑、抑郁等不良心理状态存在相关性，不良情绪会导致头、颈、面部及肩背部血管收缩、痉挛而引起供血不足，进而引起头痛。但是精神疗法在紧张性头痛的治疗上尚无满意的结果，因此认为精神因素不是其主要的原因。

三、临床表现

典型病例多在 20 岁左右起病，随年龄增长患病率增加，两性均可患病，女性多见。特征是几乎每天双侧枕部都会有非搏动性头痛，又称慢性每天头痛。通常为持续性钝痛，像一条带子紧束头部或呈头周缩箍感、压迫感或沉重感，不伴恶心、呕吐、畏光或畏声、视力障碍等前驱症状。许多患者可伴有头昏、失眠、焦虑或抑郁等症状，或为较频繁发作的头痛，头痛期间日常生活不受影响，可有疼痛部位肌肉触痛或压痛点，有时牵拉头发也有疼痛；颈肩背部肌肉有僵硬感，捏压肌肉时感觉舒适。

体格检查一般无阳性体征,部分患者可有斜方肌或后颈肌肉的压痛。

四、诊断

(一) 偶发性紧张性头痛

描述:头痛发作不频繁,持续数分钟到数天。典型的头痛为轻到中度双侧压迫性或紧箍样头痛,不因日常体力活动而加重。不伴恶心,但可伴畏光或畏声。

诊断标准:

(1) 平均每个月发作少于1天(每年少于12天),至少发作10次以上并符合诊断标准(2)~(3)。

(2) 头痛持续30 min到7天。

(3) 头痛至少符合下列4项中的2项:① 双侧头痛;② 性质为压迫性或紧箍样(非搏动性);③ 轻中度头痛;④ 日常活动如走路或爬楼梯不加重头痛。

(4) 符合下列全部2项:① 无恶心或呕吐;② 畏光、畏声中不超过1项。

(5) 不能用ICHD-3中的其他诊断更好地解释。

(二) 频发性紧张性头痛

描述:头痛发作频繁,持续数分钟到数天。典型的头痛为轻中度双侧压迫性或紧箍样头痛,不因日常体力活动而加重。不伴恶心,但可伴畏光或畏声。

诊断标准:

(1) 平均每个月发作1~14天超过3个月(每年≥12天且<180天),至少发作10次以上并符合诊断标准(2)~(4)。

(2) 头痛持续30 min到7天。

(3) 头痛至少符合下列4项中的2项:① 双侧头痛;② 性质为压迫性或紧箍样(非搏动性);③ 轻中度头痛;④ 日常活动如走路或爬楼梯不加重头痛。

(4) 符合下列全部2项:① 无恶心或呕吐;② 畏光、畏声中不超过1项。

(5) 不能用ICHD-3中的其他诊断更好地解释。

注:当头痛同时符合很可能的偏头痛和频发性紧张性头痛(或符合任何亚型的诊断标准),根据普遍规则,确定的诊断优于可能的诊断,故诊断为频发性紧张性头痛。

(三) 慢性紧张性头痛

描述:从频发性紧张性头痛进展而来,每天或非常频繁发作的头痛,典型的头痛为轻中度双侧压迫性或紧箍样头痛,时间持续几小时到几天或不间断。头痛不因日常体力活动而加重,但可以伴轻度恶心、畏光或畏声。

诊断标准:

(1) 头痛平均每个月发作时间≥15天,持续超过3个月(每年≥180天),并符合诊断标准(2)~(4)。

(2) 头痛持续数小时至数天或持续性。

(3) 头痛至少符合下列4项中的2项：① 双侧头痛；② 性质为压迫性或紧箍样(非搏动性)；③ 轻中度头痛；④ 日常活动如走路或爬楼梯不加重头痛。

(4) 符合下列全部2项：① 畏光、畏声和轻度恶心3项中最多只有1项；② 既无中重度恶心，也无呕吐。

(5) 不能用ICHD-3中的其他诊断更好地解释。

(四) 很可能的紧张性头痛

描述：其头痛除1项特征外，其余均符合上述紧张性头痛某亚型的诊断标准，同时又不符合其他类型头痛的诊断标准。

诊断标准：

(1) 很可能的稀疏阵发性紧张性头痛

A. 一次或多次头痛发作符合偶发性紧张性头痛诊断标准(1)~(4)中除1项外的全部。

B. 不符合ICHD-3中其他类型头痛的诊断标准。

C. 不能用ICHD-3中的其他诊断更好地解释。

(2) 很可能的频发性紧张性头痛

A. 头痛发作符合频发性紧张性头痛诊断标准(1)~(4)中除1项外的全部。

B. 不符合ICHD-3中其他类型头痛的诊断标准。

C. 不能用ICHD-3中的其他诊断更好地解释。

(3) 很可能的慢性紧张性头痛

A. 头痛发作符合慢性紧张性头痛诊断标准(1)~(4)中除1项外的全部。

B. 不符合ICHD-3中其他类型头痛的诊断标准。

C. 不能用ICHD-3中的其他诊断更好地解释。

注：符合上述诊断标准的患者可能也符合无先兆偏头痛的诊断标准。对于这种情况，通常的等级规则为将偏头痛及其亚型的诊断放在紧张性头痛及其亚型之前。

五、鉴别诊断

(一) 偏头痛

偏头痛为血管性头痛，常见于中青年和儿童。头痛位于一侧颞额眶部，偶有双侧，呈搏动性跳痛，常伴恶心及呕吐。其为发作性头痛，头痛前可先有视觉障碍如视物模糊，视野中有盲点或偏盲等先兆，也可无任何先兆即开始偏侧头痛。一般持续4~72 h，极少数患者呈偏头痛持续状态。少数患者偏头痛可能和紧张性头痛同时存在，以致两者难以区分。

（二）丛集性头痛

此种头痛可能属血管性且与下丘脑功能障碍有关。头痛位于一侧眶颞额部，重者波及整个头部。头痛发作呈密集性，剧烈且无先兆。头痛发作迅速并可突然停止。发作时伴结膜充血、流泪、流涕及多汗，少数出现上睑下垂。每天发作数次，并可在睡眠中发作，每次发作历时数十分钟至数小时，并可连续数天至数周，但缓解期可长达数月至数年之久。经详细询问患者病史和观察发作情况，不难与紧张性头痛鉴别。

（三）三叉神经痛

此种头痛系三叉神经分布区的发作性短暂剧痛。每次疼痛仅数秒钟，每天发作数次至数十次。疼痛如刀割样、烧灼样或针刺样，常因洗脸、刷牙、说话、咀嚼而诱发。患者常可指出诱发疼痛的位置，其被称为“扳机点”。本病好发于中老年人，以三叉神经第2、3支受累较多。体格检查可有疼痛区域感觉减退。

（四）颅内占位性疾病引起的头痛

此类疾病包括颅内肿瘤、颅内转移癌、脑脓肿及脑寄生虫病等。此类头痛系由于颅内压增高所致，随病程进展常伴有喷射性呕吐和眼底水肿，但早期可能被误诊为紧张性头痛。脑部CT或MRI等检查容易鉴别。

（五）颅内慢性感染引起的头痛

此类疾病包括结核性脑膜炎、真菌性脑膜炎、猪囊尾蚴病（囊虫病）性脑膜炎及梅毒性脑膜炎等。这些脑膜炎均以头痛为早期症状，一般皆伴有发热，但部分不典型患者，初期只有低热，而且脑膜刺激征为阴性，颇易被误诊为紧张性头痛。如怀疑，可考虑行腰椎穿刺，必要时应同时检测血液和脑脊液中的抗结核抗体，行猪囊尾蚴病（囊虫病）免疫试验及梅毒试验等以助明确诊断。

（六）自身免疫性脑膜脑炎引起的头痛

此类疾病包括神经白塞病、Vogt-小柳-原田综合征及中枢神经系统结节病。这些疾病累及脑膜或脑实质时可引起炎症反应而出现头痛，且不一定伴有发热，故易被误诊为紧张性头痛。此类疾病的排除主要靠详细的病史询问、全面的体格检查和脑部CT或MRI检查。神经白塞病的脑膜脑炎，应有本病的基本证候如口、眼或外生殖器黏膜溃疡。Vogt-小柳-原田综合征又名葡萄膜脑膜脑炎，故应有眼部损害，病程达数周以上者常伴白发、脱发及皮肤白斑等临床表现。中枢神经系统结节病常有脑部局灶性体征，且脑部CT或MRI显示肉芽肿性损害。

（七）颅内压力异常所致的头痛

此类疾病包括颅内低压综合征，良性颅内高压症及正常压力脑积水。此类患者均以头痛为主,酷似紧张性头痛。低颅压综合征多因脑脊液吸收过快或分泌减少所致。失水及感染可能为其诱因。良性颅内高压症常伴视力障碍,如服用过量四环素或维生素 A、空蝶鞍及妊娠期均可能诱发。正常颅压脑积水常见于脑外伤后或蛛网膜下腔出血恢复期,其发病原因可能和脑脊液吸收障碍有关。此类疾病可通过腰椎穿刺测量颅内压及脑部 CT 鉴别。

六、西医治疗

(一) 一般治疗

1. 纠正不良生活习惯

要有良好的工作、阅读环境。注意预防和矫正各种不良姿势,避免引起头颈和肩背部肌肉的持续性收缩,如长期低头伏案书写、阅读与工作,电脑操作屏幕过近等。一旦头痛发作,可轻柔地按摩肩、颈及头部肌肉;平卧放松数分钟;或使用生物反馈技术来缓解头痛。

2. 注意眼睛休息

使眼肌得到调节和放松。避免用眼过度,可使用缓解眼疲劳的滴眼液。有屈光不正的必须配镜矫正。

3. 自我按摩

用双手中指转圈揉按太阳穴,头痛可以减轻。梳摩痛点:将双手的 10 个指尖,放在头部最痛的地方,像梳头那样进行快速梳摩,可达止痛目的。

4. 物理治疗

物理治疗能松弛紧张的骨骼肌,缓解紧张性头痛,效果肯定。常用的方法:按摩、经皮电刺激、热疗、生物信息波及离子导入等。根据中医理论可施行针灸治疗,也有一定的疗效。

5. 心理治疗

紧张性头痛患者常处于一种精神紧张和焦虑状态,部分患者还有精神异常,因此,心理治疗应采取不同的方法,解除患者的焦虑和忧郁情绪,让患者知道本病的长期性和可逆性,增强战胜疾病的信心。

另外,让患者尽量保持稳定的心理状态,规律生活,积极参加有兴趣的活动,鼓励患者进行体育锻炼,注意预防生活中的各种应激和诱因。

(二) 药物治疗

治疗偏头痛的大部分药物均可用于紧张性头痛,但麦角碱类药物治疗此病的效果不理想。常用的药物如下。

1. NSAIDs

NSAIDs 中常用布洛芬、萘普生、吲朵美辛、塞来昔布、依托考昔等。此类药物主要用于紧张性头痛的治疗。

2. 抗抑郁药

三环类阿米替林可作为首选，其他抗抑郁药，如度洛西汀、文拉法辛等也可选用。阿米替林 25 mg，睡前服，每 3~4 晚可增加 12.5~25.0 mg，直至每天 100~250 mg。此类药物主要用于预防性治疗。

3. 肌肉松弛剂

肌肉松弛剂有盐酸替扎尼定、盐酸乙哌立松、巴氯芬等。

4. 抗焦虑药及催眠药

此类药物包括地西泮、氯硝西泮、阿普唑仑及巴比妥类药物。

5. 阿司匹林、对乙酰氨基酚、咖啡因复方制剂

此类药物已被实践证明对紧张性头痛有效。

6. 其他药物

曲马多、阿片类药物有一定疗效，但通常不被用于一线治疗。β 受体拮抗剂，如普萘洛尔，可增强阿米替林疗效，既有抗焦虑作用，又能减轻紧张性头痛的血管扩张，对部分病例有效。

（三）神经阻滞治疗

（1）星状神经节阻滞对发作性头痛有较好的疗效。星状神经节阻滞采用局麻药阻滞神经以达到止痛效果，为目前临床中治疗紧张性头痛的新型方法。通过神经阻滞方法治疗头痛，具有疗效显著、药物不良反应少等优势，其在治疗紧张性头痛中的应用越来越广泛。有学者应用星状神经节阻滞方法治疗紧张性头痛获得了较为显著的疗效。Claar 等研究发现，星状神经节阻滞在治疗紧张性头痛中可显著改善患者临床症状，有效降低治疗后的复发率。紧张性头痛的治疗关键在于改善患者的头痛症状，通过阻滞星状神经节调节患者自主神经系统、免疫系统及内分泌系统，改善支配疼痛区域的血液供应，增强血液供应，从而减轻头痛症状，获得临床疗效。

（2）可根据最剧烈的头痛部位做痛点阻滞或枕大神经阻滞与枕小神经阻滞。

七、中医辨证治疗

紧张性头痛是指双侧枕部或全头部的紧束样或压迫样疼痛。通常呈轻中度持续性钝痛，患者头痛期间日常生活不受影响，可有头部肌群痉挛及压痛；常常伴有失眠、焦虑和抑郁等症状；多在精神紧张、过度劳累后发作。紧张性头痛为最常见的一种慢性原发性头痛，其发病年龄多在 20~40 岁，女性多于男性。

（一）紧张性头痛的中医病因病机

紧张性头痛属于中医学“头痛”和“头风”的范畴，在《素问·生气通天论篇》中有“因于湿，首如裹”的经典论述。中医认为脑为髓之海，脑需要依赖肝肾精血和脾胃精微物质的充养，故头痛发生多与肝、脾二脏的功能失调有关。紧张性头痛的主要病机为在肝郁气

滞的基础上，夹以风、火、痰、瘀等致病因素上扰清窍而发病。

（二）紧张性头痛的针灸治疗

紧张性头痛的针灸治疗原则：根据疼痛部位、循经取穴、远近配穴的原则进行辨证取穴，以疏通经络，对证止痛为目的。

1. 主穴

（1）阳明经：头维、印堂、阳白、合谷、内庭。

（2）少阳经：风池、太阳、率谷、外关、足临泣。

（3）太阳经：天柱、后顶、后溪、申脉。

（4）厥阴经：百会、四神聪、内关、太冲。

（5）全头痛：风池、百会、头维、率谷、太阳、合谷。

2. 配穴

（1）血瘀：加膈俞、血海。

（2）气血不足：加脾俞、三阴交、足三里。

（3）肾虚：加太溪、肾俞。

（4）肝阳上亢：加阳陵泉。

（5）外感风邪：加列缺。

（6）痰湿：加丰隆。

3. 操作手法

实证采用泻法，虚证采用补法；缓解期多采用平补平泻法；四肢穴位行提插捻转法，头部穴位实施捻转补泻法。可配合艾灸。

彭建民采用针刺双侧风池、太阳、头维、合谷及阿是穴（于紧张颈肌处取 1~2 对），辨证前头痛配印堂、上星，头顶痛配百会、四神聪，后头痛配天柱，共治疗紧张性头痛 63 例。经 2 周治疗后，结果显效率为 76%，显著优于口服复方氯唑沙宗、阿米替林的随机对照组（$P<0.01$）。

（三）紧张性头痛的中医中药治疗

中医认为焦虑和精神刺激影响肝的疏泄，干扰脾之健运，导致肝气郁结、脾失健运。故紧张性头痛治法以疏肝解郁为主；兼以息风清热、健脾化痰、活血通络、补虚安神等。

方药：柴胡疏肝散加减。

本方重在疏肝解郁，平肝息风，对肝郁气滞所致的头痛均可获效。临证应重视养心安神药的运用，加用酸枣仁、首乌藤、茯神以养心安神。头痛久者，可加全蝎、地龙等虫类药以收逐风邪、活络止痛。

八、生活方式指导

紧张性头痛的患者平时应避免引起头痛的刺激因素，如焦虑、惊恐、心理应激等；注意颈肩部、头部肌肉放松;睡眠要充足,心情要保持愉快;生活要有规律。

第五节 丛集性头痛

一、概述

在 ICHD-3 中丛集性头痛被归为三叉神经自主神经性头痛,它是一种原发性头痛,人群患病率为(50~70)/10 万,好发于 20~50 岁的青壮年男性,男女比例为(2.5~7.1)∶1。病程分为发作期和缓解期,发作呈丛集性,即头痛发作倾向于每天有相对固定的时间和长短相似的持续时间,发作时主要表现为一侧眶后部、颞、额等区为主的剧痛,并伴有同侧的球结膜充血、流泪、鼻塞等自主神经症状。此病虽然十分罕见,但发作期间患者的痛苦甚至比分娩、骨折或肾结石的痛苦更甚。

二、病因及发病机制

丛集性头痛的病理生理机制尚不清楚。以前认为此病为神经-血管功能障碍,为偏头痛的亚型。但是丛集性头痛发作的周期性犹如闹钟一样规律及好发于男性的特点,单用神经-血管功能障碍难以解释。现在普遍认为此病发生机制可能与下丘脑的生理节律改变和神经内分泌紊乱有关,尤其是 5-羟色胺的代谢异常与丛集性头痛的发生有着密切关系。最近的正电子发射计算机断层显像研究发现,发作时疼痛侧的丘脑下部活化。此部位与周期性的发病相关。1988 年 Raskin 首先提出丛集性头痛发病机制的生物钟学说。许多研究表明丛集性头痛的周期性发作与周期性内分泌的功能变化关系密切。丛集性头痛的丛集期为周期性、定时性疼痛发作,从对患者激素分泌节律的研究中发现,中枢性起步机制起一定的作用。综合目前比较普遍的学说——三叉神经血管系统学说,认为三叉神经系统是丛集性头痛的传导经路,三叉神经逆向刺激可诱发 P 物质、降钙素基因相关肽和血管活性肠多肽的释放,引起血管扩张、血管周围区域肥大细胞和血小板改变及蛋白外渗而产生神经源性炎症,导致丛集性头痛发作。丛集性头痛的发作由中枢性(丘脑下部前端的部分细胞群)起步,可能通过神经内分泌系统使某些神经递质如 5-羟色胺的分泌发生变化,引起三叉神经支配血管的改变,进而刺激三叉神经末梢感受器,导致丛集性头痛的丛集发作。除此之外,目前认为还可能与外伤、手术、麻醉、感染及蝶腭神经或岩大浅神经病变等因素有关。由于此病多发于青年男性,故又有人提出睾酮学说,部分患者应用外源性睾酮疗效较好。

三、临床表现

丛集性头痛的典型症状为开始时病痛在一侧眶周或眼球后,在数分钟内迅速发展为眼睛四周剧烈疼痛。时常扩散到颞部或上颌部,也可扩展到顶枕或颈部,疼痛时可伴有眼睛流泪、结膜充血、鼻塞流涕等副交感神经亢进症状和霍纳综合征(瞳孔缩小、眼睑下垂)

等自主神经症状，另外，还有颜面潮红、脉缓。只有 1%～2%的丛集性头痛患者没有自主神经症状。一般疼痛在 10～15 min 达到高峰，每次发作持续 15～180 min。发作多在刚入睡时，无先兆性，多数患者坐立不安或前俯后仰地摇动，部分患者用拳击打头部以缓解疼痛。较多患者的头痛在固定时间内出现，会自行缓解。发作连续，持续 2 周到 3 个月（称为丛集期），许多患者的丛集期在每年的同一季节，间歇期为数月到数年，其间症状完全缓解。体格检查一般无阳性体征，偶尔见患侧展神经麻痹。

四、诊断

（一）丛集性头痛

旧称：睫状神经痛；头部红斑肢痛病；Bing 红斑性面痛；血管麻痹性偏侧头痛；慢性神经痛样偏侧头痛；组胺性头痛；Horton 氏头痛；Harris－Horton 氏病；（Harris）偏头痛性神经痛；（Gardner）岩神经痛；Sluder 氏神经痛；蝶腭神经痛；翼管神经痛。

描述：发生于严格的单侧眼眶，和（或）眶上，和（或）颞部的重度头痛，每次持续 15～180 min，发作频率为隔日 1 次至每天 8 次，伴随同侧结膜充血、流泪、鼻塞、流涕、前额和面部出汗、瞳孔缩小、上睑下垂，和（或）眼睑水肿，和（或）烦躁不安或躁动。

诊断标准：

（1）符合诊断标准（2）～（4）发作 5 次以上。

（2）发生于单侧眼眶、眶上和（或）颞部的重度或极重度的疼痛，若不治疗疼痛持续 15～180 min。

（3）头痛发作时至少符合下列 2 项中的 1 项。

1）至少伴随以下症状或体征（和头痛同侧）中的 1 项。

A. 结膜充血和（或）流泪。

B. 鼻塞和（或）流涕。

C. 眼睑水肿。

D. 前额和面部出汗。

E. 瞳孔缩小和（或）上睑下垂。

2）烦躁不安或躁动。

（4）发作频率为隔日 1 次至每天 8 次。

（5）不能用 ICHD－3 中的其他诊断更好地解释。

注：① 丛集性头痛的发作病程中，部分（不到一半）的头痛发作程度较轻和（或）持续时间更短或更长；② 丛集性头痛的发作病程中，部分（不到一半）的头痛发作不频繁。

（二）发作性丛集性头痛

描述：丛集性头痛发作期持续 7 天至 1 年，头痛缓解期至少持续 3 个月。

诊断标准：

（1）发作符合丛集性头痛的诊断标准，且在一段时间内（丛集期）发作。

(2) 至少2个丛集期持续7天至1年(未治疗),且头痛缓解期≥3个月。

注:丛集性头痛通常持续2周~3个月。

(三) 慢性丛集性头痛

描述:丛集性头痛至少1年内无缓解期或缓解期<3个月。

诊断标准:

(1) 发作符合丛集性头痛诊断标准和下面的诊断标准(2)。

(2) 至少1年内无缓解期或缓解期<3个月。

注:慢性丛集性头痛可以是始发的(以前称为原发性慢性丛集性头痛)或从发作性丛集性头痛演变而来(以前所说的继发性慢性丛集性头痛)。某些患者可从慢性丛集性头痛转换为发作性丛集性头痛。

五、鉴别诊断

本病病程分为发作期和缓解期。发作呈丛集性,即头痛多于每天相对固定的时刻发作,且持续时间长短相似;发作时主要表现为一侧眶后部、颞部、额部等区域剧痛,伴同侧球结膜充血、流泪和鼻塞等自主神经症状。本病特有的头痛形式、周期性及自主神经表现均有别于其他形式的头痛。

(一) 偏头痛

偏头痛开始表现为一侧眶上、眶后或额颞部位的钝痛,强度增长时具有搏动性质,尔后持续为一种剧烈的固定痛,并扩展至整个半侧头部,甚至上颈部。患者面色苍白,常伴有恶心、呕吐,头痛通常为一整天,常因睡眠所终止。头痛前往往有前驱症状,且多为单侧,一般在青春期发病,多有家族史。血中组胺稍有增高而5-羟色胺显著降低。

(二) 三叉神经痛

三叉神经痛表现为三叉神经分布区的发作性短暂剧痛。每次疼痛仅数秒钟,每天发作数次至数十次。疼痛如刀割样、烧灼样或针刺样,常因洗脸、刷牙、说话、咀嚼而诱发。患者常可指出诱发疼痛的位置,其被称为“扳机点”。本病好发于中、老年人,以三叉神经第2、3支受累较多。体格检查可有疼痛区域感觉减退。

(三) Sluder氏颅-面血管性疼痛

其大多发生于男性,表现为单侧固定的阵发性头痛,累及眼眶及其上下区域而不超越至对侧,伴有自主神经及血管-分泌症状如霍纳征、结膜充血、流泪、鼻堵塞及单侧流鼻涕等。无大脑皮质症状。发展有特殊性,3~6周内每天或数日发作一次,继而完全缓解数日或数年,然后复发。也要与其他血管性头痛相鉴别。

（四）基底动脉型偏头痛

此头痛常见于青年女性，与月经关系密切。发作突然，前驱症状包括视觉先兆，如闪光、闪辉性暗点、偏盲或短暂性黑矇，或有前庭功能紊乱、听力减低或丧失，且可伴有小脑症状，出现眩晕、耳鸣、共济失调、构音不良等。先兆症状持续数分钟至半小时后出现枕部剧痛，常为跳痛，多伴有自主神经症状如恶心、呕吐等。有时尚会出现短暂的意识障碍。此头痛是一种弥散性血管运动功能的紊乱。

六、西医治疗

（一）发作期治疗

1. 吸氧治疗

研究发现丛集性头痛的患者于发作期吸入大量纯氧可迅速缓解头痛，且无副作用。纯氧治疗有效的机制被认为是脑血管收缩影响了儿茶酚胺和 5-羟色胺等的活性。76 例患者的对照研究发现，当发作时吸入氧气组（浓度 100%，流量 12 L/min）的患者疼痛缓解的效果优于对照组（吸入空气组），60%～80%的患者病情在 15 min 内得到改善。研究发现，吸入高剂量和高流量的纯氧治疗丛集性头痛（发作期）是最有效的方法，而且使用纯氧还可以避免过量使用其他药物，并可以消除与丛集性头痛有关的其他症状，如眼睛红肿、流泪。

2. 药物治疗

（1）曲坦类药物：是选择性 5-羟色胺 1D/1B 受体激动剂，对颅内外血管有选择性作用，可抑制头痛发作时的血管扩张。其常用药物为舒马普坦。国外用舒马普坦 6 mg 皮下注射治疗丛集性头痛的研究显示，用药后 15 min，症状缓解的百分率为 74%。日本学者以安慰剂作为对照进行双盲试验。舒马普坦 3 mg 皮下注射，在治疗 30 min 后 75%的丛集性头痛患者的症状改善。舒马普坦 20 mg 鼻腔内给药治疗丛集性头痛，给药 15 min 后 28.8%的患者有效，30 min 后 60.7%有效。我国目前没有舒马普坦的注射剂上市，但有研究者以舒马普坦口服剂为研究对象，发现口服舒马普坦能非常有效地治疗丛集性头痛急性发作，副作用少且轻微，具有良好的耐受性，可推荐作为治疗丛集性头痛急性发作的药物之一。但舒马普坦需慎用于患有心脑血管疾病或高血压的患者，并且作为预防丛集性头痛用药的效果也有争议。

（2）麦角胺类药物：口服麦角胺类药物治疗丛集性头痛已经有 50 年的历史了。有研究显示，二氢麦角胺 1 mg 静脉给药 3 天至 1 个月后，有 2/3 的患者不再发作。麦角胺类药物也可用于预防丛集性头痛。

（3）类固醇类药物：皮质类激素（泼尼松龙、泼尼松和地塞米松）是起效最快、最有效地预防丛集性头痛的药物，能显著减少头痛的发作和发作时间，但是副作用最大，主要的副作用是骨坏死。所以长期用药一定要注意，只有在其他一线用药都无效时才使用。类固醇类药物治疗丛集性头痛的机制还不清楚，有学者认为，激素在神经阻滞治疗各种头痛时起主要作用。

（4）其他药物：有报道称生长抑素奥曲肽可以有效缓解丛集性头痛急性发作时的头

痛症状，但是因为其价格昂贵所以临床使用并不普遍。还有经鼻注射局麻药利多卡因（疼痛一侧，4%～10%，1 mL），认为利多卡因可以阻断疼痛在三叉神经的传递，但是由于有效率低，临床上一般不建议使用。

（二）预防性治疗

1. 一线用药

（1）维拉帕米（钙通道阻滞剂）：可以用于长期预防性治疗，由于维拉帕米可以通过房室结的传导引起房室传导阻滞，因此，用药前必须进行心电图检查，起始剂量为 80 mg/d，每天 3 次，逐日增加剂量 40～120 mg，以 7～14 天为一阶段，直到发生副作用或达到日限定最高剂量 960 mg 时停止。因为维拉帕米容易导致心肌梗死，所以在剂量改变的最初 10 天内都要观察心电图的变化，尤其要特别留意 PR 间期。此药物主要的副作用是便秘，也有可能出现头晕、肢端水肿、恶心、疲劳、低血压和心动过缓。

（2）锂盐：以前锂盐常用于预防丛集性头痛，其作用机制可能是加速了神经元之内组胺的破坏，促进了突触前膜对组胺的再摄取，从而减少突触间隙中组胺的含量。由于锂盐有效浓度与中毒剂量接近而且有严重的不良反应，因此，剂量控制为每天 0. 75～2. 50 g。Stochino 等研究还显示，锂盐治疗 2 周后 77%的丛集性头痛患者每天发作的次数减少，而且仅 15%出现轻微不良反应，由此推测锂盐还可以用于预防丛集性头痛。

2. 二线用药

若一线预防药物的疗效不满意，可使用二线预防药——二氢麦角新碱。二氢麦角新碱对突然发作的头痛有很好的疗效，通常日剂量为 4～8 mg，最大剂量可增至 12 mg，短期副作用包括恶心、肌肉痛性痉挛、腹痛和足部水肿。长期使用可导致严重纤维化，因此，使用受到限制，只能在医师的监督下用于短期治疗。

3. 三线用药

托吡酯的治疗效果最理想，其治疗丛集性头痛的机制尚未明了，推测与其在偏头痛的防治作用机制类似，通过直接或间接地阻断钠通道和钙通道、增强 GABA 受体的敏感性、降低氨甲基磷酸的活性，进而降低中枢兴奋性神经递质的作用，由此产生治疗和预防丛集性头痛的双重效果。

（三）神经阻滞治疗

蝶腭神经节阻滞、星状神经节阻滞、头面部神经阻滞、穴位注射等治疗丛集性头痛的疗效显著。

（四）微创及手术治疗

1. 三叉神经或蝶腭神经节手术/射频热凝术

17 例接受三叉神经部分或全切手术的丛集性头痛中，有 15 例（88%）患者术后头痛明显或完全缓解。蝶腭神经包含三叉神经分支的感觉神经纤维及交感神经纤维,阻断蝶腭神经节可通过皮下或者皮内注射,更简单的方法是通过鼻腔外侧壁黏膜表面麻醉。意大利学者 Pipolo 等发明的一种新蝶腭神经技术,用于治疗难治性丛集性头痛,统计结果发现,有 55%对药物耐受的患者对此技术有反应。有研究人员采用蝶腭神经节射频热凝术治疗 20 例丛集性头痛患者,术后疼痛均明显缓解,1 年后随访,询问患者疼痛情况,均无复发现象。

2. 脑深部刺激疗法

神经影像学发现,发作期间下丘脑下部区域被活化,所以尝试用深部脑刺激来治疗难控制的病例,有效率约为 60%。但是有一部分研究报道,出现了死亡病例,而且在进行电极植入时可能存在颅内出血的风险,这提示在其他外部刺激无效的情况下再运用下丘脑刺激技术。

3. 枕神经刺激疗法

枕神经刺激目前被认为是一种安全有效的治疗手段,应用于那些药物难以控制的丛集性头痛患者中。Burns 等对 8 例丛集性头痛患者双侧枕下区植入电极,平均治疗 20 个月(6~27 个月),6 例患者取得满意的治疗效果,发作频率及程度均明显减轻。但是给予刺激的脉冲持续时间和频率还不清楚,需要进一步研究。

七、中医辨证治疗

丛集性头痛是一种原发性神经血管性头痛,表现为一侧眼眶周围包括鼻子旁边、鼻窦里面的深部剧烈疼痛,有反复密集发作的特点,伴有同侧眼结膜充血、流泪、瞳孔缩小、眼睑下垂,以及头面部出汗等自主神经症状,常在 1 天内固定时间发作,可持续数周至数月。

(一) 丛集性头痛的中医病因病机

中医学认为丛集性头痛属“头风”范畴。其疼痛部位在太阳、阳明、少阳。其病位虽在头面部,但病本当责之于肝,故丛集性头痛的病机为肝风内动,经络不通。

(二) 丛集性头痛的针灸治疗

丛集性头痛遵照中医循经取穴的治疗原则,针灸治疗宜通调三阳经经气,使血气和顺,通者不痛。

主穴:患侧阿是穴、头维、阳白、合谷。

方义:针刺患侧阿是穴可局部疏通经络,活血止痛;阳白为足少阳胆经穴,头维为足阳明胃经在头部的腧穴,是足阳明胃经与足少阳胆经、阳维脉之交会穴,两穴都有清头明目、活血通络、止痛镇痉的功效;合谷为远端取穴,四总穴歌的“面口合谷收”,以达清泄阳明经气的功效。

配穴:疼痛部位在太阳经(目内眦至后项),加睛明、眉冲、通天、玉枕、天柱;疼痛部位在阳明经(前额至眼眶及鼻侧),加承泣、四白、地仓、迎香;疼痛部位在少阳经(头侧及鬓角),加瞳子髎、听会、上关、率谷、头临泣、风池。

操作手法:四肢穴位行提插捻转法;头部穴位实施捻转补泻法。实证采用泻法,强刺激,取针后不按压针孔;虚证采用补法,多采用平补平泻法。

(三)从集性头痛的中医中药治疗

中医对于丛集性头痛的治疗以调肝为先,调肝之法随证之虚实不同而变;在调肝的基础上,运用风药引经,使药力直达病所,祛风与清火相结合;并给予活血化瘀之品,使络通而痛止;兼顾养血柔肝,以缓急止痛。

方药:芍药甘草汤合选奇汤加减。

本方运用芍药甘草汤以疏肝泻火、缓急止痛;选奇汤为李杲制方,其主治"风火上煽,眉棱骨痛",故用之可收良效。头痛甚者,可加全蝎、蜈蚣等虫类药以收逐风邪、活络止痛。

八、生活方式指导

丛集性头痛的患者平时要避免引起头痛的诱发因素:乙醇、难闻的气味、睡眠不足、忧郁焦虑和天气变化等。其次发作时若条件允许可以给予高流量面罩给氧等。

第六节 颈源性头痛

一、概述

颈源性头痛(cervicogenic headache,CEH)是指由颈椎或颈部软组织的器质性或功能性病损所引起的,以慢性、单侧头部疼痛为主要表现的综合征。疼痛性质是一种牵涉痛。国际疼痛学会流行病学调查发现头痛在人群中的发病率大约为47%,头痛的患者中15%~20%为颈源性头痛。目前,颈源性头痛在普通人群中发病率为2.2%,患病年龄为30~50岁,平均年龄为42.9岁,男女比例为1∶4,主要与女性月经期激素的变化有关。

二、病因及发病机制

目前认为引起颈源性头痛的病因尚不完全清楚。学者多认为是椎间盘退行性变引起的神经压迫和伴随的局部无菌性炎症反应。

(一)解剖因素

颈源性头痛多源于第1~3颈神经炎性刺激和卡压。颈部肌肉、筋膜和韧带等软组织,可因多种原因产生无菌性炎症反应,刺激血管收缩,损害肌肉组织,导致颈椎应力失衡，小关节错位或椎体间错位，从而卡压和（或）刺激第1～3颈神经引起慢性、单侧头痛为主的一组证候群。

（二）颈椎间盘退行性变是颈椎病的发病基础

实验研究证明，退行性变的非突出椎间盘可以产生炎症介质PLA－2、IL－1、IL－6、TNF－Q、前列腺素E_2、组胺、5－羟色胺、一氧化氮、IgG和IgM等。这些化学因子不仅能致炎、致痛，有些还有神经毒性作用。

（三）第1～3颈神经与颅神经关联或会聚

颈源性头痛的发生是由于高位颈神经所经过的结构发生病损而引起高位颈神经伤害性感受信息的传入，通过高位颈神经之间及高位颈神经与三叉神经等脑神经传入纤维在中枢会聚，使伤害感受性输入产生紊乱而形成神经支配区域的牵涉痛。这种会聚不仅简单发生在高位颈神经与三叉神经传入纤维，还混入面神经、舌咽神经及迷走神经的躯体感觉传入纤维之间。Vincent认为颈椎骨质增生和颈椎间盘突出不是颈源性头痛的独立诱发因素，颈源性头痛还可能是由于三叉神经血管系统的激活而被诱发，这是因为高位颈神经与三叉神经核在中枢会聚。Jansen研究发现低位颈神经根病变可引起头痛，这些患者在经过低位颈神经根手术后头痛缓解。

三、临床表现

颈源性头痛的特征是头痛的同时伴有上颈部疼痛、僵硬或活动时上颈部疼痛、压痛，颈部活动受限。头痛可随着病程进展，发作性疼痛逐渐加重，持续期延长。颈源性头痛多数起病隐袭，少数外伤后发病，均有单侧或双侧的颈枕和（或）颞侧及头部的紧重、闷痛、紧胀、酸痛感，以及眼眶紧、涩、酸，视觉疲劳，肩背不适，部分患者有焦虑，轻度抑郁，失眠、枕部和冈上、下肌压痛。

检查可发现耳下颈椎旁及乳突后方有压痛。部分患者压顶试验和托头试验呈阳性。颈部旋转屈曲试验（flexion rotation test，FRI）对颈源性头痛的诊断敏感性为91%。特异性为90%。同时对颈源性头痛的鉴别诊断及鉴定患者的运动障碍是否在C_1～C_2有很大帮助。王善金等认为，颈源性头痛程度越重，颈椎曲度越小，曲度异常可能是头痛严重程度的一个潜在因素。Ogince等报道，如果颈部旋转屈曲试验小于32°，具有阳性意义。也可以辅助X线片和CT检查。颈部的MRI检查对椎间盘、韧带、肌肉等软组织有较好的诊断价值。根据疼痛的部位、性质、体征，除外其他可致头痛的器质性疾病即可诊断。

四、诊断标准

鉴于目前定义及诊断标准较为混乱，具体见表5－2。

表 5-2　颈源性疼痛的临床特征

症状	国际头痛协会	国际疼痛学会	颈源性头痛国际研究组	世界颈源性头痛协会
自觉疼痛部位	颈部、枕部	始于颈枕部颞及整个半侧头部	始于同侧颈部模糊的非根性颈、肩、臂痛或神经痛	颈、枕、颞顶、前额、眶周
疼痛特征	—	单侧头痛而不转换至对侧，经常转换为持续性中重度疼痛，疼痛时间变化不定	单侧头痛而不转换至对侧，中重度非搏动性、非撕裂样疼痛	单侧或双侧非撕裂样钝痛
疼痛加剧因素	颈部活动及特定姿势	颈部活动	颈部活动、头的不自然姿势，在同侧颈、枕部施加压力	颈部活动
触诊发现	颈部肌肉触痛性质发生变化	—	—	肌肉触痛，找出疼痛的颈部根源
对局部阻滞治疗的反应	相应结构阻滞后疼痛可减轻	枕神经或神经根阻滞后疼痛可减轻	局部阻滞枕神经、小关节面或神经根可消除疼痛	颈神经阻滞后疼痛缓解
放射学发现	屈或伸异常，骨折、先天性异常，肿瘤或风湿性关节炎而非椎关节强直	—	—	—
颈部外伤	—	—	可有	—
颈椎客观活动度	被动活动度降低	—	—	受损
其他	—	—	恶心或呕吐，颜面水肿或潮红，头晕、畏光、怕声、视物模糊、吞咽困难，对麦角胺、舒马曲坦无效	—

其中推荐在临床工作中采用颈源性头痛国际研究组诊断标准，内容如下：

(1) 颈部症状和体征如下。

1) 以下情况，头痛症状加重。

A. 颈部活动和(或)头部维持于异常体位时。

B. 按压头痛侧的上颈部或枕部时。

2) 颈部活动范围受限。

3) 同侧的颈、肩或上肢非根性痛(定位不明确)，或偶有上肢根性痛。

(2) 诊断性麻醉阻滞可明确诊断。

(3) 单侧头痛，不向对侧转移。

注：根据对诊断的重要程度，将诊断标准按顺序从(1)项到(3)项，诊断颈源性头痛时符合(1)项即可确诊，而仅符合(2)项或(3)项则不足以诊断，同时符合(2)项和(3)项则可明确诊断，若 3 项同时符合则诊断确定无疑。科研工作中必须符合 2 项，尽量符合 3 项。

特别强调的是诊断性神经阻滞是颈源性头痛的诊断标准之一。

五、鉴别诊断

颈源性头痛主要与几种常见头痛相鉴别：偏头痛、紧张性头痛、丛集性头痛等，可以根据其各自的临床特点进行鉴别。

六、治疗

依据颈源性头痛的疼痛程度，可以采用不同的治疗方法。轻度疼痛可注意休息，辅以NSAIDs、扩血管药和中药等口服，并施行针灸、牵引和理疗等多种治疗方法。重度疼痛宜采取以神经阻滞治疗为主的综合治疗方法。综合康复疗法能显著提高颈源性头痛患者的疼痛阈值及临床疗效。急性期可使用脱水剂、激素冲击治疗等。随着神经阻滞治疗技术的完善与成熟，这种方法已成为颈源性头痛的主要治疗方法，得到了广泛的应用，并取得了显著的治疗效果。

（一）一般治疗

大多数症状较轻的颈源性头痛患者通过非手术治疗病情可缓解或治愈，如改变生活工作中的不良姿势和习惯。适当地限制颈部活动以免损伤加重，疼痛缓解后方可适当、缓慢地增加颈部的活动，以免复发。

（二）物理治疗

目前物理治疗的主要方式有推拿、颈椎牵引、针灸、经皮电刺激、直线偏振光近红外线等，其治疗机制主要为改善局部血液循环，促进血管扩张，促进炎性致痛物质代谢及消炎镇痛等。

（三）药物治疗

药物治疗是颈源性头痛最基本的治疗方法。目前临床上常用的药物包括镇痛药、镇静药、肌肉松弛药、糖皮质激素、血管扩张药物等。对于疼痛程度较轻、病程较短、发作频率较低的患者，NSAIDs是药物治疗的首选，它们在减轻炎症反应的同时可减轻疼痛。中枢性肌松药如乙哌立松、盐酸替扎尼定等可消除肌肉炎症、缓解肌肉痉挛而发挥治疗作用。病情严重的患者，可使用甘露醇、糖皮质激素等消炎、脱水，能明显减轻疼痛。

（四）微创治疗

1. 神经阻滞治疗

神经阻滞治疗通过阻断疼痛冲动的传导、改善病变区域的血液循环，促进局部炎性渗出物和致痛物质的吸收，增强组织新陈代谢，阻断疼痛-肌肉组织缺血-疼痛的恶性循环。神经阻滞治疗的常用药物为局麻药复合糖皮质激素或复合入维生素 B_{12} 制剂（如甲钴胺注射液），可抑制局部炎症，改善微循环，促进细胞代谢，还能通过下调星形胶质细胞再活化和抑制硫酸软骨素蛋白聚糖表达来促进神经修复、轴突生长。

（1）枕大神经、枕小神经、第三枕神经阻滞：适用于颈源性头痛，包括枕大神经痛、枕小神经痛。

1）枕大神经阻滞：以上项线枕外隆凸与乳突连线中内 1/3 交界处（枕大神经出肌点）为穿刺点，在超声引导下紧贴枕动脉内侧进针，患者会出现枕部放射痛或异感时，稍退针尖，回抽无血后注入治疗液。

2）枕小神经阻滞：在枕外隆凸与乳突连线中外 1/3 交界处（枕大神经穿刺点外侧约 2.5 cm）为穿刺点，回抽无血后注入治疗液。

3）第三枕神经阻滞：通过枢椎棘突水平穿越头半棘肌的位置（枢椎棘突与横突中点）或上项线水平出肌点为穿刺点，在超声引导下进行阻滞，回抽无血后注入治疗液。

神经阻滞并发症：一般无严重并发症，因头皮血管丰富容易出血，阻滞后应压迫数分钟。枕大神经、枕小神经及第三枕神经阻滞点具体见图 5－1。

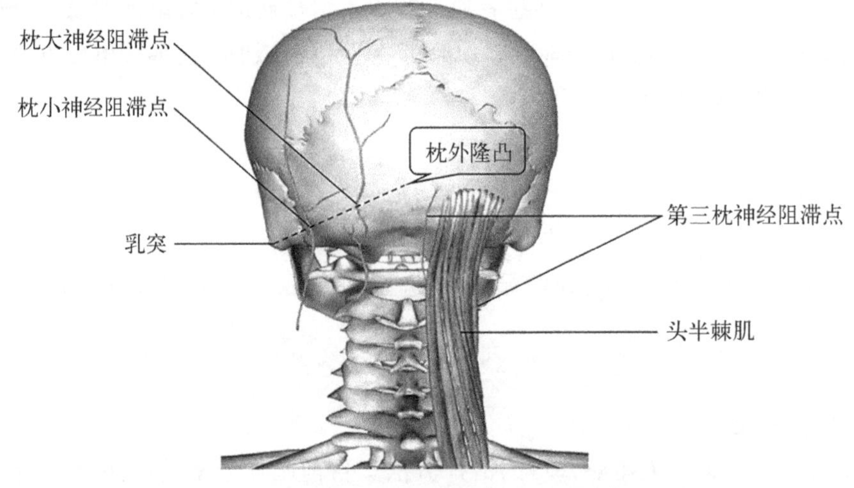

图 5－1　枕大神经、枕小神经及第三枕神经阻滞点

（2）颈椎小关节阻滞：除第 1、2 颈神经后支，其余颈神经后支从椎间孔处发出后，向后绕颈椎关节突关节（即颈椎椎间关节），因此，可在颈椎关节突关节处进行颈神经后支阻滞。颈椎关节突关节阻滞通常需要超声或 X 线、CT 引导。目前超声引导安全性和准确性更高，超声长轴扫描可见颈椎关节突关节为典型的叠瓦状结构，容易辨别。近年有学者采用短轴扫描，以棘突为标志，可清晰显示颈椎关节突关节（包括上下关节突）。

（3）颈椎横突阻滞：既往常用 CT 或 X 线引导，使用超声引导时可提高操作的安全性和准确性。患者可取侧卧位、俯卧位，超声根据颈椎棘突确定颈椎节段，从颈椎棘突由后向前滑动超声探头确定相应的颈椎横突。第 2 颈神经后支在寰椎后弓与椎弓板之间（寰椎关节外侧)、第 3~7 颈神经后支在脊柱轴外侧最凹点,即颈椎横突后结节与颈椎关节突关节之间,超声或 X 线、CT 引导均容易实施。颈椎关节突关节、横突与颈神经后支关系,以及颈神经后支颈椎横突阻滞见图 5-2、图 5-3。

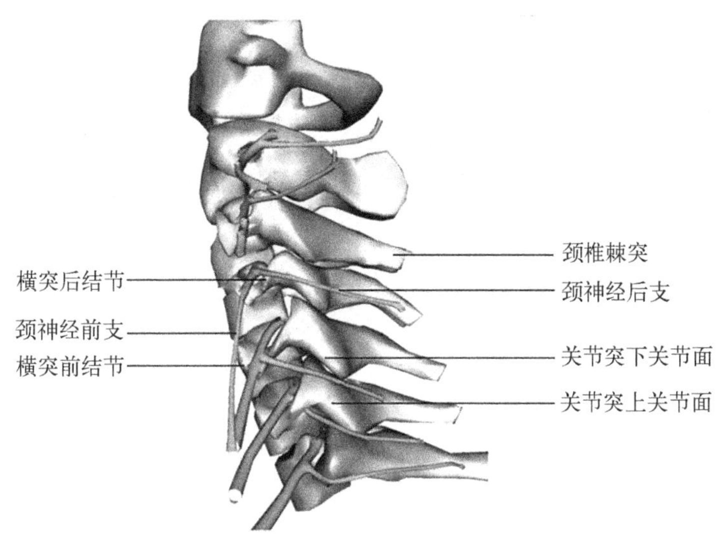

图 5-2 颈椎关节突关节、横突与颈神经后支关系

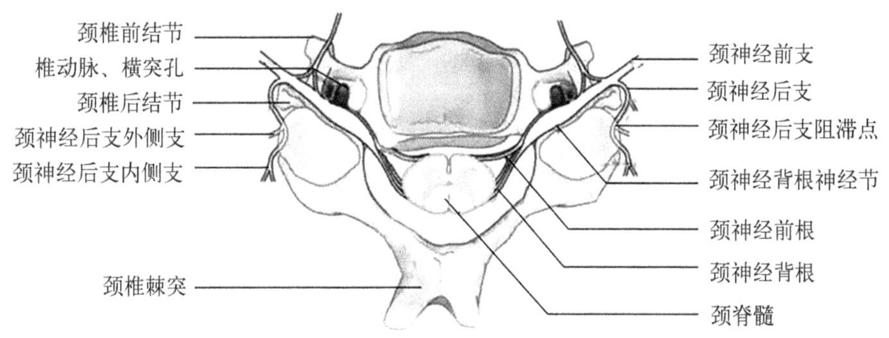

图 5-3 颈神经后支颈椎横突阻滞

(4) 第 2 颈背神经节阻滞:需要在 X 线、超声或 CT 引导下实施。第 2 颈背根神经节在解剖上位于外侧寰枢关节后面内侧中部的固定位置上,在超声引导下第 2 颈神经节阻滞为例。

1) 患者体位:取俯卧位,胸部垫枕,双手放置舒适。

2) 注射定位:在超声引导下以第 2 颈背根神经节为目标进行探查并做好相应的体表标记。

3) 注射方法:以标记点作为穿刺点,在超声引导下调整进针方向,针尖抵达第 2 颈背根神经节时可诱发枕部、顶部的放射痛,性质与原发疼痛区一致,回抽无异常时缓慢注入混合液。

4) 混合液构成:利多卡因 40 mg+地塞米松 5 mg+0.9%氯化钠注射液。单次注入混合液 2 mL。特别注意超声确定第 2 颈背根神经节外侧的椎动脉、内侧的椎管，穿刺时应避开。第 2 颈背根神经节的位置见图 5－4。

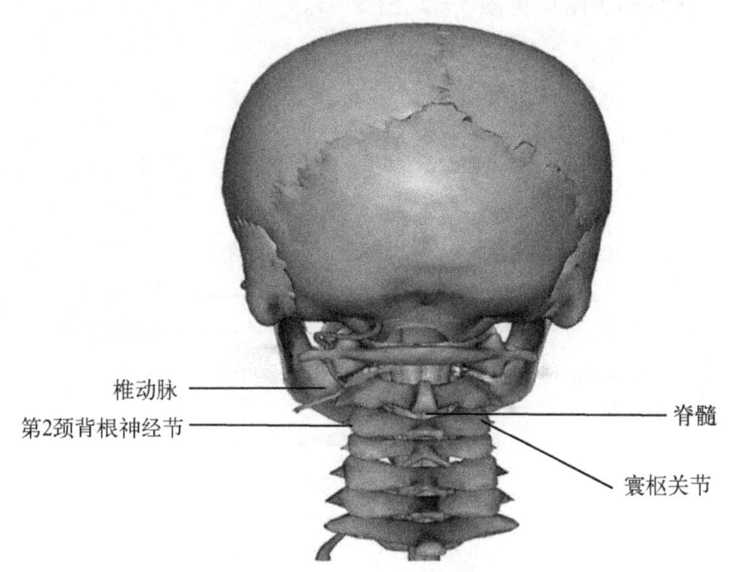

图 5－4　第 2 颈背根神经节的位置

（5）其他神经阻滞：星状神经节阻滞。星状神经节多位于 C_7 ~ T_1 椎体横突水平，在颈总动脉、椎前筋膜深面，其外侧为前斜角肌，内侧为食管、气管、喉返神经，后方为颈长肌、颈椎横突，下方为锁骨下动脉、胸膜顶。然而，人体颈交感链的解剖位置和形态常发生变异，高精度超声能够识别星状神经节，而不仅单纯依赖其周围的解剖结构，则能最大限度地减少星状神经节阻滞并发症的出现。通常注入 1%利多卡因 4～6 mL。星状神经节阻滞成功的标准是注射侧出现霍纳征。

另外，椎旁阻滞、痛点阻滞等均有一定疗效。

2. *射频治疗*

（1）射频热凝治疗：是基于射频电流通过一定阻抗的神经组织时在高频电场作用下消耗电能产热，在组织内形成一定范围的蛋白质凝固的破坏灶，局部神经末梢的感觉纤维灭活，以达到神经毁损的目的。以 X 线引导下第 2 颈神经后支射频热凝治疗为例。

1）患者取俯卧位，胸部垫枕，双手放置舒适。

2）采用一次性射频穿刺针，在 X 线透视引导下穿刺 C_2 的横突（C_2 横突的结节间沟为第 2 颈神经后支），当感到有骨性组织阻碍后，回抽无血、无脑脊液时，进行感觉运动测试。感觉运动测试能复制患者疼痛为测试成功，也可注射 0.5%利多卡因 0.2～0.3 mL 进行实验性阻滞，测试成功后实施射频热凝治疗，热凝温度控制在 65～70 ℃，时间为 90～120 s，1 个或 2 个循环。在进行热凝过程中，如果患者出现严重疼痛，应立即终止操作，注射局麻药或镇痛药等控制疼痛后再继续实施射频热凝治疗。另一个常用方法是第 2 颈背根神经节射频热凝术。

（2）脉冲射频治疗：是由射频仪间断发出的脉冲式电流传导至电极尖端的神经组织，射频电流通过在局部组织引起分子移动、摩擦等产生微热量，电极尖端温度一般不超42 ℃，且作用机制不是通过蛋白凝固来破坏痛觉传递，而是针对神经突触活性、细胞因子等产生影响，进而通过神经调节达到治疗目的。脉冲射频治疗的优势为不会造成神经病理性损毁、不会破坏运动神经功能、可重复应用等，是一种简单、有效的治疗神经性疼痛的方法。第2颈神经节脉冲射频治疗方法如下：

1）患者取俯卧位，头稍倾斜，张口位显露寰枢关节，胸前垫枕并固定头部，无创监测心电图及血氧饱和度变化，开放静脉通道。

2）采用一次性射频穿刺针，选择患侧寰枢关节中点稍下方作为穿刺点，针尖方向略向内侧倾斜，使针尖触及骨面，调整针尖至第2颈神经节。当针尖刺入第2颈神经节时可引出枕部到头顶部放射痛。

3）进行复制测试放射性头痛症状，采用42 ℃脉冲射频治疗（每次120 s，连续2次）。颈背根神经节、颈神经根、颈神经干、颈神经后支均可实施此治疗。

3. 神经毁损术

对于反复治疗效果不佳，疼痛症状严重的患者可采取化学和物理的方法对病变的颈神经后支进行毁损。化学性毁损是在神经旁注入药物，使神经组织变性、结构损伤，传导功能受到不同程度破坏，从而获得较长时间的镇痛效果。常用的神经破坏性药物有乙醇、苯酚制剂、亚甲蓝、多柔比星、高浓度局麻药及甘油等。物理性神经毁损是指通过射频热凝、等离子、冷冻、压迫、切断等方法破坏神经的传导功能，达到止痛的目的。

（1）化学毁损术：是通过注射神经破坏性药物，对神经元或神经纤维造成不同程度的损害，阻断神经组织冲动的传导或降低神经纤维的传导速度。乙醇毁损神经的作用机制：直接接触并损伤神经元，产生蛋白质变性、坏死，引起细胞皱缩，从而对神经产生完全性破坏作用，进而彻底阻断神经传导。无水乙醇可通过直接注射给药，作用于颈神经节或后支。注射无水乙醇之初对神经组织刺激较强烈，会出现剧烈疼痛，因此，注射前应该用局麻药进行神经阻滞。高浓度局麻药作用于神经组织时，其动作电位不可恢复，组织学表现为神经轴索脱髓鞘变性，同时电镜下可发现轴索周围水肿和脂肪蓄积。此外，局麻药所导致的细胞内钙离子浓度升高，同样可导致神经毒性。使用时注意，应先用普通浓度的局麻药进行神经阻滞，起效后，再注入高浓度局麻药，用量尽量少。

（2）物理毁损术

1）冷冻神经毁损术：是利用冷冻探头的低温效应，以一氧化二氮（N_2O）作为冷冻剂，采用冷冻系统贴近相应部位的神经，破坏髓鞘，从而阻断神经传导，达到止痛目的。神经冷冻后立即出现轴索收缩，与髓鞘分离，轴突内线粒体肿胀，嵴断裂或消失，微丝、微管结构不清；髓鞘消失，板层排列紊乱；神经内血管瘀血、扩张，血管内皮坏死；血管通透性改变和神经水肿。神经冷冻温度一般在-90～-70 ℃。冷冻神经毁损术的优势是神经炎发生率低，费用较射频神经毁损术低。避免了药物毁损和射频热凝带来的并发症，如神经炎、神经瘤的形成，但临床较少应用。

2）低温等离子神经毁损术：其作用机制是通过产生100~500 kHz射频电场，在双极刀头局部产生低温等离子体层，离子体层动能较大，通过打断分子间切割或毁损神经组织，使其分解汽化并从穿刺针道中排出体外，从而阻断疼痛信号传导。低温等离子神经毁损术中不易产生麻木感。其原理是在毁损过程中只阻断了温觉、痛觉的传导纤维，对触觉的粗纤维影响较小，因此，产生的麻木感较小。过去低温等离子主要应用于椎间盘突出引起的疼痛治疗。近年来，此技术被广泛用于治疗各种疑难的神经痛，特别是在治疗脊神经后支引起的疼痛时具有明显的优势。原因是脊神经后支相对细小，毁损过程中不易产生麻木感。

4. *小针刀治疗*

小针刀治疗是一种介于手术方法和非手术方法之间的闭合性松解术。在开放性手术方法的基础上结合针刺方法形成的。小针刀治疗的操作特点是在治疗部位刺入深部，到病变处进行切割、剥离等不同的刺激，以达到止痛祛病的目的。其适应证主要是软组织损伤性病变和骨关节病变。小针刀治疗的优点是治疗过程操作简单，不受环境和条件的限制。治疗时切口小，不用缝合，对人体组织的损伤也小，且不易引起感染，不良反应少，患者也无明显痛苦和恐惧感，术后无须休息，治疗时间短，疗程短，患者易于接受。与其他治疗方法相比，小针刀治疗有效地解除了受卡压的神经，彻底消除了病因，其治疗效果是其他治疗方法不能达到的。传统方法是盲穿治疗，近年来，有学者在影像引导下实施，效果更好，安全度更高。

（1）体位：俯卧位，头部伸出治疗床头，上胸部垫薄枕，下颌前面抵于薄枕上，并保持呼吸道畅通。

（2）体表标志：枕外隆凸，即枕骨外面中央部的骨性隆起，位于头颈的交界处。枕外隆凸正中及其两侧有项韧带附着。沿项正中沟（项沟）向上摸，在枕骨触到的骨性隆起即枕外隆凸。上项线：在枕外隆凸的两侧，向乳突基部伸展并可触及向上凸起的横向弧形骨突起；颞骨乳突：位于耳垂后方的圆丘状骨性隆起，是颞骨的一部分；乳突：若将头旋向对侧，胸锁乳突肌终止处即乳突；枕下凹：枕骨下方，颈部上端交界处的凹陷，可以清楚触及，其凹陷的底为C_1的后弓后结节，是头下斜肌的起始部，以手压之则为骨性硬结；C_2的棘突：从枕骨下正中线向下触摸，首先触到的是枕下凹，然后触到的便是C_2的棘突顶，高耸而粗大，可清楚触及。C_2的棘突是头下斜肌和头后大直肌的起点。

（3）操作方法

1）上项线点：刀口线与躯干矢状面平行，刀体与皮面垂直，快速刺入皮肤，直达骨面；调转刀锋90°，切开头后小直肌、头后大直肌和头上斜肌的肌腱2~4刀；纵行疏通、横行剥离，刀下有松动感后出刀。多点时，各点操作相同。

2）枕下凹点：刀口线与躯干矢状面平行，刀体与皮面垂直，快速刺入皮肤；进入皮下后，匀速推进直达骨面；在骨面上纵行疏通、横行剥离，刀下有松动感后出刀。也可以将刀口线调转90°，将刀锋移至后结节的上缘骨面，切开肌着点1~2刀即可。

3）C_2的棘突点：刀口线与头后大直肌走行平行，即与脊柱纵轴线上端呈15°，刀体与皮面垂直。快速刺入皮肤，匀速推进，直达 C_2 的顶骨面。调整刀锋达棘突病侧的上缘（即棘突上端的左侧或右侧），沿棘突上缘骨面，稍深入（不超过 5 mm），可感到进入韧带内的阻滞感。行纵行疏通、横行剥离时，刀下有松动感觉后出刀。

4）C_1 的横突尖点：松解头上、下斜肌起、止点，都在横突尖，区别在横突的上缘或下缘。首先以手指紧紧压住横突尖骨面，使横突尖在皮下。刀口线与肢体纵轴平行，刀体与皮面垂直，刺入直达横突尖骨面。然后，先行纵行疏通，再横行剥离。一般到此可结束。如病情较重，可再将刀体向纵轴上、下倾斜刀体，与上或下皮面呈 30°，再进刀至骨面，在骨面切开下、上肌附着处 1～2 刀，纵横剥离后，出刀。后者操作时，不可再横穿横突上、下缘骨面。

（五）手术治疗

对受压相应节段行颈神经后支减压术可以得到长期的疗效。例如，对受压枕大神经进行解压：取侧卧位，对手术区域行局麻，以患侧乳突和 C_2 的棘突连线的中点（枕大神经在此处穿出皮下）为中心纵行切开颈部皮肤，分离皮下的脂肪、组织，找出枕大神经，并仔细剥离周围组织，使枕大神经及其分支得到减压，同时清除粘连的淋巴结、血管。

七、中医辨证治疗

颈源性头痛是指长期伏案工作或低头活动使颈椎处于一种前屈前倾的状态，颈部软组织或颈椎发生功能性或器质性病变引起的，头痛呈间歇性或连续性，且以单侧多见的后枕部头痛为主，而且疼痛从后枕部风池处向前放射，常伴有以颈肩部的僵硬不适为主要临床表现的一组疼痛综合征。随着人们生活方式的改变和生活压力的增大，颈源性头痛发病逐渐增多，低龄化趋势明显。

（一）颈源性头痛的中医病因病机

颈源性头痛属于中医学“头痛”和“痹证”范畴，多由于头颈部感受风、寒、湿邪后，或长期慢性劳损及外伤后气血运行不畅、气滞血瘀、气血不通；情志不畅引起的气血郁滞不通，脏腑损伤后长期精血亏虚致脉络失养、气血不足等致头痛，且主要病变经脉为太阳经和少阳经。

（二）颈源性头痛的针灸治疗

中医认为针灸可以调和人体阴阳、疏通经络、活血化瘀，从而达到调节人体脏腑功能气血的作用。根据循经取穴、辨证取穴、远近配穴的原则进行选穴。

主穴：颈夹脊、风池、天柱、阿是穴、玉枕、百会、大椎、列缺。

配穴：肩井、后溪、合谷、三阴交、足三里等穴。

取颈夹脊、风池、天柱等穴，针刺得气后接通电针，采用疏密波，强度以患者耐受为度，持续刺激 30 min。

通过电针刺激颈夹脊可直接刺激颈部神经根并提高疼痛阈,从而达到缓解肌肉痉挛、促进组织修复、减轻疼痛的效果。

(三) 颈源性头痛的中医中药治疗

中医对于头痛的治疗不论是针灸还是中药,都离不开辨证论治及整体观念,以不通则痛、不荣则痛的原则来治疗。治法一般运用舒筋通络、活血祛瘀、温补气血等。

方药: 柴葛解肌汤和黄芪桂枝五物汤加减。

头痛甚者,可加全蝎、蜈蚣、地鳖虫等虫类药以收逐风邪、活络止痛。

(四) 颈源性头痛的其他治疗

其他治疗主要有颈椎牵引治疗和推拿手法治疗。可根据患者病情及临床经验制订牵引的重量、牵引的角度及牵引的体位,每天 1 次,每次 20 min,7 次为 1 个疗程。牵引结束后可配合推拿手法松弛颈项部肌肉,缓解神经刺激。

八、生活方式指导

(1) 纠正不良的生活习惯,避免过于劳累,避免久坐和低头活动,保持良好的学习、工作姿势。

(2) 睡硬板床,仰卧睡眠并选择和使用合适的枕头,以维持颈椎的正常生理曲度并使颈部的肌肉和使骨关节得到充分的放松。

(3) 注意颈肩部保暖。

(4) 加强颈部的锻炼,每天早、晚各做 5 min 颈操。

第七节　舌 咽 神 经 痛

一、概述

舌咽神经痛(glossopharyngeal neuralgia,GPN)是一种由进食、吞咽等诱发的舌咽神经分布区及部分迷走神经分布区剧烈疼痛。舌咽神经痛最先由 Weisenburg(1910 年)所描述,特点为沿此神经分布区的短暂发作性剧痛。其发病率并不高,约为三叉神经痛的 1%。据 Rushton(1981 年)的 217 例病例统计,43% 发病在 18~50 岁,以男性居多。国内报道,患者多为 50 岁左右,男女比例无差异。舌咽神经痛典型表现为发作性剧烈疼痛,累及单侧咽部、舌根和外耳道等处,为电击样、刀割样疼痛,通常可向耳根、舌根、扁桃体、下颌三角等处放射。患者通常因吞咽、讲话、咳嗽等诱发。舌咽神经痛的“扳机点”、发病形式等与三叉神经痛相似,但舌咽神经痛很少合并心源性晕厥、抽搐、低血压。舌咽神经痛给患者带来了巨大的痛苦,严重影响患者的生活质量。

二、病因及发病机制

舌咽神经痛根据病因分可分为原发性及继发性。原发性舌咽神经痛病因不明，可能为舌咽神经、迷走神经的脱髓鞘改变，引起舌咽神经的传入冲动与迷走神经之间发生短路的结果，与牙齿、喉、鼻旁窦的感染无明显关系。继发性舌咽神经痛可由小脑脑桥角及附近的肿瘤、炎症、异位动脉压迫、鼻咽部及附近的肿瘤、慢性扁桃体炎、茎突过长、舌咽神经纤维瘤等引起。其病因目前可概括为四大学说。

（一）神经受压学说

Dandy 首次提出三叉神经痛系小脑上动脉压迫或扭曲神经根出脑桥处。1980 年 Jannetta 提出三叉神经痛、半面痉挛的病因是神经入脑桥处被血管压迫。同样的机制亦可引起舌咽神经痛。Lada 等发现在 6 例接受开颅手术的舌咽神经痛患者中，有 5 例患者的舌咽神经、迷走神经入脑处因椎动脉或小脑后下动脉弯曲使其受压或扭转。Boch 等报道 2 例舌咽神经痛患者 MRI 检查均提示有小脑后下动脉血管袢形成，从而提示异常血管在舌咽神经痛发病中的作用。Kondo 也报道椎动脉或小脑后下动脉扩张或动脉硬化，压迫神经根而产生舌咽神经痛。也有病例提示茎突舌骨韧带钙化亦可引起舌咽神经痛。此韧带与舌咽神经非常靠近，当其钙化时可使舌咽神经牵拉、受压而致脱髓鞘，产生舌咽神经痛。

（二）神经重叠终止学说

原发性舌咽神经痛较三叉神经痛少见且不易诊断，尤其两者发生于同一患者时，诊断尤为困难。有人提出舌咽神经、迷走神经在三叉脊束核内有重叠终止。McCarron 等报道了 1 例有 20 年左侧舌咽神经痛病史的患者，MRI 检查提示除其左侧脑桥 T_2 呈高信号外无其他任何异常发现。从而提出假设：进入三叉脊束核的中枢神经纤维和三叉神经纤维或舌咽神经纤维存在神经元间的接触传导，可引起舌咽神经痛。

（三）中枢神经递质兴奋学说

谷氨酸/天门冬氨酸有兴奋毒性作用，可引起神经细胞死亡。谷氨酸/天门冬氨酸可作用于不同种类受体，这些受体包括海人藻酸受体、使君子氨酸受体及 NMDA 受体。NMDA 受体是以上 3 种受体中唯一能打通膜通道，让大量钙离子通过的受体，并认为这种机制是 NMDA 受体引起长期兴奋性毒性的主要原因。Eide 等报道，口服氯胺酮可缓解舌咽神经痛，氯胺酮是 NMDA 受体的非竞争性阻断剂，由此推断，NMDA 受体在舌咽神经痛发病中起明显作用。从而提出假说：舌咽神经痛是由于 NMDA 受体被激活，致中枢疼痛感觉神经元过分活跃而引起。

（四）神经受压及蛛网膜粘连学说

国内有报道舌咽神经痛患者的舌咽神经表面有小脑后下动脉的压迫，舌咽神经根周围均有明显的蛛网膜增厚、粘连。蛛网膜病检查提示蛛网膜增殖、变厚，瘢痕形成，部分有钙化灶。由上说明蛛网膜粘连性病灶也是引起舌咽神经痛的重要病因。

三、临床表现

（一）发作特点

绝大多数患者突然发病，每次发作持续数秒至数十秒，轻者每年发作数次，重者一天内发作数十次。

（二）疼痛部位

疼痛部位主要位于一侧咽部、扁桃体区及舌根部，可放射到同侧舌面或外耳部。

（三）疼痛性质

疼痛性质为剧烈疼痛，为电击样、针刺样、刀割样、烧灼样的典型神经痛。

（四）诱因及触发点

说话、反复吞咽、舌部运动、触摸患侧咽壁、扁桃体、舌根及下颌角均可引起发作。

（五）伴随症状

舌咽神经痛对心率及血压有一点影响，可出现昏厥、心律失常、心动过缓、心搏骤停及癫痫发作。此外，还可能出现自主神经功能改变，如低血压、唾液及泪腺分泌增多、局部充血、出汗、咳嗽。个别患者可伴有耳鸣、耳聋等。

四、诊断及鉴别诊断

（一）舌咽神经痛诊断标准

（1）持续数秒至 2 min 的发作性面部疼痛。

（2）疼痛多呈单侧发作，舌根、腭扁桃体、咽部、下颌角或耳内疼痛，针刺样、电击样剧烈疼痛，吞咽、讲话、咳嗽或咀嚼可诱发。

（3）每例患者的症状基本类似。

（4）通过病史、体格检查和实验室检查等排除其他疾病。

值得注意的是，非典型病例可行可卡因实验，舌咽神经痛的患者实验阳性率高达90%。

（二）鉴别诊断

注意与鼻咽癌、咽鼓管肿瘤及颈部恶性肿瘤引起的继发性舌咽神经痛相鉴别，并与三叉神经痛及喉上神经痛相鉴别。

五、治疗

（一）药物治疗

目前舌咽神经痛的药物治疗倾向于应用镇静剂、镇痛剂、表面麻醉剂喷雾。现今治疗舌咽神经痛的一线药物为卡马西平，其他常见的药物还有苯妥英钠、amytriptyline、苯巴比妥、氯胺酮、巴氯酚。抗癫痫药物用于治疗舌咽神经痛，主要基于神经痛是一种神经系统局灶性的异常放电。目前一些新的抗癫痫药物也用于舌咽神经痛的治疗。拉莫三嗪是一种新的抗癫痫药物，主要通过阻断电压门控钠通道及阻断突触前兴奋性氨基酸的释放来稳定神经细胞膜以达到镇痛的作用。而巴氯酚为 GABA 抑制剂，它能抑制单突触和多突触的脊髓传递，使兴奋性氨基酸（谷氨酸及门冬氨酸）的释放受到抑制，从而达到缓解疼痛的作用。对于卡马西平治疗不能缓解的舌咽神经痛患者，可应用度洛西汀治疗。盐酸度洛西汀是 Eli Lilly 公司开发的一个 5-羟色胺和去甲肾上腺素再摄取抑制药。5-羟色胺和去甲肾上腺素均属中枢神经递质，在调控情感和对疼痛的敏度方面起着重要作用。Giza 等报告度洛西汀治疗卡马西平不能缓解的舌咽神经痛效果良好。药物治疗舌咽神经痛安全性高，但不足之处在于易复发，且药物对肝肾功能有较大损害，不一定所有患者都能耐受，只有一些轻症的舌咽神经痛效果较好。

（二）神经阻滞治疗

舌咽神经阻滞有两种入路：口外入路阻滞法和口内入路阻滞法。

前者多用于治疗舌咽神经干引起的疼痛，因舌咽神经与迷走神经、副神经、颈内动静脉、颈外动脉相互比邻、关系密切，易发生损伤血管，同时阻滞邻近神经及舌咽神经颈动脉窦支，而出现出血及呼吸、心跳、血压异常等并发症。Malik 等报道 11 例患者接受舌咽神经阻滞，有效率为 72.7%，其中有 2 例患者在治疗过程中出现心慌、头昏、窦性心动过缓。后者多用于治疗舌咽神经周围支引起的疼痛，患者须张大口，术者用压舌板将舌体压向中下方，以显露穿刺部位，操作过程中舌体推压、咽喉部消毒均易引起恶心、呕吐反射；另外，部分患者张口困难，这些因素均影响口内入路舌咽神经阻滞操作，甚至使操作难以完成。

（三）舌咽神经射频热凝术

射频热凝术是利用高温作用于舌咽神经使其蛋白质凝固变性从而阻断神经冲动的传导，手术创伤小，患者易于接受，手术效果好。

（四）手术治疗

经上述治疗无效或无明显好转，可考虑手术治疗。采用微血管减压术、单纯神经切断术或微血管减压复合式手术均能收到良好效果。

第八节　其他头痛

三叉自主神经性头痛除了已经介绍的丛集性头痛，国际头痛协会2018年发布的ICHD－3中还介绍了阵发性偏侧头痛、短暂单侧神经痛样头痛发作、持续偏侧头痛、很可能的三叉神经自主神经性头痛。同时还有临床少见的一些原发性头痛也一并在本节介绍。

（一）阵发性偏侧头痛

描述：固定单侧的重度头痛，位置可为眼眶，和（或）眶上，和（或）颞部，单次发作持续时间为2～30 min，发作频率为每天数次或数十次。头痛通常伴有同侧结膜充血、流泪、鼻塞、流涕、前额和面部出汗、瞳孔缩小、眼睑下垂和（或）眼睑水肿。吲哚美辛为其特效药。

诊断标准：

（1）至少20次发作符合标准（2）～（5）。

（2）重度单侧眼眶、眶上和（或）颞部疼痛，持续时间为2～30 min。

（3）符合下列1项或全部。

1）头痛同侧至少出现以下1项症状。

A. 结膜充血和（或）流泪。

B. 鼻塞和（或）流涕。

C. 眼睑水肿。

D. 前额和面部出汗。

E. 瞳孔缩小和（或）眼睑下垂。

2）烦躁不安或躁动。

（4）发作频率大于每天5次。

（5）治疗剂量的吲哚美辛可绝对预防发作。

（6）不能用ICHD－3中的其他诊断更好地解释。

（二）短暂单侧神经痛样头痛发作

偏侧头痛的发作持续期为7天到1年，缓解期至少大于3个月。

诊断标准：

（1）符合阵发性偏侧头痛的诊断标准并且在一段时间内发作。

（2）至少2次发作持续时间为7天到1年（未治疗）并且缓解期至少大于等于3个月。中到重度、严格局限于偏侧的头痛发作，持续数秒到数分钟，每天至少1次，常伴头痛侧的流泪和眼发红。

（三）持续偏侧头痛

描述：持续性严格单侧头痛，伴同侧结膜充血、流泪、鼻塞、流涕、前额和面部出汗、瞳孔缩小、眼睑下垂，和（或）眼睑水肿，和（或）烦躁不安或躁动。吲哚美辛对其有特效。

诊断标准：

（1）符合标准（2）~（4）的单侧头痛。

（2）头痛时间超过3个月，且头痛程度呈中度或重度加重。

（3）至少符合下列2项中的1项。

1）至少出现下列各项症状或体征（和头痛同侧）中的1项。

A. 结膜充血和（或）流泪。

B. 鼻塞和（或）流涕。

C. 眼睑水肿。

D. 前额和面部出汗。

E. 瞳孔缩小和（或）眼睑下垂。

2）烦躁不安或躁动，或活动可加重头痛。

（4）治疗量的吲哚美辛绝对有效。

（5）不能用ICHD－3中的其他诊断更好地解释。

（四）很可能的三叉神经自主神经性头痛

描述：头痛发作属于三叉自主神经性头痛中的一种类型或亚型，但是缺少上述任何一种类型和亚型诊断标准中的一条，且不符合其他类型头痛的诊断标准。

诊断标准：

（1）符合丛集性头痛标准（1）~（4），发作性偏侧头痛标准（1）~（5），短暂性偏侧神经痛样头痛发作标准（1）~（4），或持续性偏侧头痛标准（1）~（4）中除1项外的全部标准。

（2）不符合ICHD－3中其他类型头痛诊断标准。

（3）不能用ICHD－3中的其他诊断更好地解释。

（五）原发性咳嗽性头痛

旧称：良性咳嗽头痛，Valsalva动作性头痛。

描述：头痛由咳嗽或其他Valsalva动作（绷紧、用力）引起，但不是由持续的体力活动引起，并且不伴有颅内病变。

诊断标准：

（1）至少有2次头痛发作符合标准（2）~（4）。

（2）由咳嗽、用力和（或）其他Valsalva动作引起，且发生仅和咳嗽、用力和（或）其他Valsalva动作相关。

(3) 突然发作。

(4) 持续时间 1 s~2 h。

(5) 不能用 ICHD－3 中的其他诊断更好地解释。

(六) 原发性劳力性头痛

旧称：原发性活动性头痛，良性劳力性头痛。

描述：由任何形式的运动引起的头痛且不伴有任何颅内疾病。

诊断标准：

(1) 至少 2 次头痛发作符合标准(2)和标准(3)。

(2) 剧烈体力活动引起，可发生在活动中或活动后。

(3) 持续时间小于 48 h。

(4) 不能用 ICHD－3 中的其他诊断更好地解释。

(七) 原发性性活动相关性头痛

旧称：良性性活动头痛，良性血管性活动头痛，性交性头痛，性高潮性头痛，性活动性头痛。

描述：头痛由性活动引起，开始通常是双侧钝痛，随着性兴奋而增强，在性高潮时突然变得剧烈，且不伴有任何颅内疾病。

诊断标准：

(1) 至少 2 次头痛和(或)颈痛发作符合标准(2)~(4)。

(2) 由性活动引起，且仅仅发生于性活动中。

(3) 至少符合下列 2 项中的 1 项。

1) 随着性活动兴奋性的增加头痛程度增加。

2) 突发爆炸样头痛发生在性高潮之前或性高潮时。

(4) 重度头痛持续 1 min~24 h，和(或)轻度头痛达到 72 h。

(5) 不能用 ICHD－3 中的其他诊断更好地解释。

(八) 原发性霹雳样头痛

旧称：良性霹雳样头痛。原发性咳嗽头痛、原发性运动头痛和与性行为相关的原发性头痛都可能表现为霹雳样头痛。

描述：突发、剧烈头痛，类似于脑动脉瘤破裂的表现，但无颅内动脉病变。

诊断标准：

(1) 重度头痛符合标准(2)和标准(3)。

(2) 突然发作，头痛严重程度在 1 min 内达到高峰。

(3) 持续时间大于等于 5 min。

(4) 不能用 ICHD－3 中的其他诊断更好地解释。

(九) 冷刺激性头痛

描述：头部受外界寒冷刺激或摄入与吸入冷刺激物所致的头痛。其包含如下。

1. 缘于外部冷刺激的头痛

描述：未受保护的头部暴露于极低温度环境后出现的全头痛。

诊断标准：

(1) 至少 2 次急性头痛发作符合标准(2)和标准(3)。

(2) 由头部受外界冷刺激引起且仅发生于冷刺激时。

(3) 去除冷刺激后 30 min 内头痛缓解。

(4) 不能用 ICHD－3 中的其他诊断更好地解释。

2. 缘于摄入或吸入冷刺激物的头痛

旧称：冰激凌头痛，脑冰冻头痛。

描述：短暂的前额或颞部头痛，可能很剧烈，由冷的物质(固体、液体或气体)通过易感人群的腭和(或)咽后壁而引起。

诊断标准：

(1) 至少 2 次急性前额部或颞部头痛发作符合标准(2)和标准(3)。

(2) 进食冷的食物、饮料或吸入冷空气，上颚和(或)咽后壁受到冷刺激后立即出现。

(3) 去除冷刺激后 10 min 内头痛消失。

(4) 不能用 ICHD－3 中的其他诊断更好地解释。

3. 很可能的冷刺激性头痛

诊断标准：

(1) 单次发作符合标准(2)和标准(3)。

(2) 仅在头部外界接触冷刺激或进食或吸入冷刺激物后立即出现。

(3) 去除冷刺激后 10 min 内头痛消失。

(4) 不符合 ICHD－3 中的任何其他类型头痛的诊断标准。

(5) 不能用 ICHD－3 中的其他诊断更好地解释。

(十) 外部压力性头痛

描述：外部压力性头痛指由于颅周软组织持续受压或牵拉引起的头痛。其包含如下。

1. 外部压迫头痛

描述：头皮未受到损伤的情况下，颅周软组织持续受压而引起头痛，如颅周紧束绷带、头戴帽子或头盔、游泳或潜水时戴护目镜。

诊断标准：

(1) 至少 2 次头痛发作符合标准(2)～(4)。

(2) 前额部或头皮持续受压1 h内出现。

(3) 受压处的疼痛程度最重。

(4) 在解除外部受压后1 h内头痛消失。

(5) 不能用ICHD-3中的其他诊断更好地解释。

2. 外部牵拉头痛

旧称：马尾辫头痛。

描述：没有头皮损伤的情况下，由持续牵拉颅周软组织引起的头痛。

诊断标准：

(1) 至少2次头痛发作符合标准(2)~(4)。

(2) 仅在向外持续牵拉头皮时出现受牵拉处的疼痛程度最重。

(3) 解除牵拉后1 h内头痛消失。

(4) 不能用ICHD-3中的其他诊断更好地解释。

3. 很可能的外部压力头痛

诊断标准：

(1) 头痛至少符合下列2项中的1项。

1) 单次发作符合标准(2)~(4)。

2) 至少2次头痛发作符合(2)标准，同时符合(3)或(4)标准中的1个。

(2) 仅在前额和(或)头皮持续外部受压或牵拉时出现。

(3) 受压或牵拉部位疼痛程度最重。

(4) 解除受压或牵拉后1 h内头痛消失。

(5) 不符合ICHD-3中的任何其他类型头痛的诊断标准。

(6) 不能用ICHD-3中的其他诊断更好地解释。

(十一) 原发性针刺样头痛

旧称：冰锥痛，眼中钉综合征，周期性眼痛，一过性头部刺痛。

描述：不存在组织结构或脑神经器质性病变的情况下，出现头部自发性、短暂性的局部刺痛。

诊断标准：

(1) 头部自发性的单次或多次系列发作性刺痛符合标准(2)~(4)。

(2) 单次刺痛发作持续数秒钟。

(3) 刺痛发作频率不固定，每天1次至数次。

(4) 无头颅自主神经症状。

(5) 不能用ICHD-3中的其他诊断更好地解释。

(十二) 圆形头痛

旧称：钱币样头痛，硬币形头痛。

描述：不存在任何潜在的结构损伤的情况下，发生于头皮的1个界限分明的局域性的疼痛，持续时间差异很大，但通常是慢性的。

诊断标准：

(1) 持续性的或间断性的头痛符合标准(2)。

(2) 局限于头皮的某一区域，符合以下4种特点。

1) 界限分明。

2) 形状、大小固定。

3) 圆形或椭圆形。

4) 直径1~6 cm。

(3) 不能用ICHD-3中的其他诊断更好地解释。

(十三) 睡眠性头痛

旧称：睡眠头痛综合征，"闹钟"性头痛。

描述：频繁发作的头痛，仅在睡眠中出现，常导致患者痛醒，持续可长达4 h，没有特征性的伴随症状，不能缘于其他病理改变。

诊断标准：

(1) 反复发作的头痛符合标准(2)~(5)。

(2) 仅在睡眠中出现，会导致患者痛醒。

(3) 每个月发作天数大于等于10天，持续时间大于3个月。

(4) 痛醒后头痛持续时间大于等于15 min，可长达4 h。

(5) 无头颅自主神经症状或坐立不安。

(6) 不能用ICHD-3中的其他诊断更好地解释。

(十四) 新发每天持续头痛

旧称：急性起病的慢性头痛，发作起始慢性头痛。

描述：发作起始即表现为每天持续性头痛，患者可记起头痛发作的起始时间。疼痛无明显特点，类似偏头痛或紧张性头痛，或兼而有之。

诊断标准：

(1) 持续性头痛符合标准(2)和标准(3)。

(2) 有明确的并能准确记忆的发作起始时间，在24 h内变为持续、不缓解疼痛。

(3) 持续时间大于3个月。

(4) 不能用ICHD-3中的其他诊断更好地解释。

参考文献

冯智英，邹静，华驾略，等，2013. 国际头痛疾患分类第3版(试用版)——原发性头痛部分解读[J]. 神经病学与神经康复学杂志,10(2):121-140.

郭荣奎,贾炳晖,2012.星状神经节阻滞联合亚甲蓝帽状腱膜下注射治疗慢性紧张型头痛[J].中国疼痛医学杂志,18(8):470-472.

彭建民,2009.针刺治疗紧张性头痛的临床研究.中医药学报[J].2009,37(2):47,48.

王善金,张学利,夏英鹏,2008.颈源性头痛与颈椎曲度的相关性研究[J].中国疼痛医学杂志,(5):260-262.

谢炜,陈宝田,1996.头风病的病因病机新观点——附痛必克丹治疗 341 例疗效总结[J].江苏中医,(11):8,9.

薛配静,杨孝芳,2018.针刺治疗丛集性头痛验案举隅[J].中国民族民间,27(14):63,64.

于生元,陈敏,2014.成人偏头痛的药物治疗策略[J].中国新药杂志,23(14):1631-1636.

AKBAS M, GUNDUZ E, SANLI S, et al., 2016. Sphenopalatine ganglion pulsed radiofrequency treatment in patient suffering from chronic face and head pain[J]. Braz J Anestesiol, 66(1): 50-54.

BOCH A L, OPPENHEIM C, BIONDI A, et al., 1998. Glossopharyngeal neuralgia associated with a vascular loop demonstrated by magnetic resonance imaging[J]. Acta Neurochir (Wien), 140: 813-818.

BURNS B, WATKINS L, GOADSBY P J, 2007. Treatment of medically intractable cluster headache by occipital nerve stimulation: long-term follow-up of eight patients[J]. Lancet, 369 (9567): 1099-1106.

CERNUDA-MOROLLÓN E, LARROSA D, RAMÓN C, et al., 2013. Interictal increase of CGRP levels in peripheral blood as a biomarker for chronic migraine[J]. Neurology, 81(14): 1191-1196.

CLAAR R L, KACZYNSKI K J, MINSTER A, et al., 2013. School functioning and chronic tension headaches in adolescents: improvement only after multidisciplinary evaluation[J]. J Child Neurol, 28(6): 719-724.

COHEN S P, PETERLIN B L, FULTON L, et al., 2015. Randomized, double-blind, comparative-effectiveness study comparing pulsed radiofrequency to steroid injections for occipital neuralgia or migraine with occipital neuralgia or migraine with occipital nerve tenderness[J]. Pain, 156(12): 2585-2594.

EIDE P K, STUBHAUG A, 1997. Relief of glossopharyngeal neuralgia by ketamine-induced N-methyl-aspartate receptor blockade[J]. Neurosurgery, 41: 505-508.

GELFAND A A, GOADSBY P J, 2012. A neurologist's guide to acute migraine therapy in the emergency room [J]. Neurohospitalist, 2(2): 51-59.

GIZA E, KYRIAKOU P, LIASIDES C, et al., 2008. Glossopharyngeal neuralgia with cardiac syncope: an idiopathic case treated with carbamazepine and duloxetine[J]. Eur J Neurol, 15: e38, e39.

GOADSBY P J, 2012. Trigeminal Autonomic Cephalalgias[J]. Continuum Lifelong Learning Neurol, 18(4): 883.

GUL H L, OZON A O, KARADAS O, et al., 2016. The efficacy of greater occipital nerve blockade in chronic migraine: a placebo-controlled study[J]. Acta Neurol Scand, 136(2): 138-144.

HEADACHE CLASSIFICATION COMMITTEE OF THE INTERNATIONAL HEADACHE SOCIETY (IHS), 2013. The International classification of headache disorders, 3rd edition (beta version)[J]. Cephalagia, 33(9): 629-808.

JANSEN J, 2008. Surgical treatment of cervicogenic headache[J]. Cephalalgia: 41-44. DOI: 10. 1111/j. 1468-2982. 2008. 01620. x.

KNACKSTEDT H, KRÅKENES J, BANSEVICIUS D, et al., 2012. Magnetic resonance imaging of craniovertebral structures: clinical significance in cervicogenic headaches[J]. J Headache Pain, 13(1): 39-44.

KONDO A, 1988. Follow-up results of using microvascular decompression for treatment of glossopharyngeal neuralgia[J]. J Neurosurg, 88: 221-225.

LAHA R K, JANNETTA P J, 1977. Glossopharyngeal neuralgia[J]. J Neurosurg, 47: 316-320.

LIANG J, LIU X, YU S, et al., 2014. Blockade of Nav1. 8 currents in nociceptive trigeminal neurons contributes to antitrigeminovascular nociceptive effect of amitriptyline[J]. Neuromolecular Med, 16(2): 308-321.

LIANG J, LIU X, ZHENG J, et al., 2013. Effect of amitriptyline on tetrodotoxin-resistant Nav1,9 currents in nociceptive trigeminal neurons[J]. Mol Pain, (9): 31.

MAITE B, 2013. Radiofrequency treatment of cervicoge-nic head-ache[J]. Med Oral Patol Oral Cir Bucal, 18: e293 - e297.

MALIK K, BENZON H T, 2008. Radiofrequency applications to dorsal root ganglia: a literature review[J]. Anesthesiology, 109(3): 527 - 542.

MANIYAR F H, GOADSBY P J, 2013. Functional imaging in chronic migraine[J]. Curr Pain Headache Rep, 17(5): 333.

MCCARRON M O, BONE I, 1999. Glossopharyngeal neuralgia referred from a pontine lesion[J]. Cephalalgia, 19(2): 115 - 117.

NESBITT A D, GOADSBY P J, 2012. Cluster headache[J]. BMJ, 344: e2407.

NO AUTHORS, 2018. Headache Classification Committee of the International Headache Society (IHS) The International Classification of Headache Disorders, 3rd edition[J]. Cephalalgia, 38(1): 1 - 211.

OGINCE M, HALL T, ROBINSON K, et al. ,2007. The diagnostic validity of the cervical flexion-rotation test in C1/2 - related cervicogenic headache[J]. Man Ther, 12: 256 - 262.

PAGELER L, LIMMROTH V, 2012. Oral triptans in the preventive manage ment of cluster headache[J]. Curr Pain Headache Rep, 16(2): 180 - 184.

RIZZOLI P B, 2012. Acute and preventive treatment of migraine[J]. Continuum(Minneap Minn), 18(4): 764 - 782.

RODRIGO D, ACIN P, BERMEJO P, 2017. Occipital nerve stimulation for refractory chronic migraine: results of a long-term prospective study[J]. Pain Physician, 20(1): E151 - E159.

SCHWEDT T J, LARSON-PRIOR L, COALSON R S, et al. , 2014. Allodynia and descending pain modulation in migraine: a resting state functional connectivity analysis[J]. Pain Med, 15(1): 154 - 165.

SEIFERT C L, MAGON S, STAEHLE K, et al. , 2012. A case-control study on cortical thickness in episodic cluster headache[J]. Headache, 52(9): 1362 - 1368.

SJAASTAD O, FREDRIKSEN T A, PFAFFENRATH V, 2010. Cervicogenic headache: diagnostic criteria. The Cervicogenic Headache International Study Group[J]. Headache, 30(11): 725, 726.

STOCHINO M E, DEIDDA A, ASUNI C, et al. , 2012. Evaluation of lithium response in episodic cluster headache: a retrospective case series[J]. Headache, 52(7): 1171 - 1175.

VINCENT M B, 2010. Cervicogenic headache: the neck is a generator: con[J]. Headache, 50: 706 - 709.

（任长和 张岱全 欧册华 杨思进 杨 雪）

第六章
骨关节和肌肉痛

第一节　中西医对骨关节和肌肉痛的认识

一、西医对骨关节和肌肉痛的认识

骨关节和肌肉痛的病因有很多,主要是骨关节和肌肉因外伤或者劳损的因素造成局部的炎症反应,从而导致骨关节和肌肉局部的疼痛、压痛,炎症反应导致骨髓水肿、软组织增生粘连,以致出现骨关节和肌肉肿胀、疼痛、功能障碍等表现。骨关节和肌肉痛是临床上很常见的临床症状和体征,随着社会的发展,年龄的增长,它的发病率也在逐年增高。骨关节和肌肉痛是患者常常就诊的原因,这种疼痛常常影响患者的生活质量和工作效率,也是疼痛科临床医师临床治疗中遇到的比较复杂的问题。造成骨关节和肌肉痛的原因有年龄老化、外伤、放化疗、血液透析引起的骨代谢异常、药物等。

二、中医对骨关节和肌肉痛的认识

骨关节和肌肉痛归属于中医学"痹证"的范畴,是由于外感风、寒、湿邪或创伤、劳损、瘀血等造成气血运行不畅,营卫失其调和,症见关节肌肉疼痛、活动不利、功能障碍等。《素问·痹论篇》指出:"风寒湿三气杂至,合而为痹也。"《灵枢·五变》记载:"粗理而肉不坚者,善病痹。"综合中医观点来看,痹证的发病之本是正气不足,发病之标是外感风寒湿邪。痹证发病日久后,时常会出现的病理改变:一是痹证日久,瘀血痰浊阻闭经络,瘀血阻滞,不通则痛,进而对身体产生一定损害,逐渐发展可造成皮肤瘀斑、屈伸不利及关节肿大、变形等;二是本病缠绵不愈,导致气血损亏,引发气血亏虚的证候;三是本病长久不愈,进而致使痹证通过经络逐渐延伸到脏腑,最后产生脏腑痹,加重患者的病情。

第二节　骨关节和肌肉痛的研究基础

一、骨关节和肌肉痛的西医基础研究

当今社会中,慢性疾病在中老年中的发病率越来越高,并且逐渐向年轻化靠拢,其中各种原因引起的急、慢性骨关节和肌肉痛的发病比例在升高,疼痛严重影响患者的情绪和睡眠,使患者的生活质量、工作能力受到很大的影响。例如,强直性脊柱炎多见于年轻女

性，主要累及患者的中轴关节，中轴关节受到严重侵犯后，引起腰背部疼痛不适，并且发生不同程度的髋关节、膝关节肿痛及足跟痛等症状，随着病情进展，中轴骨的形态出现畸形，功能出现障碍，限制患者的活动度。再如，创伤性关节炎会造成关节、肌肉的软组织损伤、炎症反应、粘连等，手术并不能完全缓解患者后期出现的疼痛。还有血液透析造成患者骨加速转换，成骨细胞与破骨细胞的活性平衡被打乱，从而导致矿化异常，以及骨吸收异常，这些因素影响患者的骨强度，表现出不同程度的骨质疏松、骨量减少，随即出现周身疼痛不适。又如，因自身免疫性因素引起的类风湿性关节炎，常出现多关节疼痛、肿胀、僵硬甚至畸形和功能障碍，西医主要予以药物包括消炎镇痛药、激素类药物、生物药剂及其他抗风湿药等治疗，这些药物都起到了一定的治疗作用，但随之也带来了许多药物的副作用。这些骨关节和肌肉痛对我们的工作和生活都造成了极大影响。目前西医在骨关节和肌肉痛的治疗中应用 NSAIDs 进行解热镇痛，药物可以口服和静脉滴注。

二、骨关节和肌肉痛的中医基础研究

中医学认为，骨关节和肌肉痛属于中医学“痹证”的范畴，是由于外感风、寒、湿邪或创伤、劳损、瘀血等造成气血运行不畅，营卫失其调和。目前针对骨关节和肌肉痛的中医治疗有中药热敷包外敷并配合针灸穴位疗法进行治疗，药方中放入羌活、独活等具有除湿祛风、宣痹止痛的药物；放入三棱、姜黄、当归尾、没药等具有活血行气、止痛祛癖的药物。诸药合用，达到活血化瘀、祛寒除湿的治疗功效。也有通过应用活血化瘀除湿的中药如羌活、防风、独活等熬制成中药汤剂进行热敷和熏洗关节、肌肉疼痛处，加速局部的血液循环，促进局部代谢，热敷患处，此法活血化瘀、祛风除痹效果显著。还有应用乌头汤治疗类风湿性关节炎，乌头汤中草乌、川乌具有除湿止痛、温经祛寒的作用；麻黄具有发汗、宣痹的功效；甘草、白芍具有止痛、舒筋、缓急的作用；黄芪具有益气固表的作用，能够进一步提升乌头、麻黄温筋、止痛的功效，避免麻黄过散的情况。这些研究，都为进一步研究骨关节和肌肉痛的治疗打下了夯实的基础。

第三节　骨关节和肌肉痛的诊断及中医辨证

骨关节和肌肉痛的主要临床表现为各种原因引起的急性或慢性关节肌肉红肿、疼痛、畸形、酸楚不适，关节活动障碍，甚至出现致残现象，疼痛严重影响了患者的生活、睡眠，具体包括西医符合颈椎病引起的肩颈痛、股骨头坏死、强直性脊柱炎、梨状肌紧张综合征、类风湿性关节炎、痛风性关节炎、风湿性关节炎、腰椎间盘突出症、腰肌劳损、骨性关节炎、创伤性关节炎、骨质疏松症，以及放化疗、药物（如类固醇之类）、血液透析等引起的骨关节和肌肉痛，跌打扭伤、骨折、腰椎关节突关节紊乱综合征等疾病也包括在列。

骨关节和肌肉痛归属于中医学“痹证”的范畴。痹证的主要病因病机与外感风寒湿之邪和人体正气不足有关。风、寒、湿等邪气，在人体卫气虚弱时容易侵入人体而致病。

汗出当风、坐卧湿地、涉水冒雨等，均可使风寒湿等邪气侵入机体经络，留注关节，导致经脉气血闭阻不通，不通则痛，正如《素问·痹论篇》所云："风寒湿三气杂至，合而为痹。"根据感受邪气的不同，常分为行痹（风痹）、痛痹（寒痹）、着痹（湿痹）。若素体阳盛或阴虚火旺，复感风寒湿邪，邪从热化或感受热邪，留注关节，则为热痹。因此，风寒湿之邪侵入机体，痹阻关节肌肉筋络，导致气血闭阻不通，筋脉关节失于濡养而发为此病。

骨关节和肌肉痛的临床表现主要有肌肉、关节及韧带的酸胀、麻木、疼痛不适，常常伴随有肌肉、关节韧带的活动障碍、功能受限、屈伸不利等症状。严重者还表现为关节灼热肿大，出现关节变形、关节腔积液等临床表现。痹证的病因复杂，治疗也比较复杂，作为临床上一种常见的多发性疾病，其病情缠绵，往往难以治愈。中医学将痹证的分型主要归纳为以下几种。

1. 行痹

证候：关节、肌肉疼痛，屈伸不利，疼痛呈游走性，多见于上肢关节，初起可见发热、恶风等表证，舌苔薄白，脉浮或浮滑。

病机：风兼寒湿，留滞经脉，痹阻气血。

2. 痛痹

证候：关节、肌肉疼痛，遇寒则剧，得热痛减，关节拘紧，屈伸不利，疼痛固定而畏寒，舌质淡，苔薄白，脉弦紧。

病机：寒兼风湿，留滞经脉，痹阻气血。

3. 着痹

证候：关节、肌肉疼痛酸楚，重着麻木，肿胀明显，关节活动受限，疼痛缠绵不愈，多见于下肢关节，舌质淡，舌苔白腻，脉濡缓。

病机：湿兼风寒，留滞经脉，痹阻气血。

4. 风湿热痹

证候：关节、肌肉疼痛呈游走性，痛处灼热红肿，痛不可触，得冷稍舒，可见皮下结节或红斑，常见有发热、恶风、汗出、口渴、烦躁不安，舌质红，苔黄或黄腻，脉滑数或浮数。

病机：风湿热邪壅滞经脉，气血痹阻不痛。

5. 痰瘀痹阻

证候：痹证日久，关节、肌肉疼痛如刺，固定不移，或关节紫暗、肿胀，肌肤顽麻或重着，或关节僵硬，有硬结、瘀斑，面色暗黑，眼睑浮肿，或胸闷多痰，舌质紫暗或有瘀斑、瘀点，苔白腻，脉弦涩。

病机：痰瘀互结，留滞关节，闭塞经脉。

6. 肝肾两虚

证候：日久不愈，关节、肌肉疼痛，屈伸不利，或变形，形体消瘦，腰膝酸软，或畏寒肢冷，阳痿遗精或者骨蒸劳热，心烦口渴，舌质淡红，苔薄白，脉沉细弱或细数。

病机：肝肾不足，关节、筋脉失去濡养、温煦。

第四节　骨关节和肌肉痛的中西医结合治疗

一、西医治疗

1. 药物

（1）NSAIDs：应用氯诺昔康、塞来昔布、帕瑞昔布等药物。氯诺昔康具有较强的镇痛和抗炎作用，它主要通过抑制 COX 的活性进而抑制前列腺素合成，还可以通过激活阿片神经肽系统，发挥中枢型镇痛作用；塞来昔布主要是通过抑制 COX－2 来抑制前列腺素的合成，以达到消炎镇痛的作用；帕瑞昔布是伐地昔布的前体，伐地昔布是选择性抑制 COX－2 抑制剂，COX 参与前列腺素的合成，目前推测 COX－2 在与疼痛、炎症和发热有关的前列腺素样递质的合成过程中发挥最主要作用。

（2）氨基葡萄糖：是一种天然的氨基多糖，可以刺激骨细胞产生有正常多聚体结构的蛋白多糖，抑制损伤软骨的酶如胶原酶和磷脂酶，并可以防止损伤细胞的超氧化自由基产生，从而可延缓骨关节炎症的病理过程和疾病进展，改善关节活动，缓解疼痛。

（3）钙剂：具有促进骨骼及牙齿钙化形成的作用，是维持人体神经与肌肉的正常功能所必需的。

（4）来氟米特：适用于成人类风湿性关节炎，有改善病情的作用，建议开始治疗的最初 3 天给予负荷剂量每天 50 mg，之后根据病情给予维持剂量每天 10 mg 或者 20 mg。在使用此药治疗期间可继续使用 NSAIDs 或低剂量皮质类固醇激素。此药为具有抗增殖活性的异噁唑类免疫抑制剂，其作用机制是抑制二氢乳清酸脱氢酶的活性，从而影响活化淋巴细胞的嘧啶合成，体内外试验表明此药有抗炎作用。

（5）唑来膦酸钠：适用于治疗绝经期妇女的骨质疏松症，变形性骨炎。对于骨质疏松的治疗推荐剂量为静脉滴注 5 mg 唑来膦酸注射液，每年 1 次。对于变形性骨炎的治疗，推荐剂量为静脉滴注 5 mg 唑来膦酸注射液，每年 1 次。唑来膦酸钠属于含氮双膦酸化合物，主要作用于人体骨骼，其通过对破骨细胞的抑制，抑制骨吸收。唑来膦酸钠静脉滴注后可以迅速分布于骨骼当中，抑制骨细胞的重吸收，增加骨密度。

（6）阿仑膦酸钠：适用于绝经期后妇女骨质疏松症，以预防髋部和脊柱骨折；适用于男性骨质疏松以增加骨量。用法为每天晨起进食前 30 min 送服，服用后 30 min 内避免躺卧，并应补充钙和维生素 D。阿仑膦酸钠对骨吸收部位特别是破骨细胞作用的部位有亲嗜性，不影响破骨细胞的聚集或者黏附，但确实能抑制破骨细胞的活性。

（7）鲑降钙素：适用于骨质疏松症，为防止骨质的进行性丢失，使用此药的患者须根据需要给予足量的钙和维生素 D。此药还适用于变形性骨炎，用法为每天 50 IU 或隔日 100 IU，皮下注射或肌内注射。鲑降钙素通过其特异性受体抑制破骨细胞活性，在骨吸收率增加的情况下，如骨质疏松症时，它能明显降低骨转换至正常水平。

（8）阿法骨化醇：适用于骨质疏松症，营养和吸收障碍引起的佝偻病和骨软化症。

用法为每天 0.5 μg。它的主要作用是通过提高体内循环中的 1,25－二羟维生素 D_3 水平，从而增加钙、磷酸盐的肠道吸收，促进骨矿化，降低血浆甲状旁腺激素水平，同时减少骨钙消融，最终缓解骨和肌肉疼痛及改善与绝经、衰老和内分泌变化引起的肠道钙吸收障碍所导致的骨质疏松。

（9）非布司他：适用于痛风患者高尿酸血症的长期治疗，口服推荐剂量为 40 mg 或 80 mg，每天 1 次。非布司他是一种黄嘌呤氧化酶抑制剂，通过抑制尿酸合成降低血清尿酸浓度。

（10）替扎尼定：为中枢性骨骼肌松弛药，可以缓解颈肩、腰部肌肉痉挛引起的疼痛，用法为初始剂量每天 6 mg，逐渐加量，通常每天 12～24 mg 的用量可获得良好的疗效，每天的总量不能超过 36 mg。替扎尼定为中枢性肾上腺素受体激动剂，可能是通过增强运动神经元的突触前抑制作用而降低强直性痉挛状态。

（11）氯唑沙宗：适用于各种急性、慢性软组织（肌肉、韧带、筋膜）扭伤、挫伤，运动后肌肉酸痛，肌肉劳损所引起的疼痛，由中枢神经病变引起的肌肉痉挛及慢性肌筋膜炎。用法为每次 0.2～0.4 g，每天 3 次，饭后口服。此药为中枢性肌肉松弛剂，主要作用于脊髓和大脑皮质下区域而产生肌肉松弛效果。

（12）缓解肌肉紧张药物：应用替扎尼定等药物可以缓解肌肉紧张带来的疼痛不适感，替扎尼定为中枢性肾上腺素受体激动剂，可以通过增强运动神经元的突触前抑制作用来降低强直性痉挛状态。

（13）骨关节局部用药：应用玻璃酸钠注射液行关节内局部注射，玻璃酸钠为关节液的主要成分，是软骨基质的成分之一，在关节腔内起润滑作用，减少组织之间的摩擦，同时发挥弹性作用，缓冲应力对关节软骨的作用，发挥应有的生理功能。关节腔内注射高分子量、高浓度、高黏弹性的玻璃酸钠，能明显改善关节液组织的炎症反应，提高关节液中玻璃酸钠含量，增强关节液的黏稠性和润滑功能，保护关节软骨，促进关节软骨的愈合和再生，缓解疼痛，增强关节活动度。

2. 局部理疗

红光治疗可以缓解骨关节和肌肉引起的疼痛，应用红光可以增加局部的热能，加速患病部位的新陈代谢，红光对患病部位进行物理照射，能使内皮细胞和血细胞中的血红蛋白释放一氧化氮。游离的一氧化氮被机体细胞吸收并促进毛细血管扩张，改善局部血液循环，缓解肌肉的痉挛，具有消除局部的炎症，镇痛及促进组织再生等生理作用和治疗作用。红光治疗能最大限度地改善患者的临床症状，减轻患者疼痛带来的痛苦。临床治疗证实，采用红光治疗仪外治法治疗骨关节和肌肉痛，不仅安全可靠，简单易行，适用范围广，无创无损耗，可行性高，可提高治疗效果，最大限度地减轻患者疼痛带来的痛苦，临床疗效显著，值得推广应用。

二、中医治疗

中医学强调阴阳平衡、调和脏腑，调整机体整体状态有助于治疗。中医认为，肾脏是人体的“先天之本”，主骨，生髓，而脾为“后天之本”，为气血生化之源。肾脏有赖后天之脾气滋养和培育，则骨髓的生化有源，骨骼得到骨髓的充足滋养而坚固有力。如果肾虚，骨髓的化源不足，不能营养骨骼，便会出现骨骼脆弱无力，不通则痛，而出现骨关节、肌肉的疼痛。肾和脾胃在体内是相互依存的，以维持人体生理上的动态平衡。临床上应用补肾健脾中药来治疗骨关节和肌肉痛，如杜仲可补肾壮骨；茯苓可健脾祛湿；附子可温补肾阳，还可温经散寒止痛，以达阴中求阳之目的；五加皮可祛风湿、补肝肾、强筋骨、利水；桑寄生可祛风湿、补肝肾、强筋骨、安胎；狗脊可祛风湿、补肝肾、强腰膝等。此病多由正气亏虚，风寒湿邪侵袭所致，治疗上以祛风散寒除湿，补益肝肾为主，根据患者的舌苔、脉象辨证论治。

1. 中药治疗

（1）行痹

治法：祛风除湿，散寒通络。

方药：防风汤加减。防风 10 g，麻黄 10 g，桂枝 15 g，葛根 30 g，当归 15 g，茯苓 20 g，生姜 9 g，大枣 20 g，甘草 3 g。

加减：腰背酸痛者，加杜仲 15 g，续断 15 g，桑寄生 15 g，淫羊藿 15 g，巴戟天 15 g，以温肾阳祛风湿；关节肿大，苔薄黄者，有化热之象，以桂枝芍药知母汤加减。

（2）痛痹

治法：散寒通络，祛风除湿。

方药：乌头汤加减。制川乌 3 g（先煎），麻黄 12 g，白芍 15 g，甘草 6 g，黄芪 20 g。

加减：关节冷痛剧烈、拘急难伸者，加附子 12 g（先煎），细辛 3 g，干姜 10 g，当归 15 g，以温经散寒止痛。

（3）着痹

治法：除湿通络，祛风散寒。

方药：薏苡仁汤加减。薏苡仁 30 g，苍术 10 g，甘草 3 g，羌活 20 g，独活 15 g，防风 10 g，麻黄 10 g，桂枝 15 g，制川乌 3 g（先煎），当归 15 g，川芎 12 g。

加减：关节肿胀明显者，加五加皮 15 g，以祛风除湿；肌肤麻木不仁者，加海桐皮、豨莶草各 15 g，以祛风通痹；小便不利，浮肿者，加车前子 10 g（包煎）、泽泻 15 g、茯苓 20 g，以利尿渗湿；痰湿盛者，加法半夏 12 g，胆南星 6 g，以燥湿化痰。

（4）风湿热痹

治法：清热通络，祛风除湿。

方药：白虎加桂枝汤加减。知母 15 g，炙甘草 9 g，石膏 20 g，粳米 20 g，桂枝 15 g（去皮），栀子 15 g，连翘 15 g，蚕沙 6 g，半夏 12 g，防己 15 g，丝瓜络 15 g，赤小豆 20 g，薏苡仁 30 g，忍冬藤 15 g，土茯苓 10 g，苦杏仁 10 g，滑石 15 g。

（5）痰瘀痹阻

治法：化痰行瘀，蠲痹通络。

方药：双合汤加减。当归 15 g，川芎 15 g，白芍 10 g，生地黄 15 g，陈皮 12 g，姜半夏

12 g，白茯苓 15 g，桃仁 9 g（去皮），红花 6 g，白芥子 3 g，甘草 3 g。

（6）肝肾两虚

治法：培补肝肾，通络止痛。

方药：独活寄生汤。独活 15 g，桑寄生（《古今录验》用续断，即桑寄生亦名，非正续断）15 g，当归 12 g（酒浸，焙干），白芍 15 g，熟地黄 15 g，黄芪 10 g（酒浸，蒸），牛膝 15 g（去芦，酒浸），细辛 3 g（去苗），白茯苓 15 g（去皮），防风 12 g（去芦），秦艽 15 g（去土），人参 10 g，桂心 10 g（不见火），川芎 12 g，杜仲 15 g（制炒断丝），炙甘草 3 g。

2. 推拿治疗

推拿治疗具有舒筋活络、理筋整复、活血祛瘀、祛风散寒、消肿止痛的作用，用于骨关节和肌肉痛则可扶正祛邪、调整阴阳，改善气血循环，增强关节及周围组织的物质代谢与营养，在类风湿性关节炎、强直性脊柱炎的慢性期、恢复期治疗中起举足轻重的作用。常用手法有滚法、揉法、拿法、按法、擦法、扳法等。

3. 中药离子导入治疗

骨关节炎及肌筋膜炎的患者利用中药离子导入治疗，将中药成分，导入病变部位，具有促进局部血液循环、改善功能、促进炎性吸收、消炎止痛的作用。

4. 针灸治疗

针灸治疗是中医学的瑰宝，根据十二经脉和奇经八脉的走行，利用针灸治疗可使患者的骨关节和肌肉痛得到改善。

5. 中药熏洗治疗

根据中医不通则痛的理论，对患者患肢使用高温度热气药熏，随后将熏洗剂温度降低，再将患者患肢浸泡在熏洗剂中，能保障药液通过患者经络和皮肤直接被吸收，具有疏通气血、祛除病邪等功效，能促进骨关节和肌肉痛患者早日康复，改善患者的病情，同时能改善患者肢体凉、麻、痿、疼的症状及体征，缓解患者肢体麻木、挛急疼痛、肌肉无力情况，促进局部血液循环和新陈代谢，改善患者的骨关节和肌肉痛。

此外，中医治疗方面还有中药外敷+TDP 灯照射、艾灸等治疗措施。

第五节　骨关节和肌肉痛常见并发症的防治

骨关节和肌肉痛的常见并发症有畸形、功能障碍、致残、抑郁等。防治上应以预防为主，防治结合，避免使用影响骨代谢的药物，出现骨关节和肌肉痛的症状时应及早就医，避免拖延。中医在《素问・四气调神大论篇》中早有未病先防重要性的观点："夫病已成尔后药之，乱已成尔后治之，譬犹渴而穿，斗而铸锥，不亦晚乎。"《素问・宝命全形论篇》云"天覆地载，万物悉备，莫贵于人"，是指天地间人最宝贵，应注重健康调养、珍爱生命，人人应有"未病先防"的意识。《素问・脏气法时论篇》早有"五谷为养，五果为助，五畜为益，五菜为充，气味合而服之，以补精益气"，说明饮食中五谷杂粮有重要地位。五谷杂粮可以作为主食、药膳、保健食物以维持人类生存。膳食的合理搭配对人们的健康水平起到极大的提升作用,降低骨关节和肌肉痛的发生率。它还可以提高人类机体反应能力,使体力充沛,提高工作、生活质量。

人是自然人,人类与环境应整体对待,它们互根互用,即“天人合一”。《灵枢·营卫生会》中言:“日中为阳陇,日西为阴陇,日入阳尽而阴受气矣。夜半而大会,万民皆卧,命曰合阴,平旦阴尽而阳受气,如是无已。”当今社会工作繁忙,就业、学业、经济等压力大,人们的规律生活常常被打乱,“日出而作、日落而息”成为奢望,规律的生活被打破,久而导致阴阳平衡被打乱,久而久之“阴伤阳亢,正气所疲”,经云“正气存内,邪不可干”,生活烦乱导致阴阳失衡、正气亏耗,邪气袭人,从而引发痹病。

人体平时应注重四时调养、调畅情志、合理膳食、慎微房事等,使正气充沛,加之有效的预防措施,外邪不易侵害人体。目前,对骨关节和肌肉痛的高发人群来说,应早期预防,以免传变。经过临床经验总结了骨关节和肌肉痛的预防措施,如避免夏季长时间吹空调、注意冬季保暖、注意正确姿势、加强功能锻炼。特别是电脑操作者或低头工作与学习者等更应该注意劳逸结合,以减少骨关节和肌肉痛的发病。

还应对患者进行情绪疏导、心理安慰,避免因疼痛而有极端行为。

第六节 骨关节和肌肉痛恢复期的中西医结合干预

一、西医干预

无论是年龄老化、糖尿病、血液透析,或是其他病理、药物等因素引起患者矿物质骨代谢异常,从而引起骨质疏松症、疼痛甚至骨折,虽然经过系统的临床治疗,但是恢复期的康复治疗也是不容小觑的,康复治疗主要涉及以下几个方面。

1. *康复运动*

生理生化特点和运动功能决定了骨代谢异常患者的运动康复方式的选择应考虑以下要素。

(1) 患者的运动方式应符合患者的生理特点、生化水平及整体的功能状况,通常以低强度的有氧运动最为合适,最好不要选择速度性或力量性运动。

(2) 从运动对骨代谢的影响来看,运动负荷是骨的正常矿化与骨量保存的基础。运动负荷不足和过大都是促进骨量丢失的因素,进而无法实现骨的正常矿化。因此,负重行走、慢跑、爬楼梯、游泳等有氧运动是骨代谢异常患者可选择的适宜运动康复方式,而运动强度过大或者运动时间过长则容易引起骨疲劳甚至骨折。

2. *改善血液透析患者机体的矿物质骨代谢情况*

对于肾衰竭的患者,随着血液透析患者透析龄的增加,骨代谢异常、骨折的发生率在逐渐升高,伴随的骨代谢异常性疼痛的发生率也在明显升高,因此,改善血液透析患者机体的矿物质骨代谢情况有着重要的临床价值。为什么血液透析患者会出现骨代谢异常呢？主要是因为血液透析时，骨加速转换，成骨细胞与破骨细胞的活性平衡被打乱，从而导致矿化异常，以及骨吸收异常。这些因素影响了患者的骨强度，表现出不同程度的骨质疏松、骨量减少，随即出现周身疼痛不适。不同的血液透析方式对患者的矿物质骨代谢有着不同的影响，高通量血液透析与低通量透析相比，高通量血液透析更能够改善透析患者矿物质骨代谢指标。针对血液透析患者，更建议进行高通量血液透析。

二、中医药养生

骨质疏松症属于中医学“骨痿”“骨痹”的范畴，中医药在预防、治疗骨质疏松症方面的作用显著。骨质疏松症其发病因素多以肾虚为本、血瘀为标，血瘀可致气血流通阻滞，水谷精微不能布散周身以濡养脏腑，从而加重肾虚，骨髓不得濡养，加重“骨痿”病情。因此，日常康复中，应注重补肾壮骨、活血化瘀，药用淫羊藿、熟地黄、骨碎补、杜仲、五加皮、桑寄生、狗脊等，这些药都具有补肾强骨的作用，可做成丸剂或粉剂，应用于日常生活中的食疗。

第七节　骨关节和肌肉痛的预后及护理

一、患者教育

患者教育包括自我行为疗法（减少不合理的运动，适量活动，避免不良姿势，避免长时间跑、跳、蹲，减少或避免爬楼梯），减肥，有氧锻炼（如游泳、自行车等），关节功能训练，肌力训练等。

二、行动支持

主要减少受累关节负重，可采用手杖、拐杖、助行器等。

三、改变负重力线

根据骨关节炎所伴发的内翻或外翻畸形情况，采用相应的矫形支具或矫形鞋，以平衡各关节面的负荷。

经过正规、足疗程、个体化的中西医结合治疗后，患者的疼痛得到了明显的改善，体质增强，原发疾病得到控制或被治愈，运动能力得到改善，生活质量得到了很大的提高，预后良好。

参考文献

曹玉举，李娜，秦涛，2010. 娄多峰教授治疗痹证经验[J]. 中医研究，23(1)：63－65.
陈静英，曾庆莲，彭雪英，2018. 中医护理方案中药熏洗在消渴病痹症中的应用效果分析[J]. 中国实用医药,13(3):132,133.
陈泽林,洪文,2011. 手法配合中药外敷治疗急性踝关节扭伤临床研究[J]. 中医学报,26(153):245,246.
丁华丽,2018. 90 例以中药熏洗为主在消渴病痹证中医护理方案中的应用及效果分析[J]. 首都食品与医药,25(7):101.
黄桂忠,李伟居,王少伟,2006. 中药热敷包配合好及施(温感)治疗慢性骨关节肌肉疼痛 60 例[J]. 新中医,38(7):74,75.
李点,2013. 熊继柏辨治痹证经验[J]. 中医杂志,54(21):1869 - 1871.
李辉,高根德,冯建邦,2009. 中药外敷治疗急性踝关节扭伤 60 例[J]. 中医学报,24(5):88,89.
陶剑飞,卢兴宏,2011. 中药内服外用治疗慢性盆腔炎 35 例[J]. 辽宁中医杂志,38(7):1389.
万和祥,史龙云,2007. 中药内服外用治疗老年膝关节滑膜积液 86 例[J]. 四川中医,25(3):87.
王文婕,傅文贞,何进卫,等,2017. 阿仑膦酸钠与唑来膦酸治疗绝经后骨质疏松症疗效比较[J]. 中华骨质疏松和骨矿盐疾病杂志,10(5):445 - 449.
王艺苑,2014. 自拟益气活血通络汤联合西药治疗类风湿关节炎 86 例[J]. 生物技术世界,(4):95.
王志强,庞国明,闫镛,等,2016. 中医药综合疗法治疗消渴病痹证 380 例临床观察[J]. 河南大学学报(医学版),35(1):43 - 46.
熊飙,沈杰,肖达,2001. 内经针刺法结合中药敷贴治疗类风湿性关节炎疗效分析[J]. 现代康复,5(17):36,37.
徐松,岳鸿丽,2016. 唑来膦酸钠与阿仑膦酸钠治疗绝经后妇女骨质疏松的疗效比较[J]. 首都食品与医药,23(8):73,74.
杨志新,杨磊,钱阳晶,2017. 唑来膦酸对骨质疏松患者骨痛、骨密度和血清骨代谢标志物的影响[J]. 解放军医药杂志,29(4):85 - 88.
于红权,2015. 散寒通络汤治疗寒湿型类风湿性关节炎临床分析[J]. 光明中医,(11):2339,2340.
袁彩君,刘军,2017. 唑来膦酸治疗原发性骨质疏松症的疗效及安全性[J]. 中国医院用药评价与分析,17(6):763,764.
赵俊,1999. 疼痛诊断治疗学[M]. 郑州:河南医科大学出版社:45.
郑炜,王平,2013. 盐酸替扎尼定的临床应用研究进展[J]. 中国现代医生,51(4):20 - 22.
中华医学会骨质疏松和骨矿盐疾病分会,2017. 原发性骨质疏松症诊疗指南(2017)[J]. 中华骨质疏松和骨矿盐疾病杂志,10(5):413 - 444.
THE UNITED STATES PHARMACOPIEIAL CONVENTION, 2012. USP35 - NF30[S]. New York: United States Pharmacopeial Convention: 4878.

(胡　昕　廖　瑶　曾文玉　胡　滨)

第七章
癌性疼痛

第一节　中西医对癌性疼痛的认识

一、西医对癌性疼痛的认识

癌性疼痛是随着肿瘤的发生和发展，由肿瘤本身或与肿瘤治疗过程中的相关问题及精神、心理和社会等多种因素所导致的一种独立疾病，也是肿瘤患者最常见、最痛苦及最恐惧的症状之一。据统计，在癌症患者的自觉症状中疼痛发生率最高，故癌性疼痛是癌症患者普遍存在的症状，初诊时癌症患者的疼痛发生率约为25%，而晚期癌症患者的疼痛发生率可达60%~80%，其中1/3的患者为重度疼痛，癌性疼痛严重影响着患者的生活质量，故癌性疼痛的治疗是全世界医护人员、患者及其家属与相关学科共同关注的问题，特别是对于癌症患者而言，消除或缓解癌性疼痛不仅能使患者减轻或消除痛苦，更重要的是能使患者的免疫功能免受破坏，从而抑制肿瘤细胞的扩散和转移，延长患者的寿命，改善患者的生活质量。

癌性疼痛的病因复杂多样，大致可分为肿瘤相关性疼痛、抗肿瘤治疗相关性疼痛及非肿瘤因素性疼痛三大类。肿瘤相关性疼痛是指由肿瘤直接侵犯、压迫邻近组织器官，产生组织细胞的炎症、水肿、缺血及坏死等。例如，肿瘤细胞广泛转移后，浸润和堵塞血管，可造成组织器官缺血缺氧；转移至骨髓可刺激骨膜或引起病理性骨折；压迫空腔脏器可造成梗阻、黏膜炎症及坏死等。抗肿瘤治疗相关性疼痛是指在手术治疗、放疗或化疗过程中，可造成新的疼痛区域或形成新的疼痛源。例如，肺、乳腺切除术后引起的臂丛神经痛，胃肠术后并发症等，化疗后的周围神经炎、骨髓无菌性坏死等可导致神经病理性疼痛；腹部及盆腔恶性肿瘤放疗后可引起放射性肠炎而导致疼痛，如直肠癌放疗后可引起会阴痛，臂丛、腰丛神经放疗后可导致神经纤维增生、变性等进而引起疼痛。非肿瘤因素性疼痛主要指由于患者的其他合并症或并发症及社会心理因素等非肿瘤性因素所导致的疼痛。例如，肿瘤伴发腰椎间盘突出症时出现的腰腿痛，合并肺部感染引起的胸痛。肿瘤患者对疼痛的心理及情感方面的反应往往更强烈，常出现焦虑、抑郁、烦躁、多疑、过度关注躯体症状，以及神经过敏症等。情绪的波动、心理状态的改变及医护人员和周围人的态度，这些都会影响患者疼痛的程度。有研究发现，对于肿瘤晚期患者而言，心理因素对疼痛的影响比肿瘤细胞转移的部位更重要。疼痛造成的生活质量下降已成为第一位的不良因素。

癌性疼痛主要表现形式为急性疼痛、慢性疼痛及暴发痛,性质常以持续性疼痛为主。疼痛的主要机制可分为伤害感受性、神经病理性及混合性疼痛等。癌性疼痛可以是急性,也可是慢性。急性疼痛通常是与癌症的诊断和治疗有关。例如,诊断和治疗时直接损伤神经引起疼痛,化疗及放疗可在治疗的早期或作为副作用引起急性疼痛。慢性疼痛可以由肿瘤相关的直接损伤或治疗产生的损伤而导致。多项研究均表明,慢性疼痛多少都有神经病理性疼痛的因素参与其中,故癌性疼痛患者的疼痛机制多是混合的机制,但可以以伤害感受性或神经病理性疼痛为主。癌性疼痛也是一种复杂的生理和心理反应,其主要包括两种成分:一种是伤害性刺激,通过伤害感受器,经神经纤维将生理性神经痛觉信息传入中枢;另一种是个体对伤害性刺激的反应,主要表现为一系列的情感、行为、躯体活动反应及内脏系统变化。癌性疼痛按病理生理学机制主要分为伤害感受性疼痛和神经病理性疼痛两大类。伤害感受性疼痛包括躯体痛和内脏痛,是机体对损伤所表现出的生理性痛觉神经信息传导与应答的过程。当机体损伤发生后,受损组织可释放化学物质,进而激活伤害感受器,经 Aδ 和 C 纤维传入,在经过脊髓背角中的胶质区细胞到第一级中枢传递细胞时,其信号受到调制。周围神经病变如肿瘤浸润、压迫或局部缺血,均能降低传入冲动到达背侧角的能力,以限制邻近神经元活动,这一能力也被称为“背侧根反射”。背侧角细胞间静息突触的动作电位可因被外周轴突损伤而突然暴发,因此,当已知轴突不能传导一种动作电位时,背侧角细胞就接受来自不同轴突的输入,所以轴突内互相干扰也被认为是神经病理性疼痛的一种可能机制。内脏痛常表现为弥漫性疼痛和绞痛,疼痛的定位常不够准确,这是因为内脏痛的痛觉信号传入途径比较分散,即一个脏器的传入纤维可以经几个节段的脊髓传入中枢,而一条脊神经往往又包含多个内脏的传入纤维。在内脏痛中,内脏中的痛觉感受器对机械性牵拉、痉挛、缺血和炎症均较敏感。因此,内脏痛,更多的是由于肿瘤占位压迫,空腔脏器梗阻或实质性器官包膜受牵拉导致的疼痛,以及继发的炎症和功能障碍导致的疼痛。正是内脏痛的生理学原因,大部分肿瘤导致的内脏痛,有其共同特征:早期,未形成空腔脏器梗阻或实质性脏器包膜受牵拉时,仅表现为轻度定位不清的钝痛甚至无痛。中晚期,形成梗阻、压迫甚至出现其他并发症时,会表现为剧痛。而且随着肿瘤的增大,疼痛日益剧烈。例如,肝肿瘤生长迅速时,肝包膜受到较大张力,便可出现右上腹剧烈胀痛。子宫内膜癌、卵巢癌压迫和侵犯输尿管也可引起难忍的绞痛。胆囊癌、胰腺癌,造成胆道梗阻,可引起剧烈上腹痛。颅内肿瘤造成颅内压增高时也会引起疼痛。此外,恶性肿瘤往往呈浸润性生长,可直接蔓延至邻近组织,当肿瘤压迫周围组织器官,侵入神经、血管时,除产生相应组织器官的功能变化外,也可产生疼痛症状。在癌症患者的疾病进程中,一系列并发症同样也可引起疼痛。常见的并发症有肿瘤导致机体免疫力下降,诱发带状疱疹;肿瘤骨转移,引起病理性骨折;肿瘤侵犯脉管系统,压迫、堵塞或浸润血管、淋巴管;肿瘤患者血液的高凝状态,引起一系列的血栓栓塞性疾病;一些内分泌系统的肿瘤和肿瘤引起的异位内分泌综合征等,可导致机体内环境紊乱,继而形成多种疼痛性的并发症,如高钙血症所致的结石、痛风等。肿瘤进展过程中,若发生侵犯内脏神经系统,会出现剧烈疼痛、自发痛、暴发痛等表现。例如,临床上最常见的是胰腺癌侵犯腹腔神经丛引起的剧烈腹痛等。由于癌性疼痛患者往往还伴有精神、心理方面的问题,如患者严重疼痛加上对疾病治疗、转归的失望和无助感,以及肿瘤对患者生活及各项功能的严重损害,癌症患者多会有焦虑、抑郁、多疑等心理、精神方面的问题。这些心理方面的因素又可加重癌性疼痛的程度,形成恶性循环,使疼痛的治疗变得更加复杂多变。因而面对癌性疼痛患者,应尽可能明确癌性疼痛的发生机制,以便针对其病因制订有效的镇痛方案,同时心理治疗及抗抑郁等药物治疗在癌性疼痛的治疗过程中也有着重要的意义。临床上常忽略的一个问题是癌症患者的治疗同样可能导致疼痛。例如,外科手术后的疼痛,外科手术及一些创伤性操作,可损伤神经或术后瘢痕形成的微小神经瘤亦可引起疼痛;术后瘢痕的挛缩牵拉、癌瘤复发牵拉组织等都可产生疼痛;放疗后可使组织发生纤维化,压迫或牵拉神经和疼痛敏感组织而产生疼痛。常见的放疗后疼痛综合征有放射性神经丛病和放射性脊髓病、黏膜炎、皮炎、肠炎、肺炎等。化疗后亦可能出现疼痛,如肝动脉灌注化疗和腹腔内化疗后引起的弥漫性腹痛,化疗后引起的静脉炎、黏膜炎、肠炎、出血性膀胱炎、多发性神经炎等。一些其他肿瘤治疗药物也可引起疼痛,如干扰素引起的急性疼痛。这种疼痛主要表现为发热、寒战、肌肉关节痛及头痛等。

二、中医对癌性疼痛的认识

历代中医文献虽没有明确的癌性疼痛病名,但对癌性疼痛的临床表现、病因病机、治疗、预后、预防等均有记载,见于历代经典著作文献中,至今仍有重要的参考价值。最早的《素问·玉机真藏论篇》云:“大骨枯槁,大肉陷下,胸中气满,喘息不便,内痛引肩项,身热,脱肉破(月囷),真藏见,十日之内死。”其所描述的症状类似于肺癌晚期患者的临床表现,并明确指出预后不良。《灵枢·厥论》曰:“真头痛,头痛甚,脑尽痛,手足寒至节,死不治。”这与颅脑肿瘤引起的癌性头痛也极为相似。《灵枢·经脉》云:“脾足太阴之脉,是动则病舌本强,食则呕,胃脘痛,腹胀。”这描述了胃癌伴随胃痛、腹胀及呕吐等症。《证治要诀》云:“脾积在胃脘,大如覆杯,痞塞不通,背痛心痛。”这是对肝癌疼痛的描述。《千金方》曰:“食噎者,食无多少,惟胸中苦塞,常痛不得喘息。”这类似于对食管癌导致疼痛的描述。癌性疼痛可归属于中医学“癌病”“痛证”等范畴,《临证指南医案》云:“积伤入络,气血皆瘀,则流行失司,所谓痛则不通也。”《诸病源候论》认为:“积者阴气,五脏所生,其痛不离其部,故上下有所穷已。聚者阳气,六腑所成,故无根本,上下无所留止,其痛无有常处。此皆由寒气搏于脏腑,与阴阳气相击上下,故心腹痛也。”此初步探讨了癌性疼痛的病机。可见中医学对癌性疼痛早有深刻的认识,历代医家的论述为后世研究癌性疼痛打下了良好的理论基础。但需要指出的是,癌病及癌性疼痛均是难治性疾病,癌性疼痛是一类全身性疾病的局部表现,任何单一的治疗手段和局部治疗均难以彻底治愈,故癌性疼痛的治疗应以扶正祛邪为指导思想,中西医结合治疗可取长补短,充分发挥各种治疗方法在癌性疼痛各阶段中的作用,可起到提高疗效或减毒增效的作用,进而改善患者症状,提高生存质量,延长生存期。

中医主要将癌性疼痛的病因归纳为六淫邪气、七情内伤、饮食失调、正气亏虚四个方面。

（1）六淫邪气，即风、寒、暑、湿、燥、火六种外感邪气，可单独致病也可合而为病，常伴其他因素而致病。例如，《灵枢·九针论》曰："四时八风之客于经脉之中，为瘤病者。"此提出"八风"留滞于经络而成瘤病。《诸病源候论》曰："恶核者，内里忽有核累累如梅李，小如豆粒……此风邪夹毒所成。"其也指出六淫邪气侵袭可导致癌病及癌性疼痛的发生。六淫邪气入侵，由表及里，停留于经络之中，导致气滞、血瘀、痰凝、瘀毒互结，经络及脏腑功能失调，终致癌毒形成，发生癌性疼痛。

（2）七情，即喜、怒、忧、思、悲、恐、惊七种正常的情绪反应，其一般不会导致疾病的发生，但若长期情志失调如过度的精神刺激或剧烈的精神创伤等，超出了机体正常的情绪调节范围，则可导致机体气血运行失常。肝气郁结，久则气滞血瘀；体内津液代谢失常，化生痰湿，久则痰瘀互结，经络不通，化生癌毒，引发癌肿，日久则导致各种癌性疼痛的发生。

（3）《活法机要》论积证时，指出"脾胃虚弱，气血两衰，四时有感，皆能成积"。《灵枢·百病始生》曰："邪之所凑，其气必虚。"《诸病源候论》又曰："积聚由阴阳不和，脏腑虚弱，受于风邪，搏于脏腑之气所为也。"这些均说明了机体正气亏虚，脏腑气血阴阳失调，抗邪能力低下，则为癌毒的产生创造有利条件，既是癌性疼痛"不荣则痛"的病理基础，也是痰瘀等病理因素导致癌性疼痛发生的前提条件。

（4）癌症晚期患者往往正气虚亏，各种外邪乘虚而入，耗伤正气，气血亏虚，阴阳失调，致癌毒更加猖獗，癌肿迅速增大，疼痛日益剧烈。

目前中医对癌性疼痛的病机虽有不同认识，但其基本病机均可概括为"不通则痛"和"不荣则痛"两方面，其基本病理变化为正气内虚，病机特点总属本虚标实，多因虚而得病，因虚而至实，虚实夹杂，其中"虚"多为正气亏虚；"实"则为气滞、瘀血、痰结、湿聚、癌毒等。由于机体正气内虚，外感六淫邪毒、内伤七情、饮食劳倦等多种病因的长期作用，使脏腑功能失调，气血津液运行失常，经络阻滞，气滞血瘀，痰湿内生，客邪留滞，积聚日久，邪盛变生癌毒。癌毒与痰瘀互为滋生，蕴结于脏腑组织，相互搏结，日久渐积而成癌肿。中医认为癌肿皆为有形之邪，可滞气碍血或癌毒直接侵犯经络，耗伤正气，导致剧烈、持久之癌性疼痛。当然癌性疼痛的病机也常因发病部位的不同而各具特点，如肺癌的本虚常以阴虚、气阴两虚多见，标实则以气滞、瘀血、痰浊多见；脑癌的本虚以肝肾亏虚及气血两虚多见，标实则以痰浊、瘀血、风毒多见；膀胱癌和肾癌的本虚常以肝肾阴虚和脾肾两虚多见，标实则以湿热内蕴及瘀血内阻多见；肠道癌肿的本虚多以肝肾两虚、脾肾亏虚为主，而标实则以瘀血、湿热及癌毒多见。

癌性疼痛是在脏腑阴阳气血失调的基础上，六淫邪毒入侵，并与气、痰、湿、瘀等相互搏结而发病，而正气亏虚则是癌性疼痛发生的重要内在因素。癌毒侵袭机体后可直接侵犯脏腑经络，气机阻滞，导致癌性疼痛发作，或癌毒留滞与痰瘀互为搏结，逐渐形成有形之癌肿。癌肿形成后可大肆掠夺人体水谷精微以自养，故生长迅速，因机体正气亏虚，故难以抵御制约。癌肿不断生长，一方面大量耗伤人体气血津液，导致正气愈加亏虚；另一方面又可阻滞脏腑经络气机，导致脏腑经络功能紊乱，气血津液运行失常，内生痰湿和瘀血，痰湿、瘀血又与癌毒胶结难去，导致经络气机阻滞愈加严重，引发癌性疼痛。痰湿和瘀血在癌性疼痛的发病过程中是主要的病理因素，且两者常互为因果。痰湿凝聚是癌肿形成的本质特征之一，因湿为阴邪，其性重着黏滞，湿聚则为痰，痰湿与癌毒相互搏结停聚，阻遏气机，气滞则血行不畅，进而导致癌性疼痛。如《丹溪心法》云："痰因气滞而聚，既聚则碍其路，道不得运，故痛作也。"且痰瘀相互影响而致的癌性疼痛，往往具有痛处固定不移的特点。瘀血和癌毒蕴结，既是癌肿的本质特征，又是癌痛基本病机之一。《临证指南医案》云："积伤入络，气血皆瘀，则流行失司，所谓痛则不通也。"《血证论》曰："瘀血在经络脏腑之间，则周身作痛，以其堵气之往来，故滞碍而痛。"此均说明了瘀血导致的癌性疼痛特点。但需要指出的是，癌性疼痛的病机并不是孤立存在的，它们可相互为因、相互影响及转化。如正气亏虚，易受邪侵，痰瘀互结，癌毒内郁，气血不通，不通则痛；而癌毒内郁，气滞血瘀，又可导致脏腑气血阴阳虚损，正气愈虚。只有全面深刻地认识病机，才能更有效地治疗癌性疼痛。

不同癌症的病变部位不同，肝癌病位在肝，胃癌病位在脾、胃，肺癌病位在肺，大肠癌病位在肠，肾癌和膀胱癌病位在肾、膀胱，故癌性疼痛的病位可涉及相关脏腑和经络。机体的脏腑经络均可为癌毒所侵袭，进而引发不同部位和性质的癌性疼痛。故结合癌性疼痛的基本病机，可知其病位还在于相关脏腑及其所络属的经络。由于肝主疏泄，调畅气机，脾为后天之本，气血生化之源，肾主髓，内藏元阴元阳，故癌性疼痛与肝、脾、肾的关系较为密切。《灵枢・海论》曰："夫十二经脉者，内属于脏腑，外络于肢节。"经络是运行气血、输布营养精微、沟通内外表里上下的通道。在正常生理状态下经络卷舒自如，畅达则无病。若癌毒内蕴，经络受邪，痰瘀互结，经络壅塞不通而发为癌性疼痛。

第二节　癌性疼痛的诊断和中医辨证

在癌性疼痛诊断方面，首先需要做的是对癌性疼痛患者的疼痛情况进行评估，即对患者进行疼痛的筛查，并在充分了解患者疼痛情况的基础上进行详细的疼痛评估。癌性疼痛的评估至关重要，因其是合理及有效开展止痛治疗的前提条件。《癌症疼痛诊疗规范(2018 年版)》提出了"常规、量化、全面及动态"四大癌性疼痛评估原则，有较好的参考意义。在评估癌性疼痛时，临床上多采用视觉模拟评分法(visual analogue scale，VAS)、NRS 及 Wong－Baker 面部表情量表法等来评估疼痛的程度。将疼痛程度用 0~10 这 10 个数字依次表示，0 表示无疼痛，10 表示能够想象的最剧烈的疼痛。将量表交给患者并让其选择一个最能代表自身疼痛程度的数字，或由医护人员协助患者理解后选择相应的数字描述疼痛。按照患者选择的数字，将疼痛程度分为轻度疼痛(1~3)、中度疼痛(4~6)、重度疼痛(7~10)。评估时要强调动态进行疼痛评估。持续性、动态地监测、评估癌性疼痛患者的疼痛症状及变化情况，包括疼痛病因、部位、性质、程度变化情况、暴发痛发作情况、疼痛减轻和加重因素、止痛治疗的效果及不良反应等，并将评估结果列入护理常规监测和病程记录的内容,旨在判断病情和止痛效果的变化,并作为修订治疗方案的重要依据。同时癌性疼痛的评估一定要个体化进行,充分了解并掌握癌症患者的原发病及其转移情况,询问是否合并神经病理性疼痛,是否有疼痛暴发性发作的情况,并注意鉴别疼痛暴发性发作的原因,如需要特殊处理的病理性骨折、脑转移、合并感染及肠梗阻等急症所致的疼痛,之前治疗手段和效果,以及患者自身的心态等。对于儿童、老年人、有药物滥用史及神经精神病史等高危人群,在评估疼痛时应尤其注意疼痛对患者情绪、睡眠、活动能力、食欲、日常生活、行走能力及与他人交往等生活质量的影响。因疼痛完全是患者对自我病情评估后的主观感受,故任何人包括医生都不应对患者的自我评估结果持怀疑甚至指责的态度,应当重视和鼓励患者表达对止痛治疗的需求和顾虑,并根据患者病情和意愿,制订患者功能和生活质量最优化目标。只有全面掌握疼痛患者的医疗相关信息,充分尊重患者的诉求和意愿,做到心与心的交流后,对癌性疼痛的治疗才会收到事半功倍的效果。

癌性疼痛的中医辨证: ① 首先,辨癌性疼痛的脏腑病位;其次,辨病邪的性质,并分清气滞、瘀血、痰结、湿聚、癌毒的不同,以及是否有兼夹等。② 辨标本虚实,分清虚实标本的主次。③ 辨脏腑气血阴阳,分清受累脏腑气血阴阳失调的不同。④ 辨疼痛程度和病程阶段,以选择适当的治疗方法和评估预后等。结合癌性疼痛的病因病机,可将癌性疼痛的常见辨证分型总结为肝郁气滞证、瘀血阻络证、痰湿内阻证、热毒壅盛证、气血亏虚证。肝郁气滞证是最常见的证型,临床可见局部性的胀痛和闷痛,且多随情绪变化而发生,情绪抑郁时往往可加重病情,并伴有纳食减少、睡眠不佳、胁肋胀闷、善叹息,舌苔薄白,脉弦等。此证型多涉及肝、肺、脾、胆及胃等脏腑。例如,食管癌的肝气郁结证,可见胸背隐痛及饮食梗阻等;肝癌的肝气郁滞证,可见胸腹胀满,胁下疼痛。此类病证应紧扣肝主疏泄的脏腑生理功能,治疗原则应以疏肝理气为主,使肝得条达,脾胃气机才能升降有序,运化有常。瘀血阻络证可见呕血、便血、尿血等出血症,疼痛呈针刺样,较剧烈,且痛有定处,拒按,夜间尤甚,皮肤可见瘀斑、瘀点,舌质紫暗,脉弦涩。例如,食管癌晚期的瘀血凝滞,胸前疼痛,吞咽困难等;胃癌瘀血阻络证可见胃脘疼痛或刺痛、灼热,心下痞块拒按等;肝癌瘀血阻络证可见胁下积聚,胀痛明显;肺癌瘀血阻络证可见咳嗽不畅,胸闷,胸痛彻背,甚至咯血等。痰湿内阻证中的无形之痰凝聚,可导致结节或肿块,其特征常表现为钝痛,湿浊壅盛,因湿性重着,则可见肢体困重,或有痰涎,纳食不佳,胸膈满闷,大便不爽等,舌苔白或黄腻,脉滑。但在临证中尚需辨清寒热,因痰有阴寒、邪热之分,湿有寒湿、湿热之别。寒痰见疼痛伴畏寒,疲乏等;痰热见胸痛气急,咳嗽,咳大量黄痰等。苔黄腻为湿热之候,苔白腻为寒湿之征。例如,肺癌痰热壅盛者,可见咳嗽,咳黄黏痰,胸痛,胸闷气急,舌红苔黄腻,脉滑数;颅内肿瘤痰湿内阻证,可见头痛、头晕,肢体沉重、麻木,苔白腻,脉弦滑。化痰除湿为痰湿内阻证的治疗原则。热毒壅盛证是由于邪热郁结日久成毒,集聚壅阻于机体脏腑,引起气滞血瘀、经脉阻滞、营卫失和等,进而导致癌性疼痛的发生。常有癌肿的灼热疼痛,伴五心烦热、口渴、便秘等,舌质红,苔黄腻,脉弦数。例如,肝癌热毒蕴结证,可见发热烦渴,胁下刺痛明显,苔黄腻而干,脉弦数。此类热证的辨证中,当以舌诊为辨证要点,明察热邪病机,临证要根据热邪所在脏腑,辨证用药,且不可妄用寒凉之品。气血亏虚证的出现常见于癌症中晚期,因癌症的长期存在,大病日久,正气耗伤;另见癌症术后、放疗、多次反复的化疗,造成机体损伤,气血耗损。脏腑气血阴阳失调日久,气血津液长期亏损,后期则可产生“不荣则痛”的病机,故临床常见隐痛,形体消瘦,神疲乏力,肢体无力,舌质暗淡,苔薄白或少苔,脉细而无力。因脾胃为后天之本,气血生化之源,脾胃损伤,则运化失常,纳食减少,日久累及先天肾精。故此类病证应以补益气血,调补脾胃,滋养肾精为主要治疗原则。但需要指出的是,癌性疼痛的发生是长期多种病邪积聚的过程,临床辨证时往往很少见到单一性的病机,较多是多种病机的兼夹。故临证时,应当根据患者的症状、体征及舌脉等多种表现,四诊合参,综合分析病机所在,兼顾治疗,才能收到较好的效果。

第三节　癌性疼痛的中西医结合治疗

一、癌性疼痛治疗的主要原则

疼痛是最常见的肿瘤相关症状之一,癌性疼痛对患者生理和心理的影响均有所不同。癌症初诊时,约 25% 伴有疼痛症状;抗癌治疗期约 35% 伴有疼痛;晚期癌症疼痛发生率上可上升至 75%。疼痛也是癌症患者最恐惧的症状之一,如果疼痛得不到缓解,将令患者感到不适,并极大地影响他们的活动能力、与家人和朋友的交往,以及整体的生活质量。众多的证据显示癌症患者的生存质量与疼痛症状的控制相关。

随着疼痛医学的迅猛发展,近几年在癌性疼痛治疗方面我国取得了很大的进步。第一,国内的镇痛观念发生了很大的转变;第二,镇痛的方法取得了巨大的进步;第三,在镇痛药物应用方面,随着药学和药剂学的飞速发展,在慢性癌性疼痛的治疗药物方面,长效缓释或控释口服剂型、药物透皮贴剂及各类针剂等均为临床应用提供了更多的选择余地;第四,治疗手段增多和技术提高,其中包括对肿瘤导致的神经病理性疼痛积极开展采用射频神经损毁术、脊神经电刺激镇痛技术等;第五,是近年来国内专家学者积极开展癌性疼痛方面的基础和临床研究工作,并取得了丰富的研究成果。然而临床治疗中,癌性疼痛的治疗方面仍存在诸多的问题,如何规范化治疗癌性疼痛仍是今后相当一段时间内的任务。回顾性研究发现,大约有 1/3 的患者癌性疼痛的控制均有不足,而在偏远的地区,由于不能获得足够的药物,疼痛未能获得缓解或控制的比例可能还会更高。目前影响疼痛控制的主要因素包括:第一,医护人员对癌性疼痛的评估不足,医护人员未在充分了解患者疼痛情况的基础上进行详细的疼痛评估,导致患者的疼痛评估存在不足,进而影响疼痛的控制效果。第二,医生管理癌性疼痛的知识不足,没有获得足够的癌性疼痛治疗的相关教育,在镇痛药的选用和使用中存在不合理的情况,进而影响镇痛药物的疗效。例如,临床上有医生在治疗慢性癌性疼痛时常在 24 h 内多次使用吗啡控释片,然而由于吗啡控释片药物呈控释型缓慢释放,其并无峰谷现象,只需每 12 h 给药 1 次即可达到治疗的效果。且在癌性疼痛患者能耐受的情况下吗啡的使用不存在极量，若疼痛控制不佳则可采用增大剂量的方法来提升镇痛效果，而非增加给药的次数。在癌性疼痛治疗过程中存在长时间使用单一药物的不合理情况，因长期单用一种阿片类镇痛药易使患者对药物产生耐受性且不利于疼痛的控制，故应根据患者的疼痛情况交替应用不同类型的镇痛药，以减少药物耐受性的发生。没有给予患者和家属相关癌性疼痛管理的教育，患者不能严格按照处方用药。改善这种局面的方法是需要给予医护人员全面和系统的专业培训，尤其是接触患者的临床医生，其必须接受癌性疼痛的专科知识培训。需要指出的是，癌性疼痛的治疗是需要团队合作的，不仅需要疼痛专科医生，还需要一支经过癌性疼痛管理培训的护理团队，在癌性疼痛患者入院时，责任护士应该给予入院患者疼痛筛查，如果有疼痛，进一步给予疼痛评估。教育患者学会报告疼痛、理解疼痛评分的方法，才能正确面对癌性疼痛和控制疼痛。第三，患者和其家属对疼痛的认识存在模糊甚至错误的观点，患者不愿意主诉疼痛或对疼痛的程度表达不清，也不及时向医护人员报告躯体疼痛程度、部位和性质的变化，甚至有的患者和家属认为疼痛是疾病和治疗的必然结果，没有告知的必要性等，这些情况均严重影响对患者疼痛的控制。而患者正确表述疼痛是评价癌性疼痛的重要内容，因为医师需要不断了解患者实际的疼痛及变化情况，才能制订切实有效的镇痛治疗方案。第四，医护人员、患者或其家属担心药物依赖、成瘾与镇痛药物的副作用等。某些医护人员在治疗癌性疼痛时不能正确区分药物依赖性和耐受性的概念。药物耐受性是指阿片类药物连续使用一段时间后形成耐受性，需要增加剂量或缩短给药时间才能维持治疗效果，属于正常的药理现象。而药物依赖性是指在长期反复大剂量使用与医疗目的无关，且具有成瘾性的药物（如阿片类镇痛药）后产生的药物依赖性，停用这类药物后往往产生戒断反应，且存在生理及其行为上不同程度地将使用这类药物作为日常首要之事，其特点是极其渴求获得和使用药物。此外，癌性疼痛患者在使用阿片类镇痛药过程中对药物成瘾性存在着恐惧的心理，但研究表明阿片类镇痛药在规范使用的情况下，疼痛患者产生依赖性的现象极为罕见。成瘾性的发生率往往与给药方式相关，如直接静脉注射阿片类药物时，可使血药浓度突然增高，患者容易出现欣快感及毒性反应，因而患者也容易对药物产生依赖性。因此，在慢性癌性疼痛的临床治疗过程中，我们多采用口服阿片类镇痛药的缓释或控释剂型，药物在胃肠道缓慢释放和吸收，可使血药浓度在一段时间内保持相对恒定，从而可以减少或避免药物依赖性或成瘾性的发生。第五，药物的费用、阿片类镇痛药物的管制过于严格，在基层医院某些药物不容易获得。

在癌性疼痛没有得到有效缓解的患者中，难治性癌性疼痛的控制往往与癌性疼痛发生的机制相关。例如，癌性神经病理性疼痛、肿瘤导致的肌肉痉挛性疼痛、骨结构破坏导致的事件性暴发痛、伴有暴发痛的内脏痛、肠梗阻痉挛疼痛等均对阿片类镇痛药不敏感，单用阿片类镇痛药效果不佳。有些疼痛与人体的生理功能相关，镇痛药物不能改善人体的功能，这些均需要联合介入治疗。使用介入治疗的目的不是替代药物治疗，而是为了改善镇痛效果，减少因药物增加剂量或种类所引起难以耐受副作用的风险。有效的介入治疗可以减少镇痛药物的剂量，减轻副作用，改善人体的生理功能，提升患者整体的生活质量。故在评估癌性疼痛的过程中,明确癌性疼痛的机制很重要,这对选择疼痛治疗方案起着决定性的作用。难治性癌性疼痛是治疗的难点和重点,也是医生面临的挑战和责任。难治性癌性疼痛指由肿瘤本身或肿瘤治疗相关因素导致的中、重度疼痛,经过规范化药物治疗1~2周,患者疼痛缓解仍不满意和(或)不良反应不可耐受。其诊断需同时满足以下两条标准:①持续性疼痛数字化评分≥4分和(或)每天暴发痛次数≤3次;②遵循相关癌性疼痛的治疗指南。单独使用阿片类药物和(或)联合辅助镇痛药物治疗1~2周患者疼痛缓解仍不满意和(或)出现不良反应不可耐受。难治性癌性疼痛的常见病因病机包括:直接损伤感觉神经;肿瘤及周围炎性细胞释放炎症因子(如TNF-α等);侵犯破坏血管造成缺血、侵犯空腔脏器造成梗阻或侵犯实质脏器造成包膜张力过高;肿瘤的持续性生长造成急性疼痛持续存在,极易形成外周或(和)中枢敏化;患者对阿片类药物不反应或部分反应;疼痛与肿瘤危象有关,如病理性骨折、肠梗阻等;肿瘤导致的部分疼痛综合征,如臂丛神经综合征、颅底转移癌症疼痛综合征、盆腔癌症疼痛综合征等;严重的疲劳和衰弱等。综上所述,癌性疼痛应当采用综合治疗的原则,根据患者的病情和身体状况,应用恰当的止痛治疗手段,及早、持续、有效地消除疼痛,预防和控制药物的不良反应,降低疼痛和有关治疗带来的心理负担,提高患者的生活质量。

二、癌性疼痛的西医治疗

(一)癌性疼痛药物治疗的基本原则

癌性疼痛的西医治疗方法有多种,包括病因治疗、药物治疗和非药物治疗,其中药物治疗是最主要、最常用的措施,使用方便,不需特殊仪器与设备,尤以口服给药最为普遍,癌性疼痛治疗不当的现象普遍存在,为进行合理的镇痛治疗,WHO制定了癌症三阶梯镇痛治疗原则,其基础是用药方法的"阶梯"概念。根据药理学的基本原理与临床使用经验,镇痛的选择与剂量的掌握必须个体对待,以获得最好的镇痛效果与最小的副作用。癌性疼痛的药物治疗基本原则主要包括以下内容。

1. 口服给药为主

口服给药既方便,又是最常用的给药途径。癌性疼痛患者能口服者应尽可能地选择口服给药途径,避免创伤性给药途径。对于强阿片类药物(如吗啡、羟考酮等),口服用药很少产生精神依赖性(或成瘾性)或身体依赖性。有人认为这可能是吗啡口服不符合吸毒者需求。对于癌性疼痛患者来说,需要的是镇痛效果,而不是精神上的享受。口服用药不易成瘾的这一优点,更有利于癌性疼痛患者长期用药。同时还可以根据患者的具体情况选用其他给药途径,包括静脉、皮下、直肠和经皮给药等。

2. 按阶梯给药

按阶梯给药指应当根据患者疼痛程度,有针对性地选用不同性质、不同作用强度的镇痛药。可以理解为是按轻、中、重度疼痛,选用治疗轻、中、重度疼痛的药物以有效控制疼痛的原则。按照WHO提出的三阶梯治疗原则,必须根据药物的强度阶梯应用药物。选择镇痛药的强度主要依据患者对自身疼痛强度的评分,以及患者机体的整体功能状况等。

一般情况下,轻度至中度疼痛可选择 NSAIDs 和(或)弱阿片类药物,中度疼痛可选用弱阿片类药物或低剂量的强阿片类药物,并可联合应用 NSAIDs 及辅助性药物(镇静剂、抗惊厥类药物和抗抑郁类药物等),中度至重度疼痛可选择 NSAIDs 和强阿片类药物。重度疼痛则首选强阿片类药物,并可合用 NSAIDs 及辅助性药物(镇静剂、抗惊厥类药物和抗抑郁类药物等)。同时需要注意的是,在使用阿片类药物治疗时可适当地联合应用 NSAIDs,可以增强阿片类药物的止痛效果,并可减少阿片类药物用量。如果能达到良好的镇痛效果,且无严重的不良反应,轻度和中度疼痛时也可考虑使用强阿片类药物。如果患者诊断为神经病理性疼痛,应首选三环类抗抑郁药物或抗惊厥类药物等。如果是癌症骨转移引起的疼痛,应联合使用双膦酸盐类药物,抑制溶骨活动。

3. 按时给药

镇痛药应当有规律地按时给药(3~6 h 给药一次),而不是按需给药。按时给药有助于维持稳定、有效的血药浓度。目前,缓释药物的使用日益广泛,建议以速释阿片类药物进行剂量滴定,以缓释阿片药物作为基础用药的止痛方法。若在用药期间内发生暴发痛,则可使用相当于所用药物每天用量的 10%~20%(甚至更大剂量)的药物,以换算成即释吗啡量补服之。若每天暴发痛 2 次,即应将每天所用补服量的总和,添加在每天的用量以内服用;若在没到服药时间提前出现疼痛时,提示原发病有变或出现耐药现象,应适当增加全天用量的 25%、50%或 100%,以维持持续和满意的镇痛效果。

4. 个体化给药

个体化给药的原则是指按照患者病情和癌性疼痛缓解药物剂量,制订个体化用药方案。由于患者个体差异明显,在使用阿片类药物时,并无标准的用药剂量,应当根据患者的病情,使用足够剂量的药物,如阿片类药物应从小剂量开始,逐步增加至理想剂量即以缓解疼痛且无明显不良反应的剂量,故能使疼痛得到缓解的剂量就是正确的剂量,同时还应鉴别是否有神经病理性疼痛的性质,考虑联合用药的可能性。

5. 注意具体的细节

镇痛治疗的细节是指可能影响镇痛效果的所有潜在因素,对使用镇痛药的患者要注意加强监护,密切观察其疼痛缓解程度和机体反应情况,注意药物联合应用时的相互作用,并及时采取必要措施以尽可能地减少药物的不良反应,进而提高患者的生活质量,同时还应注意患者的心理、精神、宗教信仰、经济状况、家庭及社会等多方面因素对治疗的影响。

(二) 癌性疼痛治疗的常用药物与合理使用

目前治疗癌性疼痛的常用镇痛药主要有以下三类: NSAIDs,阿片类药物(麻醉性镇痛药)和辅助性药物(与镇痛药联合使用,以增强后者的作用)等。在癌性疼痛患者的合理用药方面,应当根据癌症患者疼痛的性质、程度、正在接受的治疗和伴随疾病等情况,合理地选择镇痛药,个体化调整用药剂量、给药频率,在用药期间还应积极防治不良反应,以期获得最佳止痛效果,减少不良反应。

1. NSAIDs

NSAIDs 是癌性疼痛治疗的常用药，不同 NSAIDs 有相似的作用机制，可抑制肿瘤侵犯损伤局部组织所引起的致痛物质前列腺素的合成，具有止痛和抗炎作用，是轻度疼痛的首选药物，也可与阿片类药物联合用于缓解中、重度疼痛。NSAIDs 在治疗由于骨转移所引起的疼痛十分有效。骨转移产生的疼痛一般是中度至重度疼痛需要 NSAIDs 和阿片类药物联合应用。当有一些软组织转移伴周围炎症时，NSAIDs 的镇痛效果也非常明显。NSAIDs 的代表药物对乙酰氨基酚具有较强镇痛和解热作用，较弱抗炎作用。它几乎对血小板和胃肠道无不利作用，但在大剂量使用或有嗜酒者可出现肝脏毒性作用。不能同时使用两种 NSAIDs。NSAIDs 常见不良反应包括消化性溃疡、消化管出血、血小板功能障碍、肝肾功能损伤及心脏毒性作用等，其中胃肠道反应最多见。这些不良反应的发生，与用药剂量和持续使用时间相关。使用 NSAIDs，其镇痛作用具有封顶效应，即用药剂量达到一定水平以上时，若再增加剂量并不能达到增强止痛效果的作用，反而药物不良反应将明显增加。因此，若需要长期服用 NSAIDs 时，或日用剂量已达到限制性用量时，应考虑更换为单用阿片类镇痛药；如为联合用药，则只增加阿片类镇痛药用药剂量，不得再增加 NSAIDs 的剂量。

2. 阿片类药物

阿片类药物是癌性疼痛患者疼痛治疗的基石，其可抑制痛觉在中枢神经系统内的传导而起镇痛作用，对躯体性或内脏性疼痛的治疗均有效，但对神经病理性疼痛治疗不满意或无效。阿片类药物可分为强阿片类药物和弱阿片类药物，所有阿片类药物都通过与感觉神经元上的阿片受体（主要是 μ 受体）结合而发挥镇痛作用。阿片受体广泛分布于突触前膜和后膜，阿片与受体的结合降低了感觉神经元的去极化幅度，从而抑制痛觉兴奋传导。值得注意的是，μ 受体有几个亚型，近年还发现了新受体亚型，不同阿片类药物结合的主要受体亚型不同；此外，不同个体对阿片类药物的反应也不同，以上两点是阿片类药物治疗的疗效存在个体化差异的主要原因。尽管阿片类药物的镇痛作用无“天花板效应”，即“封顶效应”，对神经病理性疼痛如加大阿片类药物的剂量后可产生明显的不良反应。临床医师在制订镇痛治疗方案时，会受到前任医师治疗用药的影响，如果先前的方案有问题，或采用非合理规范的治疗，经治医师应依据患者的现状和科学的药理知识制订新的镇痛方案。长期使用阿片类镇痛药时，首选口服给药途径，有明确指征时可选用透皮吸收途径给药，也可临时皮下注射给药，必要时可以自控镇痛给药。

（1）常用的阿片类药物

1）弱阿片类药物：曲马多是临床上常用的，是非选择性的阿片受体激动剂，其对 μ 受体的亲和力最高，约为吗啡亲和力的 1/6 000，同时对胺类受体（α_2 肾上腺素能受体和 5-羟色胺受体）也有较强的作用，故可以协同产生强镇痛作用，常于中度至重度癌性疼痛的治疗。曲马多无明显呼吸抑制作用及心血管毒性作用，无成瘾性，对胃肠动力也无明显的影响，便秘、嗜睡及镇静作用也明显低于吗啡等强阿片类药物。其主要的不良反应包括恶心、呕吐、眩晕、头痛等，剂量过大可发生 5-羟色胺综合征。曲马多可经口服、静脉或肌内注射等多种途径给药。口服用药原则是由小剂量开始，根据疼痛控制情况逐步增加剂量。通常起始剂量为 50 mg/次，如无明显不良反应可于数日后逐步增加剂量至 100 mg/次，一般每天的最大口服剂量不超过 400 mg，但在治疗重度癌性疼痛时也有使用至每天 600 mg 的情况。静脉注射或肌内注射的途径可减少恶心、呕吐等消化管不良反应的发生。

2）强阿片类药物：常见的强阿片类药物主要有吗啡、羟考酮、氢吗啡酮、芬太尼等。在选择强阿片类药物治疗癌性疼痛时，建议选择纯阿片受体激动剂，如吗啡、羟考酮、芬太尼等，尽量不选混合制剂如布托啡诺、喷他佐辛等。且尽量选择半衰期较短的镇痛药，而避免使用半衰期较长的阿片类药物如美沙酮等。合并肾衰竭的患者尽量不选用吗啡。丙氧芬、哌替啶等药物不能用于癌性疼痛的治疗，同时不建议在癌性疼痛的治疗过程中采用安慰剂疗法。

吗啡：是临床上最常用的强阿片类药物，也是晚期癌症最常选用的镇痛药，可用于疾病发展的任何时期，并可用于临终关怀。晚期癌症患者长期使用也相对比较安全。其代谢产物吗啡-6-葡糖苷酸也是产生镇痛效应的活性代谢产物。口服易吸收，由于肝脏的首过效应，口服吗啡的剂量应是肠道外给药剂量的 3 倍，其口服生物利用度为 25%左右。吗啡的血浆半衰期为 3 h，但在肾功能不全的患者其半衰期可明显延长。吗啡有即释和控释两种剂型，速释硫酸吗啡和即释吗啡起效快，镇痛作用较强，但镇痛时间较短为 4~6 h；控释吗啡属于缓慢释放药物（8~12 h）的剂型，既可以达到有效的镇痛效果，又可以减少每天的服药次数。目前硫酸吗啡控释片和盐酸吗啡控释片两种常效药物可以使患者有一较长时间的睡眠，而不会被疼痛或短时多次服药干扰。

美沙酮：也是强阿片类药物，药理作用与吗啡类似，作用持续时间为 4~6 h。作用时间较长与其血浆半衰期较长有关。美沙酮的镇痛作用较弱，但如果大剂量重复给药，也可以产生过度镇痛的后果。因其血浆半衰期较长，故单独应用美沙酮在癌症患者的初期达到有效镇痛较为困难，快速剂量调整也较困难。美沙酮口服与肠道外给药剂量比约为 2∶1。

芬太尼：是常用的镇痛药之一，芬太尼透皮贴剂是晚期癌性疼痛治疗的重要药物，为强效、短时的阿片类受体激动剂。芬太尼与吗啡相同，均属于强效 μ 受体激动剂，其镇痛强度是吗啡的 70~100 倍。芬太尼因其作用时间短，治疗癌性疼痛时往往需要持续给药。又由于其分子量小、脂溶性高、对皮肤刺激性较小，故适用于制成缓释透皮贴剂，用于不能口服药物又需要持续镇痛的患者。经皮芬太尼贴剂皮肤吸收利用率为 92%~94%，初次用药 6~12 h 达到血浆峰浓度，12~24 h 达到血浆稳态浓度。每隔 72 h 更换一次贴剂，可维持较稳定的血药浓度。芬太尼的释放量与贴剂的药物含量和贴剂的表面积呈正比。其不良反应与吗啡类似，如恶心、呕吐、便秘等消化管不良反应，总体比吗啡发生率低，但既往未使用过阿片类药物的患者不应使用超过 25 g/h 的芬太尼透皮贴剂，在临床使用中常首先应用即释吗啡控制疼痛，而后转换为芬太尼透皮贴剂。

哌替啶：为强效和短时（2~3 h）阿片受体激动剂。但临床上不推荐此药用于慢性癌性疼痛的治疗。因哌替啶在重复使用后，可导致体内毒性代谢产物去甲哌替啶的蓄积，去甲哌替啶在血浆中的半衰期是哌替啶本身的数倍，可产生中枢神经系统的毒性作用，且毒性代谢产物的蓄积更容易在肾功能不全或大剂量肠道外给药中出现。哌替啶口服与肠道外给药剂量的比为4∶1。

（2）阿片类药物的剂量滴定：在使用阿片类药物治疗癌性疼痛时，因阿片类镇痛药的有效性和安全性存在较大的个体差异，需要逐渐调整剂量以获得最佳用药剂量，以达到良好的镇痛效果，故治疗过程主要分为两个阶段，即剂量滴定阶段和维持用药阶段。阿片类药物的剂量滴定阶段目的在于尽快镇痛并明确有效剂量。应按时给予短效阿片类药物控制基础性疼痛，按需给药治疗暴发痛。控制暴发痛应优选起效快、作用时间短的镇痛药，剂量为每天阿片类药物剂量的10%~20%；每天治疗暴发痛的剂量应计入次日阿片类药物总量，再分次给药，按时给予。维持用药阶段主要使用的是缓释型阿片类药物，因癌性疼痛多呈慢性持续性，患者需长期服用镇痛药，故可在疼痛控制后将每天短效阿片类药物的剂量转换成缓释剂型的剂量，以延长给药间隔，简化治疗，保持稳态血药浓度，尽量使患者不因夜间服药而影响睡眠。

1）剂量滴定阶段：目前，国内外均采用起效较快的即释或速释型阿片类药物进行初始剂量阶段的滴定，因此此阶段又称“短效滴定阶段”。在初始剂量滴定阶段首先需要选择的是给药途径，较常采用的是口服和静脉（或皮下）给药途径。因药物起效时间和达峰时间是初始剂量滴定阶段选择给药途径时考虑的首要因素，同时还应兼顾安全性和简便性。口服给药因其方法简单、易于掌握和管理，故是晚期癌症患者首选的给药途径，而对吞咽有困难的患者，也可经舌下含服或经直肠给药。对于经胃肠道给药后疼痛控制不佳、不能口服药物或存在口服药物吸收障碍，或疼痛发作特别频繁且对阿片类药物产生耐受性需要更大剂量药物时，可考虑经静脉给药。静脉给药的优势在于起效快，血药浓度较稳定，且药物达峰时间较大，一般起效时间为5~10 min，达峰时间为15 min。但经静脉给药同时也存在着操作复杂、过量风险高，需要严密观察和频繁调整，对医护人员的要求也较高等问题。口服、静脉、皮下等途径都难以控制疼痛时，可改用椎管内给药或联合神经阻滞、微创介入手术的治疗方法。同时在进行药物更换或改变给药途径时，应注意根据不同药物、不同给药途径和不同药物作用强度的相互关系及时进行剂量调整。

吗啡作为初始剂量滴定阶段的首选药，推荐常规使用吗啡即释片进行短效剂量的滴定。患者在此阶段获得稳定的疼痛缓解后向缓释剂型转换时有明显优势，且目前吗啡的缓释剂型较多，与其他阿片类药物的剂量转换也比较明确。在选择起始剂量方面，需要根据疼痛程度，拟定口服滴定吗啡起始剂量为5~15 mg，每4 h一次或按需给药，若用药后疼痛缓解不满意或出现暴发痛时，可额外追加一个单次剂量（5~10 mg），但两次用药间隔不应短于2 h，并注意观察疼痛程度、疗效及药物不良反应。第2天药物剂量的计算：次日总固定量=前24 h总固定量+前日总滴定量。次日治疗时，将计算所得的次日总固定量均分成6份，次日滴定量为前24 h总固定量的10%~20%。重复滴定调整剂量，直到疼痛控制满意。若在剂量滴定期间出现严重不良反应且疼痛强度小于4，应将滴定剂量下调10%~

25%,重新评估疼痛情况并调整滴定剂量。以上即我国癌性疼痛诊疗规范推荐的传统口服剂量滴定法,其适用于能口服药物且无胃肠吸收障碍的患者,门诊及住院患者均可采用。需要指出的是,我国癌性疼痛诊疗规范推荐,对于未曾使用过阿片类药物的中、重度癌性疼痛患者,推荐初始用药时选择短效阿片类镇痛药,个体化滴定用药剂量;当用药剂量调整到理想止痛及安全的剂量水平时,可考虑换用等效剂量的长效阿片类镇痛药;对于已经使用过阿片类药物的癌性疼痛患者,则可按照以上方法进行剂量滴定;对于病情相对稳定的患者,可将缓释型阿片类药物作为基础药物,并可将短效的阿片类药物作为备用药以防治暴发痛。

在短效滴定阶段,需要密切关注不良反应并及时防治,确保疼痛治疗的整体质量和安全性。对于老年患者,应选择较低的起始剂量,缓慢增量,避免过量;有肝肾功能损伤的患者应根据不同阿片类药物的药代动力学特点合理选择,避免蓄积中毒。因短效滴定阶段常规使用即释型阿片类药物,一定要考虑阿片类药物的使用安全性,并严格执行我国《麻醉药品管理办法》和《处方管理办法》规定,避免药物滥用的发生。

2)维持用药阶段:目前临床上较常使用的长效阿片类药物主要有吗啡缓释片、吗啡控释片、羟考酮缓释片及芬太尼透皮贴剂等。在应用长效阿片类药物期间,应将短效的阿片类药物作为备用药以预防暴发痛的发生。当患者因病情变化,长效阿片类药物剂量不足以控制疼痛,或暴发痛发生时,应立即给予短效阿片类药物用于解救治疗镇痛及剂量滴定。解救剂量为前 24 h 用药总量的 10%~20%。每天短效阿片类药物解救用药次数≥3 次/h,应当考虑将前 24 h 解救用药换算成长效阿片类药并按时给药。若患者疼痛情况控制良好,考虑将阿片类药物减量或停用时,应该采用逐渐减量法,可以每天以 10%~25% 的剂量进行减量,直至每天剂量相当于口服 30 mg 吗啡的剂量,继续用药 2 天后即可停药。

3. 辅助性药物

辅助性药物是指能够辅助性增强阿片类药物的止痛效果,或直接产生一定的镇痛作用,进而减少阿片类药物的用量,从而也可减轻其不良反应,同时治疗疼痛以外的症状。辅助性药物对于常规镇痛药不能控制的难治性癌性疼痛往往显得很重要。在癌性疼痛的治疗过程中,辅助性药物主要包括抗惊厥类药物、抗抑郁类药物、糖皮质激素等。

(1)三环类抗抑郁药:以阿米替林为代表的三环类抗抑郁药可以通过抑制中枢神经系统内神经末梢对去甲肾上腺素和 5-羟色胺的重吸收,使这些神经递质的含量增加,导致脑干和中脑的下行抑制途径作用增强,进而起到抑制痛觉传导、缓解疼痛的目的。其可用于中枢性或外周神经损伤所致的麻木样痛、灼痛,此类药物也可以改善心情、改善睡眠,增强阿片类药物的镇痛效果,且也有一定的直接镇痛作用。阿米替林一般为睡前服药,由于存在较明显的个体差异,治疗时应采取最小的起始剂量开始,首剂量一般为 10~25 mg,根据病情缓慢增加剂量,使患者在取得治疗效果的同时又能耐受不良反应,直至症状缓解。通常有效剂量范围为 50~150 mg。当需要考虑停药时也应采取缓慢减量的原则,以免出现失眠、易怒等中枢兴奋症状。

（2）抗惊厥类药物：可抑制神经放电，主要用于神经损伤所致的撕裂痛、放电样疼痛及烧灼痛等神经源性疼痛。其基本机制主要包括：抑制神经元对GABA的重吸收，提高抑制性神经递质GABA的含量，并提高脊髓神经元对GABA的反应；拮抗兴奋性氨基酸；抑制离子的跨膜运动。由于抗惊厥类药物可影响钙离子通道，有调节钙离子通道的作用，故也存在一定的镇痛作用。此类药物的代表药物主要有卡马西平、加巴喷丁和普瑞巴林。卡马西平首次剂量通常为100 mg，需在睡前服用；根据患者的疗效和临床反应，也可逐渐将剂量增加至每天3次，每次100~400 mg。加巴喷丁为最常用的治疗各类神经痛的抗惊厥药，其副作用小，对神经病理性疼痛有突出疗效，起始剂量为每天300 mg，常用有效剂量为每天90~3 600 mg，有肾功能不全的患者应减量。其主要不良反应为嗜睡和头晕，需要数周缓慢滴定至有效剂量。加巴喷丁呈非线性药物代谢动力学特点，生物利用度随剂量升高而降低，个体间变异为20%~30%，疗效存在封顶效应。普瑞巴林是第二代钙通道阻滞剂，不仅能缓解疼痛，而且还具有改善情绪和睡眠障碍的作用。普瑞巴林每天剂量为150~600 mg，滴定期通常为1周左右。肾功能不全的患者应减少剂量。普瑞巴林的特点是滴定和起效更快，呈线性药代动力学特征，疗效可预估，且不存在封顶效应，药物的生物利用度较高，且个体间变异较加巴喷丁小，不良反应与加巴喷丁相似。

（3）糖皮质激素：具有抗炎作用，可减少肿瘤及异常组织周围的炎性水肿，从而通过降低对痛觉组织的压迫达到缓解疼痛的目的。此类药物局部作用可减少正常无髓C纤维的传导。糖皮质激素主要适用于与中枢神经系统和周围神经相关的压迫性及破坏性疼痛或用于神经阻滞时的治疗。但糖皮质激素只适宜短期使用，若长期使用可引起肾上腺皮质功能不全、肌肉松弛、骨质疏松，甚至股骨头坏死等不良反应。

（三）癌性疼痛的微创介入治疗

微创介入治疗作为一种非药物疗法，可作为药物止痛治疗的有益补充，且与镇痛药治疗联用时可能增加药物治疗的效果。微创介入治疗是指神经阻滞、神经松解术、经皮椎体成形术、神经损毁性手术、神经刺激疗法及射频消融术等干预性治疗措施。硬膜外、椎管内或神经丛阻滞等途径给药，可通过单神经阻滞而有效控制癌性疼痛，有利于减轻阿片类药物的胃肠道反应，降低阿片类药物的使用剂量。微创介入治疗前，应当综合评估患者的体能状况、预期生存时间、是否存在抗肿瘤治疗指征、介入治疗适应证、潜在获益和相关风险等。

三、癌性疼痛的中医治疗

癌性疼痛的辨证分型主要分为肝郁气滞证、瘀血阻络证、痰湿内阻证、热毒壅盛证及气血亏虚证。因此，在中医临床治疗中，就有疏肝理气、解毒祛瘀、化痰通络、清热解毒、扶正培本等多种治法，更有医家将活血祛瘀、清热解毒、化痰软坚和扶正培本称为中医癌症治疗的四大法则。具体辨证为肝郁气滞的癌性疼痛，若患者两胁作痛明显可选用逍遥散、柴胡疏肝散等,若肠胃不适可选半夏泻心汤及六磨汤等。对于瘀血阻络证,尚需辨清瘀血内阻的原因,因存在两方面的情况即血虚致瘀或气滞血停致瘀。若为血虚者则应以补血养血为主,兼以活血止痛,中药方剂可选当归补血汤或归脾汤等,对于气滞血停致瘀者,则当理血兼以行气,加大活血药力,方可选用如血府逐瘀汤等。对于痰湿内阻证,祛痰除湿是此类证型的治疗关键,常在二陈汤、温胆汤或三仁汤的基础上进行加减治疗。若是热毒壅盛,伤及脏腑,则需要根据热毒所在脏腑,辨证用药。临证时,若热邪在肝胆者可选用茵陈蒿汤加减,在心者可选择导赤散加减,在肺者则可选用清金化痰汤加减。在中晚期癌症患者中,患者正气日衰,机体免疫功能和体力状况明显低下,患者往往表现为气血亏虚证,故在此阶段扶正培本,补益气血就显得相当重要,方可选用四君子汤、补中益气汤、归脾汤等。但在临证加减用药时,尚须结合患者具体病情灵活地随症加减,才能控制和缓解癌性疼痛。对于中晚期癌症患者的疼痛持续性、顽固性,患者的癌肿质地坚硬,刺痛明显,推之不移,舌质紫暗,脉弦,癌性疼痛患者在邪盛正不衰的情况下,病理产物引起实邪内阻,则非攻伐不能消除,故必要时可采用毒性药物。在毒性中药的使用过程中如炮制方法得当,则能明显降低毒性作用,医者掌握其合理用量常可收到较好的止痛效果,在癌性疼痛的治疗中常用的毒性中药如马钱子、川乌、草乌、全蝎、蜈蚣、蟾酥等。有研究表明中药在直接杀灭癌细胞的同时,更重要的是着眼于患者的机体变化,扶正祛邪,调整阴阳,纠正患者异常的身心状态,同时固护营卫,使机体成为不利于癌细胞生长发育的环境。许多治疗癌症的成方,如小柴胡汤有增强抗 TNF 的功效,十全大补汤和补中益气汤均能增强 NK 细胞活性,提高抗癌效果且还能延长晚期癌症患者的寿命。具有清热解毒作用的中药,则可通过其抗菌、抗炎和抗病毒作用来达到减轻放化疗患者的副作用。目前多项研究均发现单味中药除有杀灭癌细胞的作用之外,同样兼有镇痛作用,如中药附子具有强心、利尿和镇痛的作用,炮制后的附子有激活巨噬细胞的作用。乌头里的乌头碱有强大的镇痛作用,其机制可能与多巴胺介导的中枢作用有关,且可产生较强的镇痛与抗炎的作用。癌性疼痛的中医治疗方面,不仅可通过中药汤剂内服治疗,还可根据癌性疼痛性质和部位的不同分别采用膏剂、洗剂等外用中药剂型,通过体表直接给药的中医外治法来治疗。因经皮肤或黏膜表面吸收后药力直达病所,止痛迅速有效,且可避免口服经消化管吸收可能出现的多环节灭活作用及一些药物内服带来的不良反应。同时,中医针灸、经皮穴位电刺激等物理治疗方法在癌性疼痛的治疗过程中也有较好的疗效。

第四节　癌性疼痛常见并发症的中西医结合治疗

在癌性疼痛患者的并发症中常以消化管不良反应较为常见,主要包括恶心、呕吐及便秘等,需要及时并积极进行干预。因癌性疼痛患者长期服用阿片类镇痛药,或肠道肿瘤的患者,胃肠道的蠕动功能受到抑制,导致粪便在肠道内留存时间延长,水分的吸收增加故常导致便秘的发生。

癌性疼痛患者不管是口服弱阿片类药物还是强阿片类药物，均可考虑预防性使用药物以防治便秘，药物剂量可随着镇痛药物剂量的增加而酌情增加，其目的是尽量争取至少每1~2天内有一次不费力的排便。最好的预防性治疗是在应用阿片类药物治疗时即采用，预防方法主要包括维持适当的锻炼、摄入充足的液体、食用含纤维较多的食物及饮用天然结肠刺激物等。防治便秘的药物主要分为两大类，即粪便软化剂和刺激性泻剂，部分药物或复合制剂兼有以上两种功能。粪便软化剂主要包括多库酯钠、聚乙二醇、乳果糖、氢氧化镁、山梨醇等；而刺激性泻剂主要包括比沙可啶、蒽醌类药物（番泻叶）、酚酞、矿物油类药物（蓖麻油、液态石蜡等）。多库酯钠丹蒽醌胶囊及车前番泻颗粒等复合制剂可作为防治便秘的一线药物，此类复合制剂既包括粪便软化剂，也包括刺激性通便成分，其作用较温和，适合于晚期癌性疼痛明显并伴便秘的患者。在口服阿片类药物时此药可作为预防性药物使用，也可用于轻度便秘的治疗。临床上常用的治疗便秘的二线药物主要包括比沙可啶、聚乙二醇、氢氧化镁、乳果糖、山梨醇、枸橼酸镁等，严重便秘可考虑口服液态石蜡，因长期服用液态石蜡可导致腹痛、腹泻症状无法控制、电解质紊乱等不良反应，且多次使用还可影响脂溶性维生素的吸收，故应尽量避免频繁大剂量用于晚期癌性疼痛的患者。需要说明的是，终末期癌性疼痛患者便秘防治药物的剂量需要视病情进行滴定，有时可能出现超出药品说明书剂量使用的情况。粪便软化剂中的渗透性通便药物多不能通过肠道吸收，主要机制是在肠道形成高渗透性环境，吸收肠道外的水分，进而导致肠道的内容积增加，刺激肠壁，引起肠道蠕动增加促进排便。但此类药物最常见的不良反应是容易加重或导致患者电解质紊乱，影响癌症患者特别是重症晚期患者本已脆弱的内环境的稳定，故临床上应谨慎使用。常用的泻盐有镁制剂和钠制剂等，如氢氧化镁或镁乳等，但肾功能不全的患者应避免使用。因钠盐制剂有增加患者水钠潴留的风险，故有水肿、心力衰竭或原发性高血压的患者应避免使用钠盐制剂。磷酸钠盐、乳果糖制剂可导致腹胀、腹痛等不良反应，故也应避免长期和大剂量使用。另外，肠道内滞留粪块的处理同样是便秘治疗的重要内容之一。在口服通便药物治疗便秘前，首先应明确患者是否有直肠内粪块滞留。如发现患者直肠内有不易排出的粪块时，可首先考虑经直肠给药的通便栓剂，若无效则可考虑灌肠治疗。临床上常用的直肠栓剂主要包括刺激性栓剂和润滑性栓剂。刺激性栓剂可选用比沙可啶栓、酚酞栓等，适于直肠内积聚的粪块较软，但因体虚无力排便者。润滑性栓剂如开塞露等，有助于直肠内比较硬的粪块排出，若患者使用直肠栓剂后仍无法正常排便则应考虑灌肠治疗。灌肠治疗时需要注意：灌肠液首选清洁水，当粪便非常坚硬时也可采用磷酸盐类灌肠液，还可考虑液态石蜡保留灌肠，注意尽量避免使用肥皂水灌肠，因肥皂水灌肠液的浓度配制比较随意，若浓度过高会对肠黏膜会造成损害，同时也可能导致患者不适。若以上措施均无效时，可考虑通过外科行人工直肠取出粪块。

中医对便秘的辨证论治是我国目前防治癌性疼痛患者便秘的有效方法。中医认为便秘的基本病变属大肠传导失司，与肺、脾、胃、肝、肾等脏腑的功能失调均有关系，如胃热过盛，津伤液耗，则肠失濡润；脾肺气虚，则大肠传送无力；肝气郁结，气机塞滞，或气郁化火伤津,则肠腑失通利;肾阴不足,则肠道失润,肾阳不足,则阴寒凝滞,津液不通。皆可影响大肠的传导功能,而发为本病。故便秘发病的原因主要有饮食不节、情志失调、外邪犯胃、禀赋不足等。基本病机主要是热结、气滞、寒凝、气血阴阳亏虚引起肠道传导失司。便秘的辨证当分清虚实,实者包括热秘、气秘和冷秘;虚者当辨气虚、血虚、阴虚和阳虚的不同。便秘的治疗原则总以调理气机、通下为主,但决不可单纯使用泻下药攻下,应针对不同的病因采取相应的治法。实秘为邪滞肠胃、壅塞不通所致,故以祛邪为主,给予泻热、温散、通导之法,使邪去则便通;虚秘主要为肠失润养、推动无力所致,故治疗方法上以扶正为先,给予益气温阳、滋阴养血之法,使正盛则便通。实秘常用的中药方剂主要有麻子仁丸、六磨汤、温脾汤等;虚秘主要使用的中药方剂有黄芪汤、润肠丸、增液汤及济川煎等。有通便作用的中药达50余种,如火麻仁、郁李仁、大黄、芒硝、番泻叶、芦荟等,临床上常用的中成药主要有麻仁润肠丸、番泻叶颗粒、四磨汤、苁蓉通便口服液、芪蓉通便口服液、大黄通便颗粒、大黄泻火丸、清肠通便丸、润肠丸、增液口服溶液等。

恶心和呕吐也是癌性疼痛治疗过程中的常见并发症。恶心是一主观症状,是咽后壁和上腹部的一种不愉快感觉,可导致呕吐,患者常描述为“要吐”或“想吐”的感觉;呕吐则是躯体特有的类反射活动,是腹部肌肉强烈快速收缩、将胃内容物经口排出的过程。癌性疼痛患者出现不同程度的恶心、呕吐反应,与其个体差异密切相关,如癌症患者化疗等后出现恶心、呕吐等并发症,或初始使用阿片类药物后也常产生恶心、呕吐。同时需注意的是,癌性疼痛患者出现恶心、呕吐等并发症时,也应排除如便秘、脑转移、高钙血症等因素。临床上常用的止吐药物主要分为促胃肠动力药物、多巴胺受体拮抗剂、选择性5-羟色胺受体拮抗剂及抗组胺药等。

在使用促胃肠道动力药物时应掌握禁忌证,如完全性肠梗阻、胃肠道出血或穿孔及需要尽快手术的癌性疼痛患者则不能使用此类药物,抗胆碱能药物的作用与之相反,故不能同时使用。甲氧氯普胺是目前应用最广泛的促胃肠动力药,主要作用部位在胃和近端小肠,有口服片剂及针剂等剂型。低剂量下(10 mg,每8小时一次)主要作用于消化管的多巴胺受体,高剂量时(10 mg,口服或静脉给药,每4~6小时一次,最大剂量每天100 mg)可作用于D_2型多巴胺受体,提高恶心、呕吐的阈值。故在低剂量疗效欠佳时可尝试逐渐增加剂量以提高临床疗效。此药少部分经肝脏代谢,约口服量的85%以原形及葡萄糖醛酸结合物形式随尿排出,因此,中至重度肾功能受损时需要减量50%以上,老年患者的起始剂量宜低于标准剂量。常见的副作用包括躁动不安、嗜睡和乏力等。多巴胺受体拮抗剂的代表性药物氟哌啶醇是纯D_2受体拮抗剂,用于止吐治疗时的剂量小于抗精神病治疗的剂量,口服剂量为1.5~5.0 mg,每天2~3次;静脉或皮下给药剂量为0.5~2.0 mg。其副作用与吩噻嗪类药物近似但嗜睡和低血压较少,锥体外系反应较常见,故帕金森综合征患者应避免使用。抗组胺药通过阻断脊髓、前庭神经核及中枢化学感受区的H_1受体发挥止吐作用。常用药物包括异丙嗪、苯海拉明等。异丙嗪常广泛用于晕动病、前庭功能障碍,对眼压增高所致的呕吐也有缓解作用。异丙嗪的常用口服剂量为25 mg,每4~6小时一次,也可静脉或皮下给药(最大剂量为每天100 mg)。选择性5-羟色胺3受体拮抗剂通过选择性拮抗外周和中枢5-羟色胺3受体发挥止吐作用。5-羟色胺3受体主要位于迷走神经、肠嗜铬细胞、孤核及中枢化学感受区。5-羟色胺3受体拮抗剂最初用于化疗导致的恶心、呕吐,作为三线止吐药物用于姑息治疗。此类药物临床上最早使用的是昂丹司琼,此外,还包括格拉司琼、托烷司琼、多拉司琼等。但此类药物最主要的不良反应是便秘,常规剂量下便秘的发生率为5%~10%,需要注意的是5-羟色胺3受体拮抗剂可延长QT间期,还可减慢心率,并呈剂量依赖性。

中医认为呕吐的病因是多方面的,包括外感六淫、内伤饮食、情志不调、禀赋不足,其均可影响脾胃,致使胃失和降,胃气上逆而发生呕吐。呕吐的发病机制总为胃失和降,胃气上逆。其病理表现不外虚实两类,实者常因外邪、食滞、痰饮、肝气等邪气犯胃,以致胃气痞塞,升降失调,气逆作呕;虚者为脾胃气阴亏虚,运化失常,不能和降。呕吐的辨证应该首辨虚实。实证多由感受外邪、饮食停滞所致,发病较急,病程较短,呕吐量多,呕吐物多有酸臭味;虚证多属内伤,又有气虚、阴虚之别。呕吐物不多,且常伴有精神萎靡,倦怠乏力,脉弱无力等症。呕吐总的病机为胃气上逆所致,故治以和胃降逆为原则,结合具体症状进行辨证论治。呕吐的常见证型中,实证主要有外邪犯胃证、食滞内停证、痰饮内停证及肝气犯胃证;虚证主要有脾胃气虚证、脾胃阳虚证及胃阴不足证等。实证常用的方药主要有藿香正气散、保和丸、小半夏汤及四七汤等;虚证主要有香砂六君子汤、理中汤及麦门冬汤等。同时需要注意的是治疗呕吐当以和胃降逆为原则,但须根据虚实不同情况分别处理。一般暴病呕吐多属邪实,治以祛邪为主;久病呕吐多属正虚,治宜扶正为主。一般来说,实证易治,虚证及虚实夹杂者,病程长,且易反复发作,较为难治。由于呕吐可涉及癌性疼痛的多种病因,故临床上在辨证论治的同时应结合辨病治疗。

尿潴留在癌性疼痛的患者中也较常见,其主要是由于膀胱括约肌痉挛和抗利尿激素的释放所致。尿潴留的发生率较低,但如果癌性疼痛的患者通过鞘内和硬膜外给药,则尿潴留发生的概率会明显增加。如癌性疼痛患者同时使用镇静类药物,尿潴留的发生率也会明显增加。合并前列腺肥大或增生的患者也属高危人群。预防尿潴留的发生应注意避免同时使用镇静药,避免膀胱过度充盈,给患者良好的排尿时间及空间。对尿潴留的患者可采用诱导自行排尿法,如听水流声、热水冲洗会阴部、按摩下腹部等。诱导排尿失败时,可考虑导尿排尿。同时可于临睡前给予特拉唑嗪1~10 mg或盐酸坦洛新0.4~0.8 mg口服。对于持续尿潴留难缓解的患者则可考虑换用其他镇痛药。

尿潴留可归属于中医学“癃闭”的范畴,中医认为癃闭的病因主要有外邪侵袭、饮食不节、情志内伤、瘀浊内停、体虚久病等。基本病理机制为膀胱气化功能失调,病位主要在膀胱,但与肺、脾、肾、肝密切相关。病理因素有湿热、热毒、气滞及痰瘀。由于其病因不同,故其病理性质有虚实之分。膀胱湿热,肺热气壅,肝郁气滞,尿路阻塞,以致膀胱气化不利者为实证;脾气不升,肾阳衰惫,导致膀胱气化无权者为虚证。但各种原因引起的癃闭,常互相关联或彼此兼夹。如肝郁气滞,可以化火伤阴;若湿热久恋,又易灼伤肾阴;肺热壅盛,损津耗液严重,则水液无以下注膀胱;脾肾虚损日久,可致气虚无力运化而兼气滞血瘀,均可表现为虚实夹杂之证。癃闭的辨证方面首先要判别病之虚实。实证当辨温热、浊瘀、肺热、肝郁之偏胜；虚证则当辨脾、肾虚衰之不同，阴阳亏虚之差别。其次还要充分了解病情之缓急，病势之轻重。水蓄膀胱，小便闭塞不通为急病；小便量少，但点滴能出，无水蓄膀胱者为缓证。由“癃”转“闭”为病势加重；由“闭”转“癃”为病势减轻。癃闭以“腑以通为用”为总的治疗原则，但通利之法，又因证候虚实之不同而异。实证者宜清邪热，利气机，散瘀结；虚证者则宜补脾肾，助气化，但不可不经辨证，滥用通利小便之法。癃闭的主要证型有膀胱湿热证、肺热壅盛证、肝郁气滞证、瘀浊阻塞证、脾气不升证及肾阳衰惫证等，常用的方剂主要有八正散、清肺饮、沉香散、代抵当丸、补中益气汤及济生肾气丸等。同时，需要注意的是癃闭病机转化较迅速，若病情稍有延误，常易并发水肿、喘促、心悸甚或关格等危重病证，临证应正确并及时诊治，以防变证的发生。

精神障碍也是癌性疼痛患者较常见的并发症。患有抑郁或焦虑情绪调节障碍性疾病在精神障碍中占大多数，而且大多发生在伴有癌性疼痛的患者中。研究表明在晚期癌症患者中，疼痛、抑郁和精神错乱的发病率均增高。在所有癌症患者中，大约25%合并有抑郁症。在需要治疗的癌性疼痛患者中，器质性精神障碍（精神错乱）的发病率常随病情的进展而升高。通常用于控制癌性疼痛的麻醉性镇痛药的常见副作用可导致精神错乱，尤其是在老年或终末期癌症患者快速静脉滴注或注入大剂量的药物时更易发生。若疼痛影响精神症状，则有必要在充分控制疼痛症状后重新评估精神障碍。癌性疼痛的精神障碍并发症不仅会引起精神障碍的发病率和死亡率升高，而且会明显影响患者的生活质量。尽管焦虑症状的严重程度因人而异，但焦虑能够使人丧失正常的行为能力，干扰人与人之间的关系，损伤癌症患者理解并坚持治疗的能力。同时焦虑也可通过多种机制加重疼痛症状：首先，焦虑可通过一系列的生理变化而引起疼痛的感觉，并通过加强中枢神经系统的传导能力引起肌肉痉挛、血管收缩或内脏功能紊乱，从而产生疼痛；其次，焦虑可改变个体感知有害刺激的能力，焦虑患者降低了区别有害刺激和无害刺激的能力，生理激活兴奋性升高后可导致机体把感受到的刺激反应为疼痛的感觉而不是情绪低落的感觉；最后，由于患者害怕而引起的焦虑情绪，会导致患者对疼痛症状更加敏感。三种类型的焦虑症状在癌性疼痛患者中常普遍存在。第一种焦虑是与患癌及其治疗应激有关的反应性焦虑；第二种焦虑是有关癌症或其治疗的医疗或生理问题的产物，如继发于未控制的疼痛或糖皮质激素治疗引起的器质性焦虑障碍等；第三种焦虑症状常于癌症之前产生，在疾病变化过程中进行性恶化，如加重的焦虑障碍或极度焦虑障碍等。在器质性焦虑患者中，医疗因素可能是焦虑综合征的病因之一。接受糖皮质激素治疗的患者经常表现为焦虑和失眠综合征，能用苯二氮䓬类药物或低剂量的精神抑制药物进行干预。急性疼痛或呼吸窘迫能引起焦虑症状，必要时可采用阿片类药物进行镇痛治疗以缓解症状。

抑郁症的发病率常随癌性疼痛的出现、疾病发展或合并功能障碍增加。同时某种癌症更易合并抑郁症的发生，如患有胰腺癌的患者比其他类型腹腔内癌的患者更易于患抑郁症。在癌性疼痛患者中与抑郁症有关的躯体症状常有厌食、疲劳、失眠和体重减轻等，上述症状可能不是抑郁症的可靠症状，而是疾病对躯体影响的反映。在癌症患者中，诊断抑郁症的可靠方法之一是应用可选择性的、非躯体性的标准即所谓的Endicott替代标准。

所以躯体标准就变成以下的非躯体指标：流泪、抑郁外貌、社交中断、言语减少、沉思、自怜、悲观、反应迟钝。这些标准加上传统的抑郁症心理症状（包括抑郁情绪、无望、自卑、无助、快感缺乏、自杀思想），形成了更准确诊断抑郁症的框架。一旦抑郁症被确定，在开始治疗前要考虑同时存在的器质性病变。临床上常用抑郁自评量表和 Hamilton 焦虑量表来评价患者的心理状态。若患者明确诊断为抑郁症，首先可对癌性疼痛患者进行心理治疗，必要时可进行药物干预。

焦虑或抑郁情绪调节障碍性疾病可归属于中医学“郁证”的范畴，郁证的病因总属情志所伤，发病与肝的关系最为密切，其次涉及心、脾。肝失疏泄、脾失健运、心失所养，脏腑阴阳气血失调是郁证的主要病机。病位主要在肝，但可涉及心、脾、肾、肝。由于本病始于肝失条达、疏泄失常，故以气机郁滞不畅为先。气郁则湿不化，温郁则生痰，而致痰气郁结。气郁日久，由气及血而致血瘀，进而化火等，但均以气机郁滞为病理基础。病理性质初起多实，日久转虚或虚实夹杂。在郁证的治疗方面以理气开郁、调畅气机、怡情易性为基本原则。实证应当理气开郁，并应根据是否兼有血瘀、火郁、痰结、食滞、食积等而分别采用活血、降火、祛痰、化湿、消食等法；虚证则应根据损及的脏腑及气血阴阳亏虚的不同情况而补之。对于虚实夹杂者，则又当视虚实的偏重而虚实兼顾。常用的中药方剂主要包括柴胡疏肝散、丹栀逍遥散、半夏厚朴汤、甘麦大枣汤、归脾汤、天王补心丹等，临证时需要根据不同证型辨证使用。

第五节　癌性疼痛的研究基础

癌性疼痛是癌症患者最常见及最痛苦的症状之一，大多数癌症患者在患病期间均会发生不同程度的疼痛，其中 1/3 会发生中至重度疼痛，疼痛严重影响患者的精神、心理、躯体功能、社会活动及患者的总体生活质量。癌性疼痛必须早期筛查、早期评估及早期有效治疗，不应忽视或拖延。癌性疼痛的治疗是抗癌治疗的重要组成部分，癌性疼痛与癌症同属慢性疾病，需要长期和有效的治疗，消除癌性疼痛是肿瘤患者的合理要求和基本的权益，控制和消除癌性疼痛是医护人员的职责。目前的研究结果表明，癌性疼痛治疗的重点应该是普及癌性疼痛诊疗的基本知识，推广癌性疼痛的规范化治疗及提高顽固性癌性疼痛的治疗效果。但目前临床上仍然有相当数量的癌性疼痛患者没有得到应有的诊疗，有医护人员的原因，有患者和家属的原因及医疗体制的原因，包括缺乏疼痛的相关知识、忽视疼痛治疗、误解疼痛治疗、恐惧阿片类药物等原因，这些均严重影响了癌性疼痛的诊疗，故目前癌性疼痛诊疗的任务仍然十分的艰巨。

近年来在癌性疼痛的机制研究中，均表明癌性疼痛与相关受体或离子通道性状的改变关系密切。在癌性疼痛的机制中，有多种离子通道及受体参与其中，如瞬时受体电位通道、酸敏感离子通道、电压门控钠通道、钾离子通道、嘌呤受体等，离子通道和受体可表达到不同的组织和细胞上，激活或开放后产生的生理或病理作用不同，离子通道之间也有相互作用,今后的研究尚需加强对癌性疼痛的离子通道机制进行研究。

目前癌性疼痛的治疗方法主要包括药物治疗及微创介入治疗等。药物治疗是治疗癌性疼痛的主要方法,其中阿片类药物是治疗癌性疼痛的基础。药物治疗又包括无创给药和微创给药两种方法,其中无创给药方法为首选,常见的给药途径有口服、经皮肤、经黏膜等。研究发现阿片类药物的镇痛机制主要是与存在于中枢和外周神经系统或胃肠道的阿片受体结合,介导阿片类药物的精神和躯体效应。阿片类药物可抑制传入神经末梢阿片受体介导的神经递质释放如 P 物质等,且还通过对中间神经元突触后抑制拮抗外源性 P 物质,抑制脊丘束上传神经元,从而阻止脊丘束向大脑高级中枢传递伤害性感觉信息。同时也有研究表明向第三脑室、中脑和延髓等多部位注射吗啡镇痛效果均较显著,δ 阿片受体通过脊髓背角介导镇痛作用,动物模型显示 δ 阿片受体对脊髓以上有镇痛作用。阿片类药物的药效学反应取决于与其结合的受体、对受体的亲和力及阿片类药物是否为激动剂或拮抗剂。研究表明,阿片类药物可影响癌性疼痛患者的免疫系统功能,而免疫系统在控制和消灭癌细胞中起重要作用,许多免疫细胞如 NK 细胞、肥大细胞、DC 和巨噬细胞,以及可溶性免疫介质如细胞因子、趋化因子均有抗肿瘤的免疫功能。同时阿片类药物也可影响免疫细胞调节功能,影响中枢神经系统的功能及免疫介质的释放等。多项研究均发现阿片类药物可能影响机体免疫系统的正常免疫功能。但需要指出的是,虽然阿片类药物影响癌性疼痛患者机体的免疫功能,可能会促进癌细胞增殖或转移,但阿片类药物对癌性疼痛患者的镇痛作用是无可替代的。

目前的研究结果均表明了个体化治疗的科学性和合理性,个体化治疗是提高疗效的重要措施,在阿片类药物的剂量滴定阶段除可采用即释剂型外,也可以应用缓释剂、皮下和静脉给药等,同时也有人提出了淡化滴定、个体化滴定的概念。滴定出合适的剂量后,在维持阶段还应及时换算成缓释剂以维持镇痛的效果。肌内注射一般只用于防治暴发痛,维持镇痛不应当使用肌内注射制剂。控制暴发痛后,应当根据暴发痛的病因进行治疗,及时调整维持剂量,不要等待再次发生暴发痛后,再应急使用肌内注射剂来解救。根据疼痛机制和病因选择治疗方法和药物多可提高治疗效果,尤其是神经病理性疼痛和内脏疼痛。目前微创介入治疗的发展为癌性疼痛的治疗提供了新的方法,如神经毁损(包括物理和化学方法)、射频治疗等。内脏疼痛时可阻滞内脏神经如腹腔神经丛,内脏肿瘤累及体壁导致疼痛时应同时采用脊神经阻滞治疗,原则上凡是能够经皮肤穿刺到达的神经、神经干、神经丛均可进行微创介入治疗。细胞镇痛是近年来提出的一个比较新的镇痛方式,它可以很好地避免药物毒性而达到镇痛和降低不良反应的效果。国内外学者开展了大量对嗜铬细胞、部分具有镇痛效应的肿瘤细胞和交感神经节细胞进行细胞移植镇痛方面的研究,尤以嗜铬细胞的研究较多。嗜铬细胞包含多种细胞因子,国外有研究将嗜铬细胞移植到蛛网膜下腔等处,取得了抗炎、抗神经痛等疗效;将嗜铬细胞移植到脊髓,可以提供用于减轻疼痛的阿片肽的局部来源。但目前细胞移植镇痛仍处于研究发展阶段,尚有许多问题需要继续研究解决。

难治性或顽固性癌性疼痛既是临床上治疗的难点,也是当前研究的热点问题。难治性或顽固性癌性疼痛指由肿瘤本身或肿瘤治疗相关因素导致的中、重度疼痛，经过规范化药物治疗1~2周患者疼痛缓解仍不满意和(或)不良反应不可耐受。针对难治性癌性疼痛的药物治疗，必需个体化选择安全有效的药物和适当的给药途径，对于难治性癌性疼痛中的神经病理性疼痛应考虑联合使用辅助性药物，以阿片类药物为基础，辅助性药物以抗惊厥药物和(或)抗抑郁药物为首选，必要时可增加非甾体类药物或类固醇类激素。有微创介入治疗适应证者推荐早期应用以提高镇痛效果改善躯体功能，降低阿片类药物的使用剂量。对于临床上有明确诱因的暴发痛，若病因能去除则以病因治疗为主，对于难以去除病因的诱发性疼痛和自发性疼痛则可在适当提高基础镇痛药物用量的基础上使用救援镇痛药物有效控制暴发痛的发生。对于难治性或顽固性癌性疼痛的总体治疗原则是以阿片类药物为基础，根据癌性疼痛机制的不同联合非甾体类药物和(或)辅助性药物，一般不建议两种以上阿片类药物同时使用，对于治疗过程中患者出现不能耐受的不良反应，或镇痛效果不佳且不良反应较大时，需要及时进行阿片类药物剂量的转换或调整给药的途径。微创给药是常用的替代途径，改变给药途径可提高镇痛效果，减少副作用，尽管机制不是十分清楚，但至少临床药理学的改变，包括药物的生物利用度、首过效应、分布、代谢及排泄等，也同时会影响镇痛效果与副作用的平衡。

在对癌性疼痛治疗药物的研究探索中，已发现中药具有药效良好、无成瘾性、不良反应少等多种优势，故也越来越引起人们的重视。在附子、川乌、草乌等毒性中药中，其毒性成分乌头碱是主要的镇痛成分，是钙通道阻滞剂，具有增强阿片类药物的抗伤害作用并延长其作用时间，增强维生素K、硫酸罗通定注射液等的镇痛作用，同时研究还表明大多数乌头类化合物可以与吗啡协同增强镇痛作用。也有研究发现，士的宁有显著的镇痛作用，且在一定剂量范围内镇痛的强度与给药剂量呈正相关。目前研究发现中药的镇痛机制主要包括：首先，中药可减少外周炎性致痛因子的产生，即主要通过减少以IL－8为代表的细胞因子、前列腺素、一氧化氮、超氧阴离子等物质的生成，进而达到减弱疼痛信号传入神经系统的刺激，起镇痛作用。例如，附子、肉桂、干姜等温里药可通过抑制花生四烯酸的代谢，并促进糖皮质激素的生成，进而起到抗炎镇痛的作用。青风藤等中药里含有青藤碱，也具有较强的抗炎镇痛作用。罂粟中提取得到的野罂粟总生物碱具有较强的镇痛作用，且毒副作用较低，不易导致成瘾性和依赖性的发生，有望发展成为一种新的镇痛药。其次，中药可减少致痛物质的堆积，部分活血化瘀类中药可通过改善局部微循环、扩张血管、降低血液黏度及抑制血小板聚集等作用，使血液循环加快，局部致痛物质可以快速代谢及转移，进而发挥镇痛作用。例如，有研究表明，活血化瘀中药可以通过降低红细胞表面电荷，起到防止红细胞聚集、改善红细胞变形性、降低纤维蛋白原含量和降低血液黏稠度等多种作用。再次，中药可通过增加中枢神经系统β-内啡肽、5-羟色胺、去甲肾上腺素等镇痛物质，发挥较强的镇痛效应。例如，有研究表明，乌头碱的镇痛作用不仅与中枢神经系统内去甲肾上腺素系统有关，也与神经系统的阿片受体有密切的关系。随着对中药研究的深入，中药有望在癌性疼痛的治疗中起到减毒增效的作用，在癌性疼痛的镇痛领域发挥越来越重要的作用。

第六节　癌性疼痛的预后及护理

癌性疼痛的预后主要取决于癌症患者的时期及疼痛控制的情况。由于肿瘤诊断的复杂性及目前诊断水平的限制，在许多国家尤其是发展中的国家，相当多患者在确诊时已处于中晚期。因而临床实践中抗癌治疗被细分为肿瘤的治愈性治疗和姑息性治疗两种方式，对于治愈性治疗后的癌性疼痛患者其预后较好，但对于姑息性治疗的癌性疼痛患者，若早期癌症患者疼痛控制情况良好，则预后尚可；中晚期癌症患者往往预后较差，此阶段的姑息性治疗的主要目的则是减轻患者的痛苦，提高患者的生活质量。当癌症处于晚期不可治愈阶段时，如何减轻患者痛苦延长无症状生存期具有重要的现实意义，但患者总体预后较差。

在癌性疼痛的恢复期，患者疼痛往往得到了良好的控制，但需要注意的是患者仍需长期服用镇痛药物，勿自行停用或漏服药物，因为癌性疼痛多呈慢性持续性，患者的疼痛症状若因治疗方案调整不当，仍有反复发作的可能，故患者在短期疼痛控制后，可将每天的短效阿片类药物剂量转换为长效的控缓释剂型的剂量，以延长给药间隙，简化镇痛治疗的流程，且保持镇痛药物血药浓度的稳定，使患者不因夜间服用而影响夜间的睡眠，尽量使疼痛得到持续良好的控制。在中医治疗方面，癌性疼痛的恢复期患者往往本虚标实突出，对于患者的标实之证，如胸腹腔的有形之包块仍存在时，在治疗上多采用活血祛瘀、化痰散结、理气行气之法；同时，此期患者多有脏腑阴阳气血之不足之候，故补益气血阴阳、扶正以抗邪在恢复期也是非常重要的。在治疗方面可根据此期患者的病情采用先攻后补，或先补后攻，或扶正培本以抗邪气、攻补兼施等方法。扶正主要是根据正虚侧重的不同，并结合主要病变脏腑而分别采用补气、补血、补阴及补阳的治法。同时，应把顾护胃气的指导思想贯穿于治疗的始终，以期调理脾胃，滋养后天气血之本，扶助正气以抗邪。患者还应树立战胜疾病的信心，继续积极配合治疗，在生活上做到起居有节，调畅情志，进食易于消化而富于营养的食物，禁食辛辣腌炸、海膻发物，并可适当进行身体锻炼，增强机体正气。

在癌性疼痛的护理方面，癌性疼痛是疼痛部位需要修复或调节的信息传到神经中枢后引起的感觉，是造成晚期癌症患者主要痛苦的原因之一。肿瘤直接引起的疼痛，约占88%；癌症治疗引起的疼痛，约占11%；肿瘤间接引起的疼痛，约占1%。

癌性疼痛的常见病因：肿瘤侵犯神经；肿瘤侵犯官腔器官；肿瘤侵犯脉管系统；肿瘤侵犯骨骼；肿瘤本身分泌致痛物质；肿瘤相关综合征引起疼痛；治疗、药物、诊断性检查引起疼痛；合并感染、关节炎症、心理因素等其他原因。

用药护理方面：① 尽量口服给药，便于长期用药，可以减少依赖性和成瘾性。保证稳定血药浓度。② 遵医嘱有规律按时给药，而不是出现疼痛时再给药。③ 按阶梯给药，根据 WHO 推荐的癌性疼痛“三阶梯疗法”。第一阶梯可使用非阿片类镇痛药。用于轻度癌性疼痛患者,主要药物有阿司匹林、对乙酰氨基酚等。第二阶梯可使用弱阿片类镇痛药。适用于当非阿片类镇痛药不能满意止痛时或中度癌性疼痛患者,主要药物有可待因,一般建议与第一阶梯药物合用,第一阶梯药物主要作用于外周神经系统,第二阶梯药物主要作用于中枢神经系统,两者合用可增强镇痛效果。根据需要也可以使用辅助性药物。第三阶梯可使用强阿片类镇痛药。用于治疗中度或重度癌性疼痛,当第一阶梯和第二阶梯药物疗效差时使用,主要药物为吗啡,也可酌情应用辅助性药物。④ 用药应该个体化。

疼痛护理方面:① 保证良好的基础护理,保持病房环境的安静、整洁、舒适。便于患者休息及治疗。做好患者口腔护理、皮肤护理、及时评估患者病情。② 详细评估患者疼痛情况,正确使用疼痛评估工具对患者进行疼痛评分。③ 做好疼痛健康宣教,宣教形式应多样化,让患者及家属了解表达疼痛的重要性,告知患者疼痛控制的好处,介绍药物的使用方法、不良反应和相应的处理措施。④ 正确处理疼痛,采取多种方式帮助患者缓解疼痛,如药物治疗、音乐疗法、松弛疗法、行为认知等。存在心理性疼痛的患者,应请专业心理治疗师对患者进行评估及治疗。⑤ 帮助患者建立良好的社会支持系统。协调患者与家属的关系,促进其沟通、交流,鼓励家属陪伴患者、激励患者,在患者身体状况允许情况下,鼓励其保持社交活动和日常生活活动。⑥ 做好家属的疼痛教育和死亡教育。

参考文献

陈滨海,张雅丽,付焕萍,等,2015. 阿片类药物控制癌性疼痛所致不良反应中医治疗体会[J]. 中医杂志,56(14):1252,1253,1260.

程尧,奚胜艳,王彦晖,等,2015. 癌性疼痛的中医再认识及临证用药规律探析[J]. 中华中医药杂志,30(11):3960-3964.

程海波,吴勉华,2008. 癌性疼痛的中医理论探讨[J]. 中华中医药杂志,23(1):50-52.

杜业勤,王庆全,哈木拉提·吾甫尔,2012. 中药内服方治疗癌性疼痛用药规律分析[J]. 辽宁中医杂志,39(7):1330-1332.

郭建荣,崔健君,2009. 癌症疼痛的微创介入治疗[J]. 新医学,40(9):570,571,628.

国家中医药局办公室,国家卫生健康委办公厅,2018. 癌症疼痛诊疗规范(2018年版)[J]. 临床肿瘤学杂志,23(10):937-944.

黄菁,巫云立,沈红梅,2019. 癌性疼痛伴抑郁状态的治疗进展[J]. 重庆医学,48(7):1188-1190,1195.

黄宇,荆忍,潘灵辉,2018. 阿片类药物与癌痛的研究进展[J]. 中国癌症防治杂志,10(5):412-415.

金颖,2010. 中医针药并举治疗癌性疼痛的临床应用[J]. 辽宁中医杂志,(S1):19,20.

李源,夏中元,2017. 细胞镇痛在癌痛治疗中的研究进展[J]. 中国疼痛医学杂志,23(10):774-776,781.

李鹏涛,肖智,2018. 癌性疼痛相关离子通道的研究进展[J]. 医学研究生学报,31(7):756-761.

刘延青,崔键君,2013. 实用疼痛学[M]. 北京:人民卫生出版社:126-139.

芦殿荣,侯雨彤,朱世杰,等,2018. 针刺疗法治疗癌性疼痛的临床研究概述[J]. 辽宁中医杂志,45(2):440-444.

罗迪,张雪,邓窈窕,2018. 肿瘤患者癌性疼痛和心理痛苦及营养不良的相关性研究进展[J]. 中国全科医学,21(29):3654-3658.

潘沙沙,郑焕填,占伯林,等,2017. 中医外治法治疗肝癌晚期常见并发症的新思路[J]. 临床肝胆病杂志,33(12):2429-2432.

盛丹丹,周晋华,2017. 癌性疼痛中医药外治法研究概况[J]. 中医药临床杂志,29(9):1571-1574.

宋文阁,王春亭,傅志俭,2008. 实用临床疼痛学[M]. 郑州:河南科学技术出版社:523-537.

王术江，李伟彦，2016. 阿片类药物在癌痛治疗的剂量滴定与转换[J]. 东南国防医药，18(5)：522－526.
王文林，彭海燕，2012. 癌痛的五脏辨证治疗[J]. 中国中医基础医学杂志，18(9)：992，993.
王晓蕙，张丽茹，蒋燕，2000. 浅谈“癌症三阶梯止痛疗法”[J]. 西南国防医药，10(6)：365，366.
徐锋，2016. CT 导向下微创介入治疗难治性癌性疼痛[J]. 中国实用医药，11(22)：77，78.
徐建国，2014. 盐酸羟考酮的药理学和临床应用[J]. 临床麻醉学杂志，30(5)：511－513.
薛娜，林洪生，2012. 中西医治疗癌症疼痛的现状及思考[J]. 现代肿瘤医学，20(5)：1072－1076.
张林，宋雨婷，陈浩，2009. 疼痛的中医治疗现状研究[J]. 中华中医药杂志，(S1)：142－144.
中国抗癌协会癌症康复与姑息治疗专业委员会(CRPC)难治性癌痛学组，2017. 难治性癌痛专家共识(2017 年版)[J]. 中国肿瘤临床，44(16)：787－793.
周之毅，刘慧，尤圣富，等，2010. 中医综合三阶梯法治疗癌性疼痛 30 例临床观察[J]. 中医杂志，51(10)：890－894.
周仲英，2007. 中医内科学[M]. 北京：中国中医药出版社：446－448.
朱国胜，刘文静，2016. 浅析中医理论对癌性疼痛的认识[J]. 中医临床研究，8(19)：62，63.
朱友文，黄亚男，霍海如，等，2014. 中药及天然药物在肿瘤镇痛中的研究进展[J]. 中国中医基础医学杂志，20(10)：1451－1453.
BROWN M, FARQUHAR-SMITH P, 2017. Pain in cancer survivors; filling in the gaps[J]. Br J Anaesth, 119(4): 723－736.
CARACENI A, SHKODRA M, 2019. Cancer pain assessment and classification[J]. Cancers, 11(4): 510.
COOPER T E, CHEN J, WIFFEN P J, et al., 2017. Morphine for chronic neuropathic pain in adults[J]. Cochrane Database Syst Rev, 5: CD011669.
CURROW D C, SPRUYT O, HARDY J, 2012. Defining refractory pain in cancer for clinicians and researchers[J]. J Palliat Med, 15(1): 5,6.
FALK S, DICKENSON A H, 2014. Pain and nociception: mechanisms of cancer-induced bone pain[J]. J Clin Oncol, 32(16): 1647－1654.
MERCADANTE S, ADILE C, MASEDU F, et al., 2019. Breakthrough cancer pain in patients with abdominal visceral cancer pain[J]. J Pain Symptom Manage, 57(5): 966－970.
MERCADANTE S, PORZIO G, VALLE A, et al., 2014. Palliative sedation in patients with advanced cancer followed at home: a prospective study[J]. J Pain Symptom Manage, 47(5): 860－866.
MERLIN J S, PATEL K, THOMPSON N, et al., 2019. Managing chronic pain in cancer survivors prescribed long-term opioid therapy: a national survey of ambulatory palliative care providers[J]. J Pain Symptom Manage, 57(1): 20－27.
MONTGOMERY G H, HALLQUIST M N, SCHNUR J B, et al., 2010. Mediators of a brief hypnosis intervention to control side effects in breast surgery patients: response expectancies and emotional distress[J]. J Consult Clin Psychol, 78(1): 80－88.
SACERDOTE P, BIANCHI M, GASPANI L, et al., 2000. The effects of tramadol and morphine on immune responses and pain after surgery in cancer patients[J]. Anesth Analg, 90(6): 1411－1414.
WEBSTER L R, NALAMACHU S, MORLION B, et al., 2018. Long-term use of naldemedine in the treatment of opioid-induced constipation in patients with chronic noncancer pain: a randomized, double-blind, placebo-controlled phase 3 study[J]. Pain, 159(5): 987－994.

（高 源 张 英 张 萍 张 曦 张志和）